# 肾病营养治疗手册
## Handbook of Nutrition and the Kidney

## 第 7 版

**主编**

T. Alp Ikizler

William E. Mitch

**主译**

刘 岩

谭荣韶

U0199498

人民卫生出版社

·北 京·

**图书在版编目（CIP）数据**

肾病营养治疗手册/（美）T. 阿尔普·伊基兹莱尔（T. Alp Ikizler）主编；刘岩，谭荣韶主译. —北京：人民卫生出版社，2021.7

ISBN 978-7-117-31694-1

Ⅰ.①肾… Ⅱ.①T…②刘…③谭… Ⅲ.①肾疾病-临床营养-手册 Ⅳ.①R692.05-62

中国版本图书馆 CIP 数据核字（2021）第 104949 号

| | | |
|---|---|---|
| 人卫智网 | www.ipmph.com | 医学教育、学术、考试、健康，购书智慧智能综合服务平台 |
| 人卫官网 | www.pmph.com | 人卫官方资讯发布平台 |

图字：01-2019-5663 号

## 肾病营养治疗手册
Shenbing Yingyang Zhiliao Shouce

主　　译：刘　岩　谭荣韶
出版发行：人民卫生出版社（中继线 010-59780011）
地　　址：北京市朝阳区潘家园南里 19 号
邮　　编：100021
E - mail：pmph @ pmph.com
购书热线：010-59787592　010-59787584　010-65264830
印　　刷：北京汇林印务有限公司
经　　销：新华书店
开　　本：850×1168　1/32　印张：11
字　　数：342 千字
版　　次：2021 年 7 月第 1 版
印　　次：2021 年 8 月第 1 次印刷
标准书号：ISBN 978-7-117-31694-1
定　　价：59.00 元
打击盗版举报电话：010-59787491　E-mail：WQ @ pmph.com
质量问题联系电话：010-59787234　E-mail：zhiliang @ pmph.com

# 肾病营养治疗手册

## Handbook of Nutrition and the Kidney

## 第 7 版

主　编　T. Alp Ikizler　William E. Mitch

主　译　刘　岩　谭荣韶

译　者（按姓氏拼音排序）

胡建广　暨南大学附属广州红十字会医院
江　杰　东莞市人民医院
赖美铮　暨南大学附属广州红十字会医院
李春蕾　暨南大学附属广州红十字会医院
刘　敏　中南大学湘雅三医院
刘　岩　暨南大学附属广州红十字会医院
刘　云　暨南大学附属广州红十字会医院
覃丹平　暨南大学附属广州红十字会医院
史琳娜　南方医科大学南方医院
谭荣韶　暨南大学附属广州红十字会医院
王宇琦　暨南大学附属广州红十字会医院
文罗娜　暨南大学附属广州红十字会医院
吴　江　复旦大学附属华东医院
肖　笑　暨南大学附属广州红十字会医院
谢雯霓　深圳市第三人民医院
熊　轩　广州医科大学附属顺德医院
许凯婕　上海交通大学医学院附属新华医院
叶艳彬　中山大学附属第一医院
郑媛媛　暨南大学附属广州红十字会医院
钟小仕　暨南大学附属广州红十字会医院
左苏君　暨南大学附属广州红十字会医院

人民卫生出版社
·北　京·

# 编者名录

**Naji N. Abumrad, MD**
John Sawyers Professor of Surgery and Chairman Emeritus
Vanderbilt University Medical Center
Nashville, Tennessee

**Vance L. Albaugh, MD, PhD**
Vanderbilt University Medical Center
Nashville, Tennessee

**Carla M. Avesani, PhD**
Nutrition Institute
Department of Applied Nutrition
Rio de Janeiro State University
Rio de Janeiro, Brazil

**Mandeep Bajaj, MD**
Department of Medicine
Endocrinology and Diabetes Division
Baylor College of Medicine
Huston, Texas

**Melissa B. Bleicher, MD**
Assistant Professor of Medicine
Renal, Electrolyte and Hypertension Division
University of Pennsylvania Medical Center
Philadelphia, Pennsylvania

**Katrina L. Campbell, PhD AdvAPD**
Faculty of Health Sciences and Medicine
Bond University
Department of Nutrition and Dietetics
Princess Alexandra Hospital
Brisbane, Australia

**Juan Jesús Carrero, Pharm, PhD**
Renal Medicine
Department of Clinical Science
Intervention and Technology
Karolinska Institute
Stockholm, Sweden

**Vimal Chadha, MD**
Associate Professor of Pediatrics
University of Missouri–Kansas City School of Medicine
Division of Pediatric Nephrology
Children's Mercy Hospital
Kansas City, Missouri

**Monica Cortinovis, MD**
IRCCS—Istituto di Ricerche Farmacologiche Mario Negri
Clinical Research Center for Rare Diseases Aldo & Cele Daccò
Bergamo, Italy

**Lilian Cuppari, MD**
Nephrology Division
Federal University of São Paulo
São Paulo, Brazil

**Jie Dong, MD, PhD**
Professor of Medicine
Renal Division
Peking University First Hospital
Institute of Nephrology
Peking University
Beijing, China

**Pieter Evenepoel, MD, PhD**
Dienst Nefrologie
Universitair Ziekenhuis Gasthuisberg
Leuven, Belgium

**Denis Fouque, MD, PhD**
Department Nephrology
Centre Hospitalier Lyon-Sud
University Claude Bernard Lyon 1
Université de Lyon
Pierre-Bénite, France

**Simin Goral, MD**
Professor of Medicine
Renal, Electrolyte and Hypertension Division
University of Pennsylvania Medical Center
Philadelphia, Pennsylvania

**Jane H. Greene, RD, LDN**
Vanderbilt University Medical Center
Nashville, Tennessee

**Fitsum Guebre-Egziabher, MD**
University Grenoble Alpes
Department of Nephrology and Dialysis Transplantation
Centre Hospitalier Universitaire
Grenoble, France

**Norio Hanafusa, MD**
Associate Professor of Medicine
Department of Blood Purification
Kidney Center
Tokyo Women's Medical University
Tokyo, Japan

**Olof Heimbürger, MD, PhD**
Renal Medicine
Department of Clinical Science
Intervention and Technology
Karolinska Institutet
Stockholm, Sweden

**Adriana M. Hung, MD, MPH**
Division of Nephrology and Hypertension
Vanderbilt Center for Kidney Disease
Vanderbilt University Medical Center Nashville Veterans Affairs Hospital
Nashville, Tennessee

**T. Alp Ikizler, MD**
Catherine McLaughlin-Hakim Chair in Vascular Biology
Professor of Medicine
Department of Medicine
Division of Nephrology
Vanderbilt University School of Medicine
Nashville, Tennessee

**Kirsten L. Johansen, MD**
Division of Nephrology
University of California
San Francisco, California

**Jaimon Kelly, APD, PhD Scholar**
Faculty of Health Sciences and Medicine
Bond University
Gold Coast, Australia

**Joel D. Kopple, MD**
Professor of Medicine and Public Health
Division of Nephrology and Hypertension
Los Angeles Biomedical Research Institute at Harbor-UCLA Medical Center
David Geffen School of Medicine at UCLA
UCLA Fielding School of Public Health
Torrance, California

**Maarit Korkeila, MD, PhD**
Renal Medicine
Department of Clinical Science
Intervention and Technology
Karolinska Institutet
Stockholm, Sweden

**Csaba P. Kovesdy, MD**
Division of Nephrology
University of Tennessee Health Science Center
Memphis, Tennessee

**John C. Lieske, MD**
Professor of Medicine
Department of Internal Medicine
Mayo Clinic Division of Nephrology and Hypertension
Medical Director
Department of Laboratory Medicine and Pathology
Mayo Clinic Renal Testing Laboratory
Rochester, Minnesota

**Bengt Lindholm, MD, PhD**
Renal Medicine and Baxter Novum
Department of Clinical Science
Intervention and Technology
Karolinska Institutet
Stockholm, Sweden

**Michael S. Lipkowitz, MD**
Fellowship Program Director
Medstar
Georgetown University Hospital-Division of Nephrology
Washington, D.C.

**Kathleen D. Liu, MD, PhD, MAS**
Division of Nephrology
University of California
San Francisco, California

**Denise Mafra, PhD**
Graduate Program in Medical Sciences and Graduate Program in
    Cardiovascular Sciences
Federal Fluminense University, Niterói
Rio de Janeiro, Brazil

**Björn Meijers, MD, PhD**
Laboratory of Nephrology
Department of Immunology and Microbiology
KU Leuven
Department of Nephrology and Renal Transplantation
University Hospitals Leuven
Leuven, Belgium

**William E. Mitch, MD**
Professor of Medicine and Nephrology
Selzman Institute for Kidney Health
Section of Nephrology
Department of Medicine
Baylor College of Medicine
Houston, Texas

**Miklos Z. Molnar, MD, PhD**
Division of Nephrology
University of Tennessee Health Science Center
Memphis, Tennessee

**Linda W. Moore, MS, RDN, LD, CCRP**
Department of Surgery
Director Clinical Research
Clinical Nutrition Scientist, Outcomes Research
Houston Methodist Hospital Specialty Physician Group
Houston, Texas

**Sagar U. Nigwekar, MD, MMSc**
Assistant in Medicine
Massachusetts General Hospital
Instructor in Medicine
Harvard Medical School
Boston, Massachusetts

**Jose J. Perez, MD**
Assistant Professor
Selzman Institute for Kidney Health
Section of Nephrology
Department of Medicine
Baylor College of Medicine
Houston, Texas

**Norberto Perico, MD**
IRCCS—Istituto di Ricerche Farmacologiche Mario Negri
Clinical Research Center for Rare Diseases Aldo & Cele Daccò
Bergamo, Italy

**Giuseppe Remuzzi, MD, FRCP**
IRCCS—Istituto di Ricerche Farmacologiche Mario Negri
Centro Anna Maria Astori Science and Technology Park Kilometro Rosso
Bergamo, Italy

**Connie M. Rhee, MD**
Division of Nephrology and Hypertension
University of California Irvine
Orange, California

**Deirdre Sawinski, MD**
Assistant Professor of Medicine
Renal, Electrolyte and Hypertension Division
University of Pennsylvania Medical Center
Philadelphia, Pennsylvania

**Edward D. Siew, MD, MSCI**
Division of Nephrology and Hypertension
Vanderbilt Center for Kidney Disease
Integrated Program for AKI Research
Vanderbilt University Medical Center
Nashville Veterans Affairs Hospital
Tennessee Valley Healthcare Systems
Nashville, Tennessee

**Peter Stenvinkel, MD, PhD**
Renal Medicine
Department of Clinical Science
Intervention and Technology
Karolinska Institutet
Stockholm, Sweden

**Ravi I. Thadhani, MD, MPH**
Chief, Division of Nephrology
Massachusetts General Hospital
Professor of Medicine
Harvard Medical School
Boston, Massachusetts

**Christoph Wanner, MD**
Professor of Medicine
Chief, Division of Nephrology
University Hospital Würzburg
Würzburg, Germany

**Bradley A. Warady, MD**
Professor of Pediatrics
University of Missouri–Kansas City School of Medicine
Director, Division of Pediatric Nephrology
Director, Dialysis and Transplantation
Children's Mercy Hospital
Kansas City, Missouri

**Christopher S. Wilcox, MD, PhD**
Chief of Nephrology and Hypertension
Director of Cardiovascular-Kidney Institute
Vice-Chair for Academic Affairs, Department of Medicine
George E. Schreiner Chair of Nephrology
Georgetown University
Washington, D.C.

**Rosanne J. Woloschuk, RD**
Renal Dietitian
Children's Hospital Colorado
Aurora, Colorado

**Biruh Workeneh, MD**
Department of Nephrology
The University of Texas MD Anderson Cancer Center
Houston, Texas

# 序

《肾病营养治疗手册》第 7 版中文版即将出版，我感到十分欣喜。自暨南大学附属广州红十字会医院刘岩教授主持翻译的《肾病营养治疗手册》第 6 版发行以来，在国内肾病营养治疗领域反响巨大，深受好评，已多次重印，并成为我国从事肾病临床营养工作者必备的"口袋书"，为规范我国慢性肾病营养治疗做出了重要贡献。

第 7 版《肾病营养治疗手册》秉承了前版高水平的学术理念和实用性原则，由包括我国学者在内的国际著名专家撰写。从临床营养学基础知识到慢性肾脏病营养治疗的前沿技术，都做了详尽地阐述，同时，还增加了蛋白质-能量消耗、肌少症和肠道菌群与肾脏病等最新研究成果，内容结构非常贴近临床实践，是一本理论性和实践性都非常强的工具书，特别适合肾脏病医师、营养师及专科护士学习与使用。以我对刘岩教授及其团队多年的了解，以及本书第 6 版在全国肾脏病学界的良好反响，我很乐意为新一版作序，并推荐肾病专业的同道阅读和借鉴此书。

众所周知，低蛋白饮食营养在慢性肾病预防和治疗中非常重要，但是，这一领域的临床与基础科研的道路却是漫长而曲折的。2021 年"中国慢性肾脏病营养治疗临床实践指南（2021 版）"在《中华医学杂志》发表，我国慢性肾病营养治疗正在逐步走向标准化、规范化。雄关漫道真如铁，而今迈步从头越，期待更多的中国学者参与到肾病的营养管理和治疗中，向世界发出中国学者的声音，为新时代中国乃至世界的肾脏病营养治疗工作做出我们的贡献，给肾病患者的康复带来更多更好的营养治疗方案。

中国工程院院士

解放军总医院肾脏疾病国家重点实验室主任

2021 年 7 月

# 英文版致谢

我们将这本书献给两位杰出的医学科学家:Joel D. Kopple 和 Raymond M. Hakim。他们两位均对因肾衰竭导致营养和代谢异常的机制研究做出了重要贡献。他们对了解肾脏疾病并发症的发生及其创新性的治疗策略的贡献,已成为肾脏病患者治疗的常规方法。他们为肾脏病患者的营养治疗的实践和应用做出的大量科学贡献得到了认可。

Kopple 博士是国际肾脏营养与代谢学会的创始主席,曾担任美国国家肾脏基金会主席,并被美国肾脏学会授予 Belding H. Scribner 奖。Raymond M. Hakim 博士率先开展了蛋白质-能量消耗机制的临床研究,以及如何使用透析来达到最佳效果的研究。他坚持不懈为改善肾脏替代治疗患者的代谢和营养状况而做出的贡献被广泛认可。他的努力促进了肾脏学实践的改变,特别是在肾脏病患者的营养支持领域。我们很荣幸地把本书献给这个领域的巨人们。

我们也把这本书献给我们的配偶和孩子们。没有他们的帮助,这本致力于患者照护的书不可能得以出版。

# 英文版前言

《肾病营养治疗手册》第7版对上版进行了很多重要的修改和补充。第一,我们增加了28位新作者,包括来自澳大利亚、巴西、比利时、中国、法国、德国、意大利、日本和瑞典的专家。这些作者为国际上参与该领域的患者治疗的研究者带来了新的视角。第二,我们增加了新的主题来扩展总体目标,即饮食的改变是如何影响肾脏疾病进程的。这些新主题包括:肾病营养代谢异常的流行病学,筛查和评估营养状况的实践方法,肠道菌群对肾病的影响,医学营养治疗,还用一个全面而实用的章节详述了儿科肾病患者的营养。重要的是,这些新章节的加入并没有降低本书的实用性。第三,在致力于让这本手册对于内科医师、营养师、护士、学生及其他为肾病患者提供治疗的专业人员来说更加易懂和实用的同时,我们继续强调控制饮食在实践和临床方面的相关内容。我们也继续强调用图表来展示营养原则。

我们的目标是整合来自科学的经验和临床的智慧,为读者提供临床上实用的信息,以及对急性和慢性肾病、维持性透析(血液透析和腹膜透析)、肾移植、肾结石、高血压、代谢综合征、糖尿病或肾病综合征患者的营养需求进行支持的合理途径。新版做出这些修改是因为我们相信在肾病患者的治疗过程中,营养原则再怎么强调也不过分,而且它正被更彻底地整合到患者的日常管理中。具体而言,在肾病进展过程中患者对蛋白质、能量、矿物质和其他营养素的需求会出现很大变化,忽略这些变化会促进损害患者整体健康的并发症的发生。我们必须让读者了解，对这些紊乱的背后机制的解读的新进展，如菌群或系统性炎症。除了新增的主题外，每一章均由肾脏、代谢和临床营养领域的专家们进行了修订和更新。

我们感谢所有章节的作者对本书做出的贡献。

T. Alp Ikizler

William E. Mitch

# 目录

# 第 1 章

## 健康成年人营养需求

Vance L. Albaugh, Naji N. Abumrad

在过去几十年,尤其是随着肥胖和其他慢性病的发病日益增加,对人类的营养推荐也日益受到严格审视。自 20 世纪末期以来,美国和加拿大对营养需求的推荐主要基于推荐膳食营养素供给量(recommended dietary allowance, RDA)。后来人们审视 RDA 发现,对于一些已被认可的对人类健康起重要的作用的特殊营养素(如膳食纤维和类胡萝卜素),并没有必要限制其 RDA,而 RDA 中也并没有体现出那些与健康和慢性病预防有关的营养素的益处。为了更好地结合营养研究的进展来制定相关膳食政策,美国医学研究所(Institute of Medicine, IOM)重新构建了膳食中宏量和微量营养素的推荐,目前称之为膳食营养素参考摄入量(Dietary Reference Intake, DRI)。对于某一特定营养素,DRI 共包含 6 个部分,即平均需要量(estimated average requirement, EAR)、推荐膳食营养素供给量(RDA)、可耐受最高摄入量(tolerable upper intake level, UL)、适宜摄入量(adequate intake, AI)、宏量营养素可接受范围(acceptable macronutrient distribution range, AMDR)和能量需要量(estimated energy requirement, EER)。

在下面的内容中我们将回顾宏量营养素和微量营养素的基本生化特性及其消化生理过程,并介绍健康成人的 DRI。由于不同的年龄和性别的个体对营养素的需求量有显著差异,本书只对普通人群的营养素需求进行讨论。建议读者参考美国医学研究所的指南(www.nam.edu)来制定特殊营养需求,同时借鉴更新的推荐意见。

## 健康成年人宏量营养素的需求

### 碳水化合物和膳食纤维

碳水化合物或者"碳和水"这一术语直接来自其化学结构(图 1.1),未经过任何修饰的简单碳水化合物或者单糖分子的化学结构为 $(C \cdot H_2O)_n$ 或者 $(CHOH)_n$。每个分子中的碳原子数量最少为 3 个称为丙糖($C_3H_6O_3$,如甘油醛和二羟基丙酮),最多为

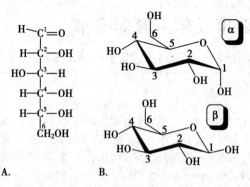

**图 1.1**  D-葡萄糖。A. 表示通过 Fisher 线性投射解析出的右旋葡萄糖(D-葡萄糖)立体异构体。B. D-葡萄糖的环状结构的三维透视或椅状构造,也称为 Haworth 投射。当 C-1 上的羟基(OH)和 C-6 上的甲基(CH₂OH)分别在环的对侧称为 α-葡萄糖,而当两者在环的同侧时则称为 β-葡萄糖

9 个称为壬糖($C_9H_{18}O_9$,如神经氨糖酸或唾液酸,广泛地存在于糖蛋白和神经节苷脂中)。尽管所有这些单糖均存在于自然界中,但到目前为止,细胞代谢中利用最多及最为普遍的单糖为己糖(六碳糖,$C_6H_{12}O_6$),主要是葡萄糖、半乳糖、果糖、甘露糖。另一个重要的单糖为戊糖(五碳糖,$C_5H_{10}O_5$),如核糖,为细胞中遗传物质脱氧核糖核酸(deoxyribonucleic acid,DNA)和核糖核酸(ribonucleic acid,RNA)中的主要成分。

根据形成碳水化合物的糖分子数目主要划分为单糖、双糖、寡糖和多糖。单糖含有 1 个糖分子(如甘油醛、核糖、葡萄糖、半乳糖、果糖等)。双糖由 2 个单糖分子连接而成[如麦芽糖(葡萄糖-果糖)、乳糖(葡萄糖-半乳糖)、蔗糖(葡萄糖-果糖)]。这些常称为"食糖"。寡糖含有 3~10 个单糖分子,它们通常存在于糖脂和糖蛋白化合物中。最后是多糖,含有超过 10 个单糖分子的糖,通常其含单糖分子数目可高达 200~2 500。这些单糖分子之间连接形成一个多链结构。淀粉是植物的最主要多糖,而糖原则是动物体内最主要的多糖类型。两者均是葡萄糖的多聚体,但糖原分子的支链要远远多于淀粉。

关于纤维最早的记录见于 1953 年,当时 Hipsley 等报道了膳食纤维摄入可能与更低的妊娠毒血症的发生有关。1972 年,首次由 Trowell 等分析和定义了膳食纤维,称为不能被人类酶消化的

植物细胞残留骨架结构。该定义在 1976 年再次被修定为：所有不被人类消化酶水解的植物多糖和木质素。膳食纤维是一种复杂的多糖成分。近年来，研究认为膳食纤维对人类健康有很多益处，纤维可以分为膳食纤维、功能纤维和总纤维三部分。膳食纤维主要包括不被消化的碳水化合物和木质素，都是植物体的固有完整组成成分。功能纤维是经过加工分离的对机体有特定生理益处的不被消化的碳水化合物。总纤维是膳食纤维和功能纤维的总和。

## 简单和复杂碳水化合物

纤维素，一类典型的纤维，是地球上最为丰富的天然有机化合物。所有植物体的组成成分约 33% 是纤维素。它是绿色植物细胞壁的主要结构成分。纤维素是一种以 β(1-4) 糖苷键连接的 D-葡萄糖缩聚体（图 1.2）。与淀粉中的 α(1-4) 相对比，β 键连接能使纤维素的直链比淀粉直链的可弯曲性要少。因此，不会出现螺旋状结构，纤维素分子多数呈现一种可延伸的、僵硬的、棒状的构象（图 1.3）。这种开放链构型能暴露出多个—OH 基团，并促进葡萄糖残基之间氢键的形成。这些连接能进一步稳固纤维素的结构，从而形成具有高张度的微纤维结构。

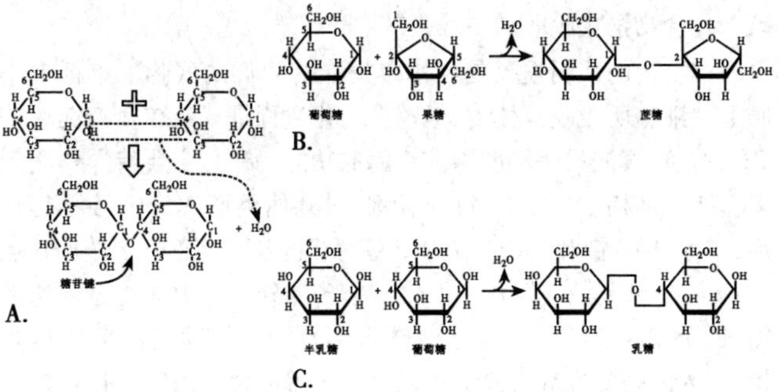

**图 1.2**　糖苷键。A. 在两个单糖之间糖苷键的形成是一个伴随着水的释放的脱水反应。B. α-糖苷键：该键是位于连接到置于氧( O )侧面的碳( C )上的取代基( 非 H )的对侧。氧环被看作是一个平面参照物( 对于蔗糖取代基是连接在葡萄糖环 C-5 上的 CH$_2$OH C-6 )。C. β-糖苷键：取代基和糖苷键是位于环的同侧

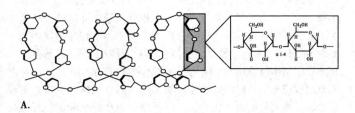

A.

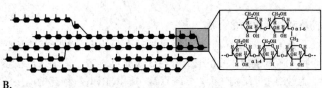

B.

**图 1.3**　淀粉结构。A. 淀粉的直链淀粉部分显示出螺旋构造是由于 α-糖苷键所引导的弯曲。这种螺旋是不会被打断的，因为葡萄糖基之间的所有连接物都往一个方向弯曲，它们都是 α(1-4)键。这种构象对于储存是有用的，因为它仅需占据较少的空间。同时它对酶的进入和消化有更多的抵抗性。B. 淀粉的支链淀粉部分显示出带有较少卷曲的分支结构，因为由 α(1-4)键引导的弯曲被具有不同卷曲方向的 β(1-6)键所打断

### 碳水化合物消化吸收的生理

　　细胞内的代谢途径是利用单糖作为它们的底物。单糖被小肠上皮细胞所吸收到体内，但整个消化过程是从口腔唾液淀粉酶开始的，唾液淀粉酶和胰腺淀粉酶的功能一样。主要特异作用于多糖链状结构中的 α(1-4)糖苷键，对其他类型的 α 链接不起作用，如 α(1-6)糖苷键、末端 α(1-4)糖苷键及链接于分子链分支点的 α(1-4)糖苷键。淀粉酶消化一个多糖分子会生成更短链的多糖、低聚糖和双糖。一旦这些碳水化合物和淀粉酶混合物进入胃，胃内的强酸性环境就会抑制酶的水解活性。当碳水化合物进入十二指肠，由于此处有胰腺分泌的碳酸氢钠，使得环境变为碱性，此时连同胰腺分泌的淀粉酶又恢复了水解活性。碳水化合物进一步分解为单糖的过程发生在小肠内，此处在一组局部分泌低聚糖酶的作用下，裂解处于双糖和低聚糖内部的糖苷键。表 1.1 列出了人体各种低聚糖酶、其发挥作用的部位、作用底物以及消化的产物。总的来说，这种在小肠黏膜刷状缘的消化作用可以把

不同糖类的混合物转化成葡萄糖、半乳糖和果糖。这三种单糖可以被小肠上皮细胞膜上的一系列特异转运体运送到血液内,完成吸收过程。

从定义上看,纤维主要成分是不被消化和吸收的多糖,纤维素[β(1-4)糖苷键连接的葡萄糖基缩聚体,呈直链结构]不能被人类消化(尽管它可以间接地被人类结肠内的细菌裂解,并被结肠上皮细胞吸收)。问题的关键在于,存在于小肠内的淀粉酶是人体内唯一消化多糖的酶,但是它只能裂解 α(1-4)糖苷键,而对β(1-4)糖苷键不起作用。另一方面,作为食糖的蔗糖[双糖:α(1-4)葡萄糖-果糖]在消化道内可被蔗糖酶完全水解并全部吸收(表 1.1)。不同来源的淀粉含有不同的分子构成和构象。而膳食纤维的摄取量与心血管疾病改善及血糖稳定有一定的关系。高纤维食物可以增加饱腹感,减少餐后胰岛素分泌,可有助于预防肥胖和 2 型糖尿病的发生及进展。

**碳水化合物每日需要量**

鉴于碳水化合物普遍存在于各种食物中,因此,基本上不存在摄入不足的问题。目前,对碳水化合物的 RDA 和 AI 值,在正常男女平均为 130g/d,而在孕妇和哺乳期妇女中,RDA/AI 值要分别提高到 175g/d 和 210g/d。淀粉和糖类普遍存在于谷类食物、蔬菜和水果中。值得注意的是,饮食中额外添加糖的量应该不超过总能量摄入的 25%。

关于膳食纤维的摄入量,建议根据个人的性别和年龄的差异,膳食纤维的 RDA 为 20~40g/d,男性应该略高于女性。摄入膳食纤维的种类应该包括谷类食物及其他植物和动物来源的纤维。尽管天然来源的纤维对人体有益处,但美国医学研究所(Institute of Medicine, IOM)认为要将天然食物中的膳食纤维与其他共存的有益营养素绝对区隔开来很难。因此,总的来说,个体都会自觉根据需求来限制摄入过量的膳食纤维。

**氨基酸和蛋白质**

所有的蛋白质都是由不同的氨基酸单位组成,氨基酸的基本分子式为 $NH_2$-CHR-COOH(图 1.4A)。氨基酸都是有机酸,结构中心为一个碳原子(也叫 α-碳),一端连接羧基(COOH),另一端连接氨基($NH_2$)。α-碳剩余的 2 个碳原子:一个连接氢原子(H),另一个则连接着被称为 R 基团或功能基团的脂肪族侧链。

表1.1　小肠腔内主要的低聚糖酶

| 酶 | 麦芽糖酶 | 乳糖酶 | 蔗糖酶 | α-糊精酶 | 海藻糖酶 |
|---|---|---|---|---|---|
| 作用位点 | α-1,4 | β-1,4 | α-1,2 | α-1,6 | α-1,1 |
| 底物 | 麦芽糖<br>α-1,4 葡萄糖-葡萄糖<br><br>麦芽三糖<br>α-1,4 葡萄糖-葡萄糖-葡萄糖<br><br>α-糊精<br>α-1,6 葡萄糖-葡萄糖-(α-1,4<br>葡萄糖-葡萄糖)$_n$ | 乳糖<br>β-1,4 葡萄糖-半乳糖 | 蔗糖<br>α-1,2 葡萄糖-果糖<br><br>麦芽糖<br><br>麦芽三糖 | α-糊精 | 海藻糖<br>α-1,1 葡萄糖-葡萄糖 |
| 产物 | 葡萄糖 | 葡萄糖<br>半乳糖 | 葡萄糖<br>果糖 | 葡萄糖<br>(α-1,4 葡萄糖-葡萄糖)$_n$ | 葡萄糖 |
| 总体结果 | 葡萄糖, 半乳糖, 果糖 | | | | |

该定义中只有脯氨酸是个例外,实际上脯氨酸应称为亚氨基酸或是环氨基酸(图 1.4B)。氨基酸的生理和生化特性与其分子量大小、结构及功能基团的构型有关。氨基酸的核心 α-碳原子的手性可分别为 2 种立体异构体中的 1 种,称为 L 型或 D 型(分别表示左旋或右旋)(图 1.4C)。在异构体方面,甘氨酸是个例外,因为 α 碳原子连接 2 个氢原子,故其没有手性。人类机体只利用 D 型碳水化合物的同分异构体来产生能量,和碳水化合物相反,人体只能识别和利用氨基酸的 L 型异构体来进行代谢和蛋白质合成。D 型异构体氨基酸多为其他生物天然产生的,可以通过人类肾脏自由滤过,并从尿中清除。

蛋白质是一种将一个氨基酸的氨基与另一个氨基酸的羧基通过肽键形式链接在一起的氨基酸线性聚合物。一个寡肽聚合物是由 2~12 个氨基酸组成的蛋白质,如二肽、三肽、四肽和五肽

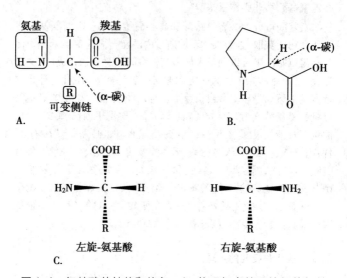

**图 1.4**  氨基酸的结构和构象。A. 体现每个基团特征的氨基酸的通式。羧基(COOH)和氨基(NH$_2$)是恒定不变的,而与主要碳原子(称为 α-碳)连接的侧链(R)是可变的,并且是由 R 决定每个氨基酸的名称和结构。B. 脯氨酸是唯一不遵守一般规则的氨基酸,它的 α-碳被环化在侧链内。C. α-碳代表了旋转中心,沿着这个旋转中心可表现出两种不同的构象;它们被称为光学的左旋-(L)和右旋-(D)异构体。L 和 D 彼此互为镜像但又不相互重叠

等。含有多个氨基酸单位的蛋白质称为多肽化合物。根据组成蛋白质的氨基酸化学性质,蛋白质的直线链状构型(蛋白质的一级结构)通过变构,形成蛋白质的二级和三级结构。大的蛋白质分子也可由一个以上的三级结构的肽链聚合而成,即蛋白质的四级结构。

　　自然界很多分子遵循氨基酸的基本结构,然而,人类体内只有 20 种氨基酸能参与核糖体内蛋白质合成。氨基酸的合成主要来自自身细胞内蛋白质的裂解和再循环利用,也可以从化学结构与氨基酸相似的中间代谢产物进行内源性合成氨基酸。$D$-丙酮酸和 $L$-丙氨酸可分别因缺失或携带氨基而被区分开来。很多代谢中间产物具有与氨基酸相似分子结构,可以相互转换。因此,这也是为什么人体内 $D$-葡萄糖和 $L$-氨基酸更占优势。

**必需氨基酸和非必需氨基酸**

　　氨基酸可分为必需氨基酸和非必需氨基酸。必需氨基酸必须从食物中获取,因为人体不能通过内源性合成这些氨基酸。而非必需氨基酸则可以利用人体内其他中间代谢产物合成(上文已提及)。氨基酸除了分为必需和非必需氨基酸外,还有一种是在特定条件下如身体应激或快速生长时,身体不能产生足够满足需要量的氨基酸称为"条件必需氨基酸",主要见于创伤、感染、代谢性疾病及新生儿或婴儿快速生长发育期。非必需氨基酸有 11 种:丙氨酸、精氨酸、天冬氨酸、天冬酰胺酸、胱氨酸、谷氨酸、谷氨酰胺、甘氨酸、脯氨酸、丝氨酸和酪氨酸。在这些非必需氨基酸中,精氨酸、胱氨酸、谷氨酰胺和丝氨酸为条件必需氨基酸。剩余的 9 种氨基酸均为必需氨基酸:异亮氨酸、亮氨酸、赖氨酸、蛋氨酸、苯丙氨酸、苏氨酸、色氨酸、缬氨酸和组氨酸。

**氨基酸消化和吸收的生理**

　　典型的西方饮食,每日从食物中摄入蛋白质为 70~100g,额外加上 35~200g 体内内源产生的蛋白质共同形成体内氨基酸池,这些内源性蛋白质包括消化道分泌物、脱落的肠道细胞及血浆蛋白。正常情况下,进入小肠的蛋白质 95% 以上被消化吸收。蛋白质的消化从胃部开始,胃内的酸性环境使蛋白质变性,同时激活蛋白水解酶功能。胃酸将无活性的胃蛋白酶原转化为活性胃蛋白酶,后者作为胃内蛋白的水解酶,并在酸性环境下发挥最大功能。通常在胃内消化的蛋白质只占小部分,因此,即使全胃切除术后,蛋白质的消化和吸收也不会受到显著影响。

紧跟着蛋白质在胃内进行初步消化后,还有多种肽酶和其他酶类参与将复杂的蛋白质分子降解为氨基酸或短肽化合物。在十二指肠内,约 60% 的蛋白质在进入近端空肠前被胰腺分泌的蛋白水解酶消化。十二指肠内的蛋白酶包括胰蛋白酶原、胰糜蛋白酶原、弹性蛋白酶原及羧肽酶原 A 和 B。所有这些酶都是以没有活性的酶原形式分泌到胰液中。十二指肠黏膜刷状缘上皮细胞分泌的肠肽酶可以激活胰蛋白酶原为胰蛋白酶,然后胰蛋白酶再活化胰腺分泌的多种蛋白酶前体。和胃内的胃蛋白酶不同,胰酶最适的作用环境是 pH 为 8 的碱性环境。在胰腺分泌的这些酶中,只有羧肽酶是裂解蛋白质肽链末端氨基酸即外切酶,其他酶都是裂解蛋白质肽链结构内部的氨基酸即内切酶。胰蛋白酶裂解末端为赖氨酸或精氨酸的肽键,但如果肽链的另一端是脯氨酸,胰蛋白酶的裂解作用就会被抑制。胰糜蛋白酶和胃蛋白酶有相似的特异性,主要裂解中性氨基酸和芳香族氨基酸。弹性蛋白酶有更广的特异作用部位,主要裂解与肽链连接小分子氨基酸,这些肽的脂肪族侧链(线性)为丙氨酸、甘氨酸、丝氨酸和缬氨酸。羧肽酶 A 从肽链的末端裂解芳香族氨基酸,而羧肽酶 B 则从肽链的羧基端裂解精氨酸。蛋白质在这些胰酶的综合作用下,约70% 被分解成寡肽,30% 分解成氨基酸。

在肠道黏膜细胞的刷状缘,肠道黏膜细胞分泌的肽酶在与寡肽池接触的同时将寡肽分解为游离氨基酸和更小的肽类。肠道内和刷状缘上的消化过程的最终产物为游离氨基酸、二肽和三肽,并全部通过特殊转运体穿越肠道细胞的顶端细胞膜转运至细胞内而吸收。二肽和三肽在细胞内被多种细胞质内肽酶进一步水解为氨基酸。蛋白质进入消化道后,只有氨基酸能够在肠细胞两侧进行转运。通常,蛋白质在肠道内移动过程中会成功地被分解消化为更小的物质,最终分解为氨基酸和短肽(二肽和三肽)被肠黏膜吸收后进入门静脉循环。

## 蛋白质的每日需要量

人体每日摄入的蛋白质推荐量通常是基于体重来计算的,婴儿需要量为 $1.5g/(kg \cdot d)$,$1 \sim 3$ 岁幼儿 $1.1g/(kg \cdot d)$,$4 \sim 13$ 岁儿童 $0.95g/(kg \cdot d)$,$14 \sim 18$ 岁青年 $0.85g/(kg \cdot d)$,成年人 $0.8g/(kg \cdot d)$,孕妇(按照孕前体重)和哺乳期妇女为 $1.1g/(kg \cdot d)$。对于健康成年人,蛋白质和氨基酸的 AMDR 为占每日总热能的

10%～35%。下限为蛋白质的 RDA,上限是综合考虑碳水化合物和脂质摄入情况下,可补充的食物蛋白质摄入量。由于含有高蛋白的食物主要是肉类、禽类、蛋类、奶酪及其他乳制品,绝大多数个体都能轻易获取充足的蛋白质。即使是素食主义者,也能从高蛋白植物(如豆类、谷类、坚果、种子及其他蔬菜)中摄取充足的蛋白质。

## 脂肪

尽管脂肪的高能量密度(9kcal/g)使得其可作为机体能量储备的最佳选择,但脂肪还具有其他多种生物学功能。食物中的脂肪主要为甘油三酯(>95%),其余为胆固醇、脂肪酸、磷脂和植物甾醇。甘油三酯也称为三脂酰甘油,主要由一个甘油分上的三个羟基(—OH)通过酯键分别与一个脂肪酸结合而成。甘油分子连接一个或两个脂肪酸的分别称为甘油一酯(单酰甘油)或甘油二酯(二酰甘油)(图 1.5)。

与甘油三酯不同,脂肪酸是一种羧酸,带有一个长的直链的碳氢化合物,分为含双键的不饱和脂肪酸和不含双键的饱和脂肪酸。脂肪酸可以在机体能量充足时,被酯化为甘油并合成甘油三酯作为能量储备,也可以在机体能量需求增加时,通过 β 氧化作用氧化为乙酰辅酶 A 分子提供能量。机体内脂肪的净流动完全依赖于个体能量状态。这里重点提一下,葡萄糖代谢通过糖酵解

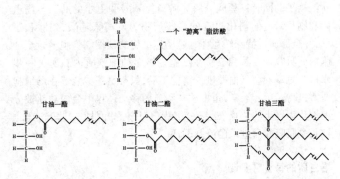

**图 1.5**　甘油一酯、甘油二酯和甘油三酯的结构。不论是甘油一酯、甘油二酯,还是甘油三酯,甘油酯都是通过酯化作用形成的,在每一个酯化反应中均为脂肪酸上羧基(COOH)和甘油上的羟基(OH)发生反应后释放出一分子水($H_2O$)而形成甘油酯

过程经丙酮酸脱氢酶的作用转化为乙酰辅酶 A,这是一种不可逆的催化反应(图 1.6)。因此,葡萄糖可用来合成脂肪酸,而脂肪酸却不能反过来转化为葡萄糖为机体利用。这种转换对机体非常重要,当机体长时间禁食后,机体内某些组织已经选择性转而利用脂肪酸或酮体来提供能量,从而保存有限的葡萄糖来供给那些仅能利用葡萄糖的器官(如红细胞、大脑)提供能量。在这一期间,肝脏是利用乙酰辅酶 A 合成酮体(如乙酰乙酸和 β 羟丁酸)的主要器官。

## 必需和非必需脂肪酸

不饱和脂肪酸的双键特征可使这种直链结构表现为两种结构形式,即顺式(*cis*)和反式脂肪酸(*trans*)。顺式脂肪酸的结构是两个氢原子结合在分子链的同侧,使得脂肪酸的链状结构弯曲,从而限制了脂肪酸的自由构象变化。这就降低了顺式脂肪酸构象变化的灵活性,阻碍脂肪酸分子的紧密聚合,比如形成脂滴。因而与反式脂肪酸相比,顺式脂肪酸的熔点也更低。而反式脂肪酸(反式脂肪)的两个氢原子分别通过双键连接分子链的两侧,使得脂肪酸分子容易聚合在一起。这种结构使得脂肪酸呈现直链,不容易弯曲,结构与饱和脂肪酸相似(图 1.7)。反式脂肪酸这种高熔点和高变形构象能力使得它具有很多特殊生物学功能。

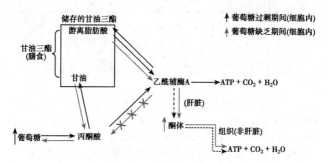

**图 1.6**　在不同代谢状态下的能量转换途径。在进食后期间,葡萄糖和游离脂肪酸的供给可为能量的消耗提供足够的 ATP,同时过多的这些物质的摄入会以甘油三酯的形式以及极少量的酮体形式作为能量而储存起来。在禁食期间,尤其是长时间的禁食,甘油三酯动员转化为葡萄糖的过程受限(没有从乙酰辅酶 A 生产葡萄糖的逆向反应,只有甘油能转变成葡萄糖),此时会有更多酮体的产生作为替代能源而利用

人体摄取过多的反式脂肪酸与血脂紊乱、系统炎症反应和心血管疾病有正相关关系。所有天然形成的不饱和脂肪酸都是顺式的，大多数反式脂肪酸是由于加工过程产生的。

多不饱和脂肪酸是脂肪酸的另外一种类型，分子链上后面的双键几乎总是出现在距前一个双键有三个碳原子之隔的位置上。不饱和脂肪酸有许多不同的命名系统。在大部分文献中较常用的一种命名法是"$n$-$x$"（$n$ 减 $x$；也可称为"$\omega$-$x$"或欧米茄减 $x$）。这个命名系统首先用 C:D 标明多不饱和脂肪酸的碳原子数目和双键数目，称为编码（C 表示碳原子的数目，而 D 表示双键的数目）。然后，确定双键"$x$"在碳链甲基末端（$CH_3$）的相对位置，及顺式/反式脂肪酸构象。例如，亚油酸可表示为"C18:2, $n$-6, 9 all cis（全顺式）"或者"C18:2, $\omega$-6, 9 all cis（全顺式）"。它表明了这条链有 18 个碳和 2 个双键，第一个双键位于从甲基末端开始的第六和第七个碳原子之间，第二个双键位于第九个碳原子上，所有的双键都为顺式构象（图 1.7B）。

和氨基酸相似，关于必需脂肪酸和非必需脂肪酸术语，主要

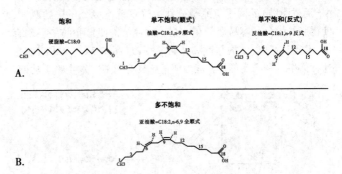

**图 1.7** 饱和及不饱和脂肪酸的化学结构。A. 脂肪酸链中双键的出现表示其具有不饱和状态的特征。在顺式（*cis*）结构中两个氢（H）原子出现在双键的同侧使链呈现弯曲的形状。反式（*trans*）结构中每个 H 原子分别位于双键的两侧，这使链几乎保持直线形态。这两种形态的代谢结果在正文里已有说明。B. 多不饱和脂肪酸结构的"n-x"（或"w-x"）命名法的实例说明。以多不饱和酸的一种亚油酸为例进行说明。在 n-x 命名法中它可书写为 C18:2, n-6-9 all cis，意思是该脂肪酸的链长为 18 个碳（C），带有 2 个双键，第一个双键位于 C-6（在 C-6 和 C-7 之间），第二个双键位于 C-9（在 C-9 和 C-10 之间），所有键都为顺式构型。C 原子的编号从甲基终端（CH3）开始

是区别这种脂肪酸是否可以在人体内合成抑或是必须从食物中摄取。在体内合成脂肪酸时，组织细胞内的酶可以将双键插入第九个或者后续的碳原子上。哺乳动物组织中含有 4 个多不饱和脂肪酸家族，分别为 $n$-3、$n$-6、$n$-7 和 $n$-9。因此，凡是第一个双键在 $n$-9 序号以下的多不饱和脂肪酸，都称为必需脂肪酸，必须从食物中获取。在人类，有 2 中主要的短链多不饱和脂肪酸为必需脂肪酸即亚麻酸和亚油酸，在体内可以用来合成较长链的 $n$-3 和 $n$-6 多不饱和脂肪酸。

## 脂肪消化吸收的生理

膳食脂肪的消化是从口腔分泌的舌脂肪酶（lingual lipase）开始的，胃内的脂肪酶具有同样的消化脂肪的作用。这些酶主要作用于甘油分子上第三个碳原子的酯键，分解为二酰甘油和游离脂肪酸。在胃内，被胃脂肪酶进一步消化产生游离脂肪酸和甘油。然而，绝大部分脂肪的消化主要是从十二指肠开始，胰腺分泌的脂肪酶与其他一些消化酶（辅酯酶）共同作用下，使脂肪表面张力降低，促进脂肪的有效水解和吸收。其他一些脂肪酶将胆固醇酯水解产生胆固醇和脂肪酸，以及脂溶性维生素和磷脂。

进食的脂肪经过整个消化过程后，形成一些混合物，主要为甘油一酯、游离脂肪酸和胆固醇。甘油一酯一般为水溶性的，而脂肪酸和胆固醇都是较强的疏水分子。将疏水分子运送到黏膜细胞内需要特殊通道，来穿过黏膜细胞刷状缘紧密的亲水层。这一过程主要通过胆盐和磷脂形成脂肪微粒来完成。胆盐和磷脂通过亲水和疏水两性反应后，游离脂肪酸和胆固醇结合到球形表面上。因而胆盐极性端（水溶性）暴露于外部水环境，而非极性端（如游离脂肪酸碳氢基团和胆固醇）则被包埋于球形脂肪微粒的内侧。当甘油一酯嵌入脂肪微粒后可增加其溶解游离脂肪酸和胆固醇的能力。当脂肪微粒与肠黏膜细胞接触后，脂肪微粒的极性端与细胞膜的亲水侧（外部）相互作用，从而打开通道让更多的亲脂性物质通过细胞膜的脂质层进入细胞内。

## 脂肪的每日需要量

鉴于体内过量的碳水化合物和蛋白质都可以转化为脂肪酸，并以甘油三酯的形式储存，因此，在成年人中，对于总体脂肪摄入量没有特定的 RDA/AI。而对于成年男女，AMDR 值通常为每日占总热能比的 25%～35%。由于高脂肪摄入与人类慢性疾病相关,因而有充足的理由去设立脂肪摄入的 AMDR 上限,而设定摄入的下限值是为保证脂溶性营养素的充足摄取。在胆固醇、反式脂肪酸和饱和脂肪酸的摄入量方面,没有相应的 RDA 和 AMDR 指引。根据个体的性别、年龄不同,$n$-3 多不饱和脂肪酸的 RDA/AI 值为 $1.1~1.6g/d$,而 $n$-6 多不饱和脂肪酸(亚油酸)的 RDA/AI 值比 $n$-3 多不饱和脂肪酸高得多,为 $10~17g/d$。$n$-3 多不饱和脂肪酸(亚麻酸)和 $n$-6 多不饱和脂肪酸(亚油酸)良好的来源为大豆、亚麻籽、红花籽、玉米和芥花籽油。此外,还有鱼类、坚果、一些肉类和蛋类。

# 健康成年人微营养素的需求

## 膳食维生素和微量元素

微营养素的摄入对人类健康非常重要,在过去的一百多年,已有很多经典的微营养素缺乏病例被认识。然而,随着食物的来源及品种越来越丰富,以及营养补充剂的出现,微营养素缺乏现象已非常罕见;但是,如果在实践中无法诊断微营养素缺乏,同时不予以治疗,将会导致严重的不良后果。本篇将简单描述已知的微营养素的基本功能。在可适用的情况下,会给出微营养素的 RDA/AI 和包含来自营养素的 DRI 的其他信息。由于膳食推荐信息具有年龄依赖性,同时有关微营养素潜在的缺乏或过量的资讯,希望读者可参照来自 IOM 的有关 DRI 信息。

## 脂溶性维生素

**维生素 A,即视黄醇,**对于人的视力、胎儿发育以及正常免疫功能非常重要,同时,维生素 A 也参与一些特定的基因转录。维生素 A 的 RDA/AI 为 $600~900\mu g/d$,男性需要量略高,而对于孕妇和哺乳期妇女,其需要量应适当增加,分别为 $750~770\mu g/d$ 和 $1\,200~1\,300\mu g/d$。富含维生素 A 的食物包括动物肝脏、深颜色绿叶蔬菜、水果和鱼类产品。对于大多数人来说,每日最大摄入量应该小于 $3\,000\mu g/d$,因为过量摄入维生素 A 可能会出现肝脏毒性和致畸作用。

**维生素 D,即钙化醇,**其主要生物学作用使维持体内钙磷代谢稳定,以及维持骨骼健康。维生素 D 的 RDA/AI 在包括孕妇和哺乳女性在内的所有个体都是 $600IU/d$。动物肝脏、鱼类、蛋类,以及强化了维生素 D 的乳制品和谷类食物均是维生素 D 的良好食物来源。过多摄入维生素 D 可以导致高钙血症,有时可能还会影响心血管和肾脏功能。因此,推荐个体摄入量的上限为 4 000IU/d。

**维生素 E,即 α-生育酚,**在体内主要作为抗氧化物质,还可能与基因转录及细胞的信号转导有关。健康成年人维生素 E 的 RDA/AI 为 15mg/d,哺乳期妇女可能增加到 19mg/d。维生素 E 缺乏可能导致肌肉疾病、神经疾病以及免疫功能受损。建议绝大多数人最大摄入量的上限为 1 000mg/d。富含维生素 E 的食物主要是蔬菜及其油脂,还有水果、坚果和肉类。

**维生素 K,即叶绿醌,**是参与各种凝血因子的生物合成过程中的一种重要的辅酶。健康成年人维生素 K 的 RDA/AI 为 60~90μg/d,对于老年人、孕妇和哺乳期妇女,推荐量应适当增加。绿叶蔬菜和植物油中含有丰富的维生素 K。目前,尚不清楚过量摄取维生素 K 的不良反应。

## 水溶性维生素

**维生素 $B_1$,即硫胺素,**是体内包括丙酮酸脱氢酶和支链 α 酮酸脱氢酶在内的许多化学反应所必需的辅酶。健康成年男女的推荐摄入量为 0.9~1.1mg/d,妊娠期和哺乳期女性的摄入量为 1.4mg/d。全谷物和含谷类食品如麦片等都富含硫胺素。目前尚未发现过多摄入硫胺素的不良反应,但是,硫胺素缺乏可能引起一些疾病,如脚气病、视神经病变和韦尼克脑病(Wernicke-Korsakoff syndrome)。

**维生素 $B_2$,即核黄素,**是体内许多氧化还原反应的辅酶。其健康成年男女的 RDA/AI 为 0.9~1.1mg/d,妊娠期和哺乳期妇女可分别增加至 1.4mg/d 和 1.6mg/d。富含核黄素的食物包括强化谷类、动物内脏、乳类及面粉类食品。目前尚不清楚过量摄入核黄素的不良反应。

**维生素 $B_3$,即烟酸(或尼克酸)**也是机体内氧化还原反应的辅酶。其健康成年男女的 RDA/AI 为 12~14mg/d,哺乳期或妊娠期妇女可增加至 17~18mg/d。富含烟酸的食品包括肉类、鱼类和禽类以及强化面粉类食物。尽管大量摄入烟酸会出现面部潮红和胃肠功能紊乱,但至今没有发现过度摄入烟酸导致严重的不良反应。特别提示,对于接受血液透析或者腹膜透析治疗的个体,需要额外补充烟酸。

**维生素 $B_5$,即泛酸,**是辅酶 A 合成过程中的一种辅酶,辅酶 A 参与机体多种生物化学反应,包括生物反应的酰基化和乙酰基化,以及脂肪酸、胆固醇和乙酰胆碱的合成过程。其健康成年男女的 RDA/AI 为 4~5mg/d,妊娠期和哺乳期妇女可分别增加至6mg/d 和 7mg/d。富含泛酸的食品包括鸡肉、牛肉、土豆、燕麦、肾脏、酵母、蛋黄和整谷类食品。

**维生素 B$_6$,即吡哆醇**,是机体内含吡哆醇化合物的组成部分,主要功能是作为合成氨基酸、糖原及神经递质的辅酶。其健康成年人的 RDA/AI 为 1.1~1.7mg/d,男性的需要量略高。和其他营养素一样,对于妊娠期和哺乳期妇女的推荐量分别为1.9mg/d 和 2.0mg/d。很多食物中都含有吡哆醇,包括谷类、动物内脏、豆类作为基础的肉类替代食品。目前还没有发现过多食用吡哆醇导致严重的不良反应。

**维生素 B$_7$,即生物素**,是脂肪酸、氨基酸和糖原合成的辅酶。很多食物中都天然含有丰富的生物素,如动物肝脏和肉类。其健康成年男女的 RDA/AI 相似,为 20~30μg/d,哺乳期妇女需要量适当增加。由于没有发现过度摄入生物素导致不良反应,因此对于摄入的上限值没有明确规定。

**维生素 B$_9$,即叶酸(folate or folic acid)**,是核酸和氨基酸合成的重要辅助因子,妊娠时母亲缺乏叶酸,可能导致新生儿神经管发育缺陷。其健康成年人的 RDA/AI 为 300~400μg/d,妊娠期及哺乳期妇女对叶酸的需要量有所增加。深绿色蔬菜、全谷类和强化麦片中均含有丰富的叶酸。过多摄取叶酸可能掩盖维生素B$_{12}$ 缺乏导致神经缺陷的症状,这一点具有重要的临床意义。此外,没有发现过多摄取叶酸引发的严重不良反应。

**维生素 B$_{12}$,即钴胺素**,是核酸合成过程中的辅酶,缺乏时可以导致巨幼红细胞性贫血。其健康成年男女的 RDA/AI 为 1.8~2.4μg/d,妊娠期和哺乳期妇女需要量可分别增加至 2.6μg/d 和2.8μg/d。强化谷类食物、肉类、鱼类和禽类都含有丰富的维生素 B$_{12}$,目前尚没有发现过多摄入维生素 B$_{12}$ 导致严重的不良反应。

**维生素 C,即抗坏血酸**,是机体内的抗氧化物质,作为辅助因子参与体内的还原型铜和其他含金属辅酶诱导的化学反应。其健康成年人的 RDA/AI 为 45~90mg/d,男性需要量略高。妊娠期妇女的 RDA/AI 为 80~85mg/d,哺乳期妇女需要量增加到 115~120mg/d。维生素 C 来源广泛,柑橘类水果,土豆,绿叶蔬菜如西蓝花、球芽甘蓝、菠菜等都含有丰富的维生素 C。

**胆碱(choline)**,是一种参与体内生物合成和代谢反应的前体物质,如合成乙酰胆碱和磷脂时,其健康成年人的 RDA/AI 有男女差异,需求范围为 375～550mg/d,妊娠期和哺乳期妇女的 RDA/AI 可适当提高。胆碱主要来源于乳制品、蛋类、肝脏和花生类食物。

## 微量元素

微量元素在体内多种生化反应中发挥着关键作用,同时亦参与体内多种生理过程。有很多微量元素在体内的功能已经明确。钙和磷主要参与骨骼的代谢,磷还参与体内 pH 的调节、核酸和 ATP 的合成。其他微量元素像钙、钠、钾和氯参与机体的信号传导和神经功能。元素镁、铜和锰主要作为各种代谢的生物化学反应的辅助因子,或像元素钼参与氨基酸和核酸的分解代谢。众所周知,元素铁是血红蛋白分子的重要组成部分,同时铁还是机体氧化代谢反应中电子传递链上的重要蛋白质关键组成成分。碘是合成甲状腺素的重要物质。元素硒除了参与氧化还原反应外,还是机体内重要的抗氧化物质。目前认为,铬在维持血糖浓度稳定当中起着重要的作用。而元素锌是调控体内基因表达的蛋白质组成成分。此外,还有很多微量元素,由于目前尚不知道它们在机体内的明确功能,因此还不能给出其明确的 RDA/AI,其中包括元素硼、镍、硅、钒等。对于这些元素都有推荐的人体摄入量的上限,但是,有关它们过量摄入所造成的后果的资料非常少。为了简化本书内容,我们这里没有全部给出微量元素的 RDA/AI,但如果能保持摄入包括多种食物的平衡膳食,就能满足机体对微量元素的需求。在一些特殊的临床情况下,的确存在微量元素缺乏,医师应该密切留意这些罕见事件。

（刘岩　译　谭荣韶　审）

## 推荐阅读

Bray GA, Smith SR, de Jonge L, et al. Effect of dietary protein content on weight gain, energy expenditure, and body composition during overeating: a Randomized Controlled Trial. *JAMA* 2012;307(1):47–55. doi:10.1001/jama.2011.1918.

Buchholz AC, Schoeller DA. Is a calorie a calorie? *Am J Clin Nutr* 2004;79(5):899S–906S.

Galgani J, Ravussin E. Energy metabolism, fuel selection and body weight regulation. *Int J Obes Relat Metab Disord* 2008;32:S109-S119. doi:10.1038/ijo.2008.246.

Intakes SCOTSEODR, Intakes SOURLONAIAUODR, Macronutrients AROTPO, Board FAN, Institute of Medicine. *Dietary Reference Intakes for Energy, Carbohydrate, Fiber, Fat, Fatty Acids, Cholesterol, Protein, and Amino Acids (Macronutrients)*. National Academies Press; 2005. doi:10.17226/10490.

Joint FAO. *WHO Expert Consultation on Fats and Fatty Acids in Human Nutrition (10-14 November 2008, WHO, Geneva)*. Geneva: World Health Organization; 2008.

Joint FAO. *WHO Expert Consultation on Human Vitamin and Mineral Requirements.*

*Vitamin and Mineral Requirements in Human Nutrition*. Geneva: World Health Organization and Food and Agriculture; 2004.

Joint WHO/FAO/UNU Expert Consultation. *Protein and Amino Acid Requirements in Human Nutrition*. 2007:1–265, backcover.

Paddon-Jones D, Westman E, Mattes RD, et al. Protein, weight management, and satiety. *Am J Clin Nutr* 2008;87(5):1558S–1561S.

Prentice AM. Macronutrients as sources of food energy. *Public Health Nutr*. 2005;8(7A):932–939. doi:10.1079/PHN2005779.

World Health Organization. *Iodine I. Trace Elements in Human Nutrition and Health*. Geneva: World Health Organization; 1996.

World Health Organization. *Human Energy Requirements: Report of a Joint FAO/WHO/UNU Expert Consultation, Rome 17–24 October 2001*. Rome: Food Agric Organ United Nations; 2004.

World Health Organization. *WHO Guideline: Sodium Intake for Adults and Children*. Geneva: World Health Organization; 2012.

# 第 2 章
## 肾脏病的营养筛查和评估

Katrina L. Campbell，Carla M. Avesani，and Lilian Cuppari

## 营养在肾脏病中的重要作用

肾功能丧失和透析会产生多种因素从而损害患者的营养状况。慢性肾脏病（chronic kidney disease，CKD）的营养紊乱不仅包括蛋白质-能量消耗（protein-energy wasting，PEW），还包括肥胖（含内脏型肥胖和肌肉衰减综合征性肥胖），营养素缺乏（维生素 D、锌、叶酸和其他 B 族维生素）和非自主性的营养素过量（钾、磷）。因此，营养评估和管理是非常复杂的，要诊断以及成功预防和治疗 CKD 的各种营养相关问题则需要一系列工具和策略。

### 肾脏病的营养相关问题概览
#### 肾脏病的蛋白质-能量消耗

蛋白质-能量消耗（PEW）是国际肾脏营养与代谢学会（International Society of Renal Nutrition and Metabolism，ISRNM）推荐使用的一种发生于 CKD 患者中的营养和分解代谢紊乱状态的专有名词，这种状态以体蛋白（肌肉组织）和能量储备消耗为主要特征，与患者住院率和死亡风险有关。引起 PEW 的原因众多，不仅包括食欲下降导致的摄食不足，还包括与 CKD 相关的一些因素如持续的炎症、代谢性酸中毒、能量消耗增加、内分泌紊乱和透析过程。合并疾病、久坐生活方式和老龄化也是 CKD 患者 PEW 的重要危险因素。相关后果详见第 3 章。

由于 CKD 患者的 PEW 与多种因素有关的特点，因此其营养状况的筛查和评估也必须采取多种可互相弥补不足的方法来测量，尤其是在评估近期的营养状况改变时。图 2.1 详细描述了 ISRNM 提出的影响 CKD 患者 PEW 的 4 个指标。如需诊断患者患有 PEW，这 4 个指标中至少需要 1 个符合即可：血清生化、体质量、肌肉组织和膳食摄入。此外，患者营养状况的评估可通过一些已广泛使用的筛查和评估工具进行，本章下文将会详细介绍这

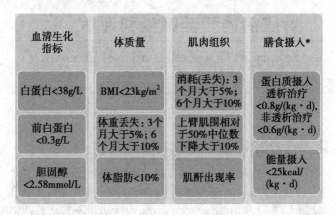

| 血清生化指标 | 体质量 | 肌肉组织 | 膳食摄入* |
|---|---|---|---|
| 白蛋白<38g/L | BMI<23kg/m² | 消耗(丢失):3个月大于5%;6个月大于10% | 蛋白质摄入透析治疗<0.8g/(kg·d),非透析治疗<0.6g/(kg·d) |
| 前白蛋白<0.3g/L | 体重丢失:3个月大于5%;6个月大于10% | 上臂肌围相对于50%中位数下降大于10% | |
| 胆固醇<2.58mmol/L | 体脂肪<10% | 肌酐出现率 | 能量摄入<25kcal/(kg·d) |

图 2.1    国际肾脏营养与代谢学会(ISRNM)蛋白质-能量消耗(PEW)指标总结。BMI,身体质量指数

些基于一些指标来进行评分或分类的方法。

**肾脏病中的肌肉衰减综合征和肌肉功能减退**

肌肉衰减综合征,如同 PEW 一样,是以肌肉进行性消耗为特征的一种状态。尽管肌肉衰减综合征和 PEW 具有共同的病因和诊断标准,但它们在定义上还是有明显区别的。肌肉衰减综合征由 Irwin Rosemberg 首次定义为"一种老年相关性肌肉组织减少的状态"。然而,更加重要的是,目前,肌肉衰减综合征不仅仅是一种存在于老年人的状态。

**欧洲老年人肌肉衰减综合征工作组**(The European Working Group on Sarcopenia in Older People)建议根据病因学可将肌肉衰减综合征分为两类:**原发性**肌肉衰减综合征,这一类型主要与老龄化有关;**继发性**肌肉衰减综合征,这一类型包含除老龄化外的一些其他原因有关(如疾病、活动能力、营养)。这些状态会导致患者不仅仅是表现为肌肉组织的下降,还会导致肌肉力量和肌肉功能的减退,这代表了目前肌肉衰减综合征的概念。此外,除老龄化外,出现在肾脏病中的分解代谢状况联同透析过程使患有肾脏病的患者更加容易出现肌肉衰减综合征(图 2.2)。

进行性肌肉功能的减退——肌肉衰减综合征的一个诊断标准之一,也引起了 CKD 管理者的关注。肌肉衰弱是身体活动下降的一个重要的潜在因素,它将肌肉衰减综合征与虚弱(这种综合征是由多种生理系统持续累积下降所致)和失能(行走、爬楼

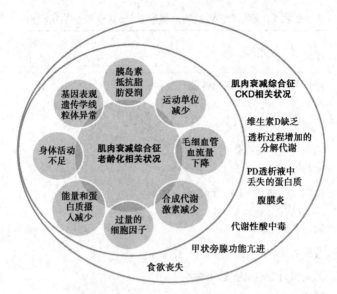

**图 2.2** 慢性肾脏病相关因素致肌肉衰减综合征与老龄化相关因素导致肌肉衰减综合征重合图

梯、从椅子上起立困难等)联系起来。总之,很明显的是,虽然 PEW、肌肉衰减综合征和虚弱既有相同的病因、标准和诊断方法(表 2.1),但是对于不同的临床状态,还是需要注意正确的诊断,以便明确治疗。

**肥胖**

    大量文献记录肥胖是糖尿病和高血压的危险因素之一,后两者又是导致 CKD 的两种初始病因。此外,肥胖也被认为是 CKD 发生和发展的独立危险因子。肥胖对肾脏直接影响的潜在机制包括肾小球的高滤过状态、系统性和局部炎症,以及影响脂肪因子和生长因子的产生。相反,互相矛盾的是,当存在 CKD 时,根据身体质量指数(body mass index,BMI)定义的肥胖者反而生存率高,尤其是在那些接受维持性透析的患者当中。有几个假说曾试图解释这一互相矛盾的结论,其中最常见的一种解释认为是体脂肪短期超标的获益要超过长期带来的风险。然而,在 CKD 中期(3 期和 4 期),由 BMI 诊断的肥胖似乎并没有提供保护作用,而且在更早期的 CKD(1 期和 2 期)中肥胖似乎被认为是其死亡危险因子之一。BMI 对脂肪组织和肌肉组织的区分,以及体脂肪

**表 2.1** 评估 PEW、肌肉衰减综合征、虚弱表型的指标

| 指标 | PEW [*] | 肌肉衰减综合征 [†] | 虚弱表型 [‡] |
|---|:---:|:---:|:---:|
| 低体质量(体重、BMI、体脂肪) | × | | × |
| 低肌肉组织(瘦体组织) | × | × | × |
| 血清生化(低白蛋白、前白蛋白、胆固醇) | × | | |
| 食物摄入减少(24h 膳食回顾、饮食记录/日记,食物频数问卷调查) | × | | |
| 身体活动功能,包括: | | × | × |
| 低肌肉力量(握力、膝弯曲/伸展) | | | |
| 低身体活动能力(简易机体功能评估,步速,计时起走测试,爬楼梯试验) | | | |
| 低活力 | | | × |

[*] 国际肾脏营养与代谢学会(Fouque et al. ,2007)。
[†] 欧洲老年衰减综合征工作组(Cruz-Jentoff et al. ,2010)。
[‡] Fried et al. ,2001。
BMI,身体质量指数,PEW,蛋白质-能量消耗。

分布(内脏脂肪对比皮下脂肪)区分的局限性,是其在反映肥胖和 CKD 结局之间的异质性关系时必须考虑的一个因素之一。事实上,肥胖对 CKD 患者的有害影响主要归因于体脂肪的分布,尤其是腹型肥胖。因此,在临床实践中,CKD 患者的营养状况评估必须将总脂肪和中心性脂肪同时纳入评估范围。有关肾脏病中的肥胖问题的讨论请参考第 20 章。

## 肾脏病患者的营养状况评估所面临的挑战

目前没有一个单一测量指标可全面评估营养状况。某些肾脏病和/或透析治疗相关的紊乱,如液体潴留、炎症、残存肾功能等,会干扰营养状况指标和人体成分测量方法的解读。

除了考虑使用目的(临床或科研)外,应用于评估营养状况和人体成分的方法的选择还有赖于测量方法的耗时、花费以及简易度等情况。在实践中,最好的实践建议是采用一系列评估方法并长期监测指标的变化。这一方法需要频繁对患者连续进行评估并做好记录,因此可克服有关需要判断 CKD 患者营养状况指标诊断切点的问题,而这些正是多种评估方法的问题之所在。

**人体成分的评估实践**

表 2.2 具体描述了实践中为评估肥胖、PEW、低肌肉组织而进行人体成分测量的关键评估方法和关注点。这些评估方法的实施对血液透析患者来说应在透析后,在腹膜透析患者中则应在透析液从腹腔放空后,主要目的是减少由于液体潴留导致的误差。此外,对评估方法的标准化操作的良好培训是非常重要的,这可减少观察者内部和观察者之间的操作误差。

**生化指标及其与营养状况与营养评估的关系**

生化指标通常作为肾脏病患者营养状况评估的一个补充性组成部分。生化指标是具有潜在有效标志物,可作为正常生理过程、病理过程,或反映治疗性干预的药物效应的客观测量和评价指标。临床实践中一个理想的生化标志物应是价格便宜,与病理生理过程直接关联,可代表或接近反映症状的严重程度,同时具有良好的敏感性和特异性。很明显,对任何一个标志物来说要达到这样一个标准是非常困难的。在尿毒症环境下,这时也是非常具有挑战性的,因为目前所使用的标志物在评估 CKD 患者的营养状况时均具有明显的局限性,即其受系统性炎症、在肾脏中起重要作用的代谢性循环多肽物质、液体潴留、丢失在尿液或透析液中的标志物成分等影响。

白蛋白是一种急性相反应蛋白,炎症刺激物是影响其产生的重要因素。因为疾病本身以及透析治疗会针对炎症刺激物反应而触发产生促炎细胞因子,故使用血清白蛋白作为透析患者营养不良状况的标志物备受质疑。除了这一局限外,血清白蛋白的检测方法简单,它可以在大多数临床机构每月或每季度进行检测。PEW 综合征反映的不仅仅是营养不良,还包括炎症。血清白蛋白仍然是一个反映疾病严重程度的预后标志物。此外,低白蛋白血症与死亡率的增加具有强相关性。基于以上考虑,血清白蛋白还是一个可用的标志物,但要将它作为 PEW 的标志物,必须谨慎

**表 2.2　在临床实践中最常应用于肾脏病人群中人体成分评估的方法**

| 形式 | 方法 | 人体成分 | 优势 | 局限性 |
|---|---|---|---|---|
| 人体测量 | MAMC, 小腿围, AMPT 总体脂肪 中心性脂肪 腰围 | 肌肉组织 总体脂肪 中心性脂肪 | 广泛应用, 费用低, 快速, 便携, CKD 的死亡预测因子 | 精确度低, 观察者内部和观察者间差异高, 受体内水状态影响* |
| 阻抗 | BIA | 体内水分、FFM 和体脂肪 | 广泛应用, 消费中等, 观察者内部和观察者间差异小, 快速, 便携 | 间接测量, 公式对 CKD 患者无效, 安装起搏器者禁用(老年人中常见), 受体内水状态影响* |
|  | BIS | 体内水分、FFM 和体脂肪 | 消费中等, 观察者间差异小, 快速, 便携, 已在血液透析患者中进行过有效性评价 | 间接测量, 公式对 CKD 患者无效, 安装起搏器者禁用(老年人中常见), 受体内水状态影响* |
| 肌酐动力学 | 尿肌酐排泄量 | 肌肉组织 | 费用低, 允许在门诊常规进行评估 | 受 24h 尿液收集质量影响, 受肌酐摄入的影响(常见于烹调的肉类), 不适用于透析患者 |
|  | 血清肌酐 | 肌肉组织 | 费用低, 允许在门诊常规进行评估 | 受肌酐摄入的影响(常见于烹调的肉类) |

* 为减少水分潴留对结果解读的影响, 评估应在患者血液透析后或腹膜透析排空腹腔后进行。
AMPT, 拇内肌厚度; BIA, 生物电阻抗分析法; BIS, 生物电阻抗频谱法; MAMC, 上臂肌围。

解读,为避免对低蛋白血症的误读,应将患者的炎症和液体状态考虑在内。

前白蛋白(转甲状腺素蛋白)也受系统性炎症的影响,同时肾脏分解代谢的降低可影响其血清浓度。即使存在这些局限,低血清前白蛋白血症和降低超过 6 个月均和死亡风险增加有关。有意思的是,前白蛋白可评价口服能量和蛋白质补充的效果。这些数据是在利用血清前白蛋白作为 CKD 患者营养标志物下获得的。

在透析前肾脏病患者中,血清肌酐用来评价肾功能。在维持性血液透析患者中,如果其残存肾功能很少或没有,且在进行稳定的透析治疗,血清肌酐的时间平均值(透析前取得)可作为评价肌肉组织的替代指标,同时随时间的变化值可代表骨骼肌的同期改变情况。在横断面调查和纵向研究中均发现低血清肌酐值是这些透析患者的一种强死亡危险因子。然而,正如表 2.2 中所提到的那样,血清肌酐作为营养状况的一个标志物是具有一定的局限性的,这些包括实际上肌酐总量(常来源于烹调的肉类)和蛋白质的摄入会影响血清肌酐水平以及在非维持性血液透析患者中血清肌酐仍然能反映其肾功能状况。

## 肾脏病患者膳食评估的注意事项

在质量和数量方面对 CKD 患者的食物摄入进行评估非常重要,其原因在于对 CKD 患者进行管理时需考虑患者广泛的饮食改变情况。在普通人群和 CKD 患者中最常用的膳食评估方法包括膳食回顾法(如 24h 饮食回顾法)、膳食记录法(3~7 日)和食物频数问卷调查法。具体方法的选择有赖于调查的目的和膳食信息获得的类型(营养素、食物和食物类别、膳食模式等)。此外,膳食信息的准确性有赖于调查者的能力以及患者的合作程度。表 2.3 简要描述了每一种方法的特点、优点和局限性以及在透析患者应用时的注意事项。近来,评估膳食模式和膳食质量已成为一种评估膳食摄入的方法。这一方法可作为传统评价能量、营养素和微营养素(大多指蛋白质、钾、钠和磷)的方法的一种补充,因为这一方法允许更大范围内进行食物摄入的评估。新近研究也证实了对健康膳食模式的坚持与终末期肾病进展的风险的降低以及生存率的改善有关。因此,从饮食中了解营养素不足的模式可能是进行营养干预的第一步,不仅仅是聚焦于单一的营养素,而应放在健康膳食模式方面。

表2.3　应用肾脏病人群膳食评估方法的优点和缺点

| 方法 | 优点 | 缺点 |
|---|---|---|
| **24h回顾法**<br>面对面，或通过电话访问，询问患者1天前的食物摄入情况 | • 方便<br>• 快捷<br>• 费用低<br>• 无需改变日常饮食<br>• 可通过重复询问评估日常饮食 | • 回忆偏倚<br>• 有赖于访问者的训练状况<br>• 受前1日非常忆食物影响<br>• 必须收集2个24h回顾结果来获取析日和非透析日食物摄入情况 |
| **膳食记录/日记**<br>指导患者详细记录3～7日内进食的食物种类和分量 | • 费用低<br>• 获取日常饮食摄入的可能性增加<br>• 可获取透析日和非透析日食物摄入情况的差异 | • 有赖于患者完成的能力和依从性<br>• 可能改变日常饮食习惯<br>• 需通过浏览膳食记录来获取额外相关信息 |
| **食物频数问卷调查**<br>由调查者或被调查者根据常用食物种类（含特定份量）大列表中对进食食物的频度进行多项选择来获取 | • 可获取长期膳食摄入情况<br>• 可获取膳食习惯<br>• 便于大大规模人群研究中使用 | • 回忆偏倚<br>• 不能获得当前膳食情况<br>• 耗时<br>• 评估个体膳食摄入和了解营养干预情况的应用价值受限 |

## 营养筛查和评估工具的临床应用

营养筛查和评估两者既有明显的区别,但流程又互为补充。营养筛查是评估的第一步,可发现患者是否具有或存在营养不良的高风险,同时为进行正式营养评估提供进一步调查的依据。

营养筛查和评估两者间相关的技术、信息和耗时在实施过程中均有各自明显的特征。营养筛查技术的实施管理仅需要少量的培训即可,且可由任何健康管理机构专业人士实施,推荐常规(如每月或因急症住院时)用于判断是否存在营养不良或 PEW的风险。营养评估技术则比较复杂,为给出明确诊断,实施者需经过专门的培训并具备相应技能。营养评估通常实施的频率为每 3~6 个月 1 次,或在筛查发现存在营养风险的情况后实施。

### 肾脏病中应用的营养风险筛查工具

营养筛查工具的特征是与营养风险有关,因此可判断个体可能存在营养不良的风险。然而,其又不是一个明确的诊断工具。之前应用于肾病患者的营养筛查工具涵盖食欲、近期体重改变、BMI 和少部分工具中会采取实验室数据或疾病严重程度指标。每一个工具均有不同的评分系统来判定存在高营养风险的情况。

### 肾脏病中应用的营养评估工具

主观全面评定(Subjective Global Assessment,SGA)是最受广泛应用的一个综合营养评定工具,自 2001 年由美国国家肾脏病基金会肾脏病预后质量倡议(National Kidney Foundation Kidney Disease Outcomes Quality Initiative,NKF K/DOQI)推荐使用以来,它已成为终末期肾病营养不良评估的一个诊断标准。该评估方法通常需要收集患者的病史和进行体格检查等信息来进行评估。SGA 评估方法的组成包括体重、膳食摄入情况、持续的胃肠道症状(>2 周)、功能状态等的改变。体格检查包括皮下脂肪、肌肉消耗以及踝部、骶尾部水肿和腹水的评估。图 2.3 展示了 SGA 准备和实施的具体步骤。在对每一个参数进行评估后,患者通过 3 分或 7 分分级法被赋予一个等级:SGA A 级或 6~7 分表示营养良好;SGA B 级或 3~5分表示存在营养不良风险,或可疑存在营养不良;SGA C 级或 1~2分意味着患者存在重度营养不良。一个改良的 SGA 工具,营养不良炎症评分(Malnutrition Inflammation Score,MIS)设计成一个嵌入 PEW 特征指标的加分系统。该评分包括 SGA 的 7 个部分和 3个附加指标部分:BMI、血清白蛋白和转铁蛋白(或总铁结合力)。

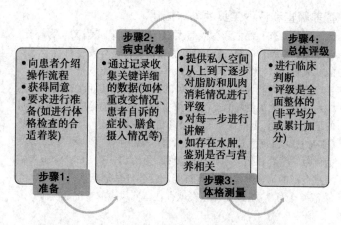

**图2.3**　实施主观全面营养评定的步骤

每一个 MIS 的部分被赋予 0 分（正常）至 3 分（严重异常）。因此,将 10 部分汇总,其分数范围为 0（正常）至 30 分（严重营养不良）;评分越高反映营养不良和炎症程度越严重。尽管 MIS 评分的应用受到临床机构测量白蛋白和转铁蛋白的限制,但也可以在无转铁蛋白情况下使用,并为 PEW 分级提供一个评分工具。

**肾脏病患者营养筛查和评估工具的有效性和注意事项**

当评估为营养筛查和评估特定设计的通用工具的应用范围时,验证其在肾脏病人群应用的有效性是非常重要的。有效性得到确认可提示这些工具可准确判断营养不良或 PEW（标准效度）,并可判断这些工具是与其他营养状况测量方法有关（临床或同时效度）,也与不良预后有关（预测效度）。以下部分在表 2.4 中列出 CKD 人群中应用工具以及有效性的总结。除了预期效度外,如住院率或全因死亡率外,大多数效度研究会涵盖标准效度研究,以 SGA 或 MIS 作为标准参照方法,来检测营养不良状况。值得注意的是,老年营养风险指数（Geriatric Nutrition Risk Index）被证实具有很大的潜能,但其仅在维持性透析患者中被证实有效。该工具在预测死亡率方面具有一致性,可能与等式中包含血清白蛋白的特征有关。

大部分研究致力于在维持性透析人群中评价营养评估工具的价值,仅有少部分研究是关于非透析 CKD 人群的。在透析和非透析人群中,SGA 曾在大规模的研究中被证实是罹患率和死亡率的独立和显著的预测因子,同时确立了其有效性和可靠性。MIS

表 2.4　应用于肾脏病人群中的营养风险和评估的有效工具

| 工具 | 组成和评分 | 评分 | 有效性对照标准 |
| --- | --- | --- | --- |
| **营养筛查工具** | | | |
| 营养不良筛查工具（Malnutrition Screening Tool，MST） | 体重丢失，摄入或食欲降低 | 0~5 分，大于 3 分为存在风险 | SGA，MIS |
| 营养不良通用筛查工具 Malnutrition Universal Screening Tool，MUST） | 身体质量指数（BMI），体重丢失，急性疾病 | 0~6 分，大于 2 分为存在风险 | SGA，MIS，住院率 |
| 营养风险筛查（Nutrition Risk Screening，NRS） | BMI，体重丢失，食欲，摄入，疾病严重程度 | 0~15 分，大于 4 分为存在风险 | MIS，死亡率 |
| 老年营养风险指数（Geriatric Nutrition Risk Index，GNRI） | GNRI = [ 1.489 × 白蛋白（g/dL）] + 41.7 × ( 体重/理想体重)] | 小于 91 分为存在风险 | SGA，MIS，死亡率，住院率 |
| 微营养评定（Mini-Nutrition Assessment，MNA） | 摄入，体重丢失，活动能力，急性疾病，BMI | 0~14 分，小于 11 分为存在风险 | MIS |

续表

| 工具 | 组成和评分 | 评分 | 有效性对照标准 |
|---|---|---|---|
| **营养评估工具** | | | |
| 主观全面营养评定(Subjective Global Assessment, SGA) | 病史和体格检查 | ABC级或1~7分 | 人体成分,生化数据,死亡率,住院率 |
| 营养不良炎症评分(Malnutrition Inflammation Score, MIS) | SGA评分+总铁蛋白结合力,白蛋白,BMI | 0~30 | 人体成分,生化数据,死亡率,住院率 |
| 微营养评定(Mini-Nutrition Assessment, MNA) | 摄入,体重丢失,活动能力,应激或急性疾病,BMI | 0~14 | 死亡率 |
| 透析患者营养客观评分(Objective Score of Nutrition on Dialysis, OSND) | 体重,BMI,三头肌皮褶厚度,上臂围(mid-arm circumference, MAC),白蛋白,转铁蛋白,胆固醇 | 5~32 | 生化数据,人体成分,住院率 |

起初是在维持性透析患者中进行了有效性评价,提示是一个强的预后预测因子。然而,由于在文献中存在营养状态的切点的差异,导致在实践中单独依赖 MIS 评分来诊断 PEW 显得比较困难。

## 临床实践中营养筛查和评估的实施

在所有的透析和肾脏病照护机构中,推荐按照标准流程常规实施营养筛查和评估。定期的营养筛查和评估应成为常规,其中筛查应纳入日常工作(至少每个月实施一次),而综合评估(如使用 SGA 评估工具)应每 3~6 个月实施一次(如果处于风险状态,可更频繁一些)。非常容易检测和具有明显临床意义的指标(表2.5)应作为工具纳入常规营养筛查和评估工作中。

表2.5　透析患者应用的营养状况评估的指标总结

| 营养评估指标 | 测量容易度* | 临床适用性† |
|---|---|---|
| **体格测量和人体成分** | | |
| 体重和体重改变,含 BMI | ++++ | ++ |
| 人体测量:皮褶厚度和上臂肌围 | +++ | +++ |
| 阻抗:生物阻抗分析或频谱分析 | ++ | +++ |
| 采取测量人体成分的金标准仪器(双能 X 线吸收法、Bodpod 等)获得瘦体肌肉组织(和/或脂肪组织) | + | ++++ |
| 握力 | ++++ | +++ |
| **生化数据** | | |
| 血清蛋白 | ++++ | +++ |
| 炎症标志物 | ++ | +++ |
| **摄入充足性** | | |
| 蛋白质和能量摄入(膳食回顾或记录) | ++ | ++++ |
| 蛋白氮呈现率(protein nitrogen appearance,PNA) | +++ | ++ |
| **综合评估工具** | | |
| 筛查工具(如营养不良筛查工具等) | ++++ | ++ |
| 评估工具(如主观全面营养评定、营养不良炎症评分) | +++ | ++++ |

反映测量容易度或适用性程度的刻度:最高++++到最低+。
*需考虑在临床中应用的便利性、费用、时间和需受训的程度。
†需考虑有效性和可靠性;受非营养因素影响。
译者注:Bodpod 为一种测量体脂的仪器。

(谭荣韶　译　刘岩　审)

## 推荐阅读

Carrero JJ, Johansen KL, Lindholm B, et al. Screening for muscle wasting and dysfunction in patients with chronic kidney disease. *Kidney Int* 2016;90:53–66.

Carrero JJ, Stenvinkel P, Cuppari L, et al. Etiology of the protein-energy wasting syndrome in chronic kidney disease: a consensus statement from the International Society of Renal Nutrition and Metabolism (ISRNM). *J Ren Nutr* 2013;23:77–90.

Cruz-Jentoft AJ, Baeyens JP, Bauer JM, et al. Sarcopenia: European consensus on definition and diagnosis: Report of the European Working Group on Sarcopenia in Older People. *Age Ageing* 2010;39:412–423.

Fouque D, Vennegoor M, ter Wee P, et al. EBPG guideline on nutrition. *Nephrol Dial Transplant* 2007;22(Suppl 2):ii45–ii87.

Fried LP, Tangen CM, Walston J, et al. Frailty in older adults: evidence for a phenotype. *J Gerontol A Biol Sci Med Sci* 2001;56:M146–M156.

Harmon BE, Boushey CJ, Shvetsov YB, et al. Associations of key diet-quality indexes with mortality in the Multiethnic Cohort: the Dietary Patterns Methods Project. *Am J Clin Nutr* 2015;101:587–597.

Huang X, Jiménez-Moleón JJ, Lindholm B. Mediterranean diet, kidney function, and mortality in men with CKD. *Clin J Am Soc Nephrol* 2013;8:1548–1555.

Rhee CM, Ahmadi S-F, Kalantar-Zadeh K. The dual roles of obesity in chronic kidney disease: a review of the current literature. *Curr Opin Nephrol Hypertens* 2016;25:208–216.

# 第 3 章

## 慢性肾脏病蛋白质-能量消耗的流行病学

Connie M. Rhee, Miklos Z. Molnar, and Csaba P. Kovesdy

慢性肾脏病蛋白质能量消耗(protein-energy wasting,PEW)在接受透析的晚期慢性肾脏病(chronic kidney disease,CKD)和终末期肾脏病(end-stage renal disease,ESRD)患者中发病率很高且是疾病不良结局(包括住院风险增加、健康生活质量受损和死亡率升高)的主要危险因素。事实上,PEW 的各种标志物,如低白蛋白血症、身体质量指数(body mass index,BMI)低和肌肉质量减少是这些人群死亡风险的最有力预测因子。为了更好地描述 CKD 和 ESRD 患者常见的营养不良、肌肉萎缩和炎症综合征的特征,国际肾脏营养和代谢学会于 2007 年召开了一个专家小组会议,以明确 PEW 的概念和定义。尽管在过去的 9 年中,大量的研究使我们对肾脏疾病消瘦的危险因素和后遗症有了更多的理解,但仍有许多知识空白。在本章中,我们回顾了 PEW 的流行病学,包括其诊断标准、发病率和患病率,以及 CKD 和 ESRD 人群的相关临床结局。

## 定义

PEW 被定义为体内蛋白质和能量储存减少并且通过生化异常、低体重、肌肉质量减少以及蛋白质和能量摄入减少来确定。虽然 PEW 的特征是蛋白质和能量轻度消耗,恶病质也被用来描述最严重形式的 PEW,揭示其预后非常差且治疗选择有限。PEW 也被认为是有别于营养不良的一个独特状态。虽然营养不良是由饮食摄取不足引起的,但有人提出,以身体蛋白质贮藏物分解代谢增强为特征的 PEW 不能仅仅通过增加饮食摄取量来纠正。然而,一些证据表明,营养补充确实可以改善 CKD 和 ESRD 合并 PEW 患者的营养状况。

## 诊断

国际肾脏营养和代谢学会在 PEW 的诊断中确立了四个大条目,包括:①至少一个或多个生化指标异常;②低体重,低总体脂肪和/或体重减轻;③肌肉质量减少;④摄入的蛋白质或能量降低(图 3.1)。为了对 PEW 做出诊断,异常应至少出现在四类中的三类,每类标准至少测量三次,最好间隔 2~4 周。

在生化标准方面,血清白蛋白是最广泛使用的判别指标,它经常被用作 CKD 和 ESRD 患者观察性研究中的死亡率标志物,以及常规临床实践中广泛测量的死亡率标志物,使其成为临床广泛应用的可行工具。目前认为,血清白蛋白的减少主要与炎症的存在和严重程度有关,而不是与饮食摄入不足有关。血清前白蛋白(如运甲状腺素蛋白)、淋巴细胞百分率和总胆固醇等也可用作潜在的生化指标。

在诊断身体质量不足方面,BMI 是最实用的体重指标,尽管它会随着细胞内液和细胞外液的增加或减少而波动。

值得注意的是,PEW 的 BMI 阈值($<23kg/m^2$)可能不适合某些种族/族裔群体(例如,亚洲人),并且不应该适用于世界卫

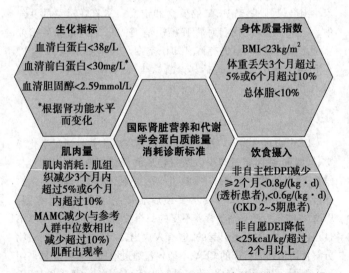

**图 3.1** 国际肾脏营养和代谢学会 PEW 诊断标准。CKD,慢性肾脏病;DEI,膳食能量摄入;DPI,膳食蛋白质摄入;MAMC,上臂肌围

生组织建议的 BMI 为 18.5~25.0kg/m² 的一般人群[1]。非自主性的体重减轻(3 个月以上非水肿性体重减轻 5% 或 6 个月减轻10%)也可用于评估 PEW。鉴于当单独使用 BMI 时不能确定脂肪与肌肉质量,可同时使用总体脂肪百分比<10% 来帮助诊断PEW。

尽管由于缺乏可靠的临床度量标准,导致确定肌肉组织的丢失充满挑战,但上臂肌围(mid-arm muscle circumference,MAMC)或血液透析患者透析前血清肌酐或肌酐表观值可作为方便的评估指标。如果可能的话,这种测量应该由同一检查者连续进行,可能减少个体对机体部位认知改变而造成的误差。

最后,考虑到食欲降低在 PEW 中的作用,应注意区别持续2 个月以上的非自主性的膳食蛋白质摄入量降低[透析患者<0.80g/(kg·d),CKD 2~5 期患者<0.6g/(kg·d)],来源于尿素动力学和非尿素氮排泄量的估计值可用于 PEW 的确诊。这种生化评估的结果优于从饮食日记和访谈中获得的 PEW的诊断。

由于 PEW 的复杂性导致其诊断方法同样复杂,但上述许多诊断标准仅能在前瞻性营养状况评估时获得。这一结果妨碍了从大型回顾性登记资料中获得数据来对 PEW 进行常规诊断,而获取这些数据有时是困难的,有时根本是不可能。总之,收集营养信息是进行大规模流行病学评估的重要组成部分。最近有人提出了对 PEW 更简化的评估,这与国际肾脏营养和代谢学会最新的共识声明相吻合,即建议符合其中两个标准就足以诊断PEW。关键问题是,在最大限度地分析流行病学结果时,营养测量的准确性也是必要的。

## PEW 的患病率

蛋白质能量消耗的流行病学数据表明,PEW 的发病率与肾功能受损的严重程度相关,两者都可能由炎性细胞因子的激活增强、高分解代谢以及肾功能下降引起。由于患者群体、诊断标准和确定方法的异质性,不同研究的患病率不同。来自美国、加拿大、南美和欧洲的结果表明,PEW 的患病率随着患者从早期 CKD发展到晚期 CKD 和透析而增加(表 3.1)。

---

[1]译注:中国人的 BMI 正常范围为 18.5~23.9kg/m²。

表 3.1 PEW 在 CKD、HD、PD、Tx 患者中的患病率

| 作者(年份) | 研究人群 | PEW 的定义 | 患病率(%) |
|---|---|---|---|
| **CKD** | | | |
| Kovesdy 等(2009,AJCN) | 1 220 名 1~5 期 CKD 患者[美国] | 满足 2 条以上标准:<br>(1)血清白蛋白<37g/L<br>(2)淋巴细胞百分比<22%<br>(3)白细胞计数>7.5×10⁹/L | 33 |
| Sanches 等(2008,AJKD) | 122 名 CKD 患者[巴西] | SGA | 18(轻度到中度) |
| Cuppari 等(2014,JREN) | 922 名 CKD 2~5 期患者[巴西] | SGA | 11 |
| Gama-Axelsson 等(2012,JREN) | 280 名 CKD 5 期患者[瑞典] | SGA | 31 |
| Westland 等(2014,JREN) | 376 名透析前 CKD 患者[荷兰] | SGA | 11 |
| **HD(研究包括 HD 和 PD)** | | | |
| Nascimento 等(2004,NDT) | 180 名 HD 患者[巴西] | SGA | 62 |
| Sanabria 等(2008,KI Supp) | 923 名透析患者[哥伦比亚]* | SGA | 44(轻度到严重) |

续表

| 作者（年份） | 研究人群 | PEW 的定义 | 患病率（%） |
| --- | --- | --- | --- |
| Gracia-Iguacel 等（2013，Nefrologia） | 122 名 HD 患者[西班牙] | ISRNM 定义 | 基线 37<br>12 个月 40.5<br>24 个月 41.1 |
| Oliveira 等（2012，Rev Assoc Med Bras） | 575 名 HD 患者[巴西] | SGA | 19.5 |
| Hecking 等（2004，NDT） | 11 422 名 HD 患者[欧洲 DOPPS] | SGA | 法国 23<br>德国 17<br>意大利 18<br>西班牙 14<br>英国 22<br>总欧洲 DOPPS 19 |
| Carrero 等（2007，AJCN） | 223 名 HD 患者[瑞典] | SGA | 43 |
| Gurreebun 等（2007，JREN） | 141 名 HD 患者[英国] | SGA | 32（轻度到中度营养不良） |

续表

| 作者（年份） | 研究人群 | PEW 的定义 | 患病率（%） |
| --- | --- | --- | --- |
| Elliott 等 (2009, Dial Transp) | 122 名 HD 患者[苏格兰] | SGA | 33（具有营养不良风险） |
| Gama-Axelsson 等 (2012, CJASN) | 458 名新透析患者*<br>383 名持续透析患者[瑞典]* | SGA | 新透析患者:31<br>持续透析患者:42 |
| Huang 等 (2012, JIM) | 222 名 HD 患者[瑞典] | SGA | 20 |
| Laegreid 等 (2014, Renal Failure) | 233 名透析患者[挪威]* | SGA | 49 |
| Isoyama 等 (2014, CJASN) | 330 名透析患者[瑞典]* | SGA | 19～21 |
| De Mutsert 等 (2009, AJCN) | 1 601 名透析患者[荷兰]* | SGA | 28（中度到严重） |
| Mazairac 等 (2011, NDT) | 560 名 HD 患者[荷兰, 挪威, 加拿大] | SGA | 17 |
| Sclauzeo 等 (2013, J Renal Care) | 203 名 HD 患者[意大利] | SGA | 34 |

续表

| 作者（年份） | 研究人群 | PEW 的定义 | 患病率（%） |
| --- | --- | --- | --- |
| Moreira 等 (2013, Nutr Hosp) | 103 名 HD 患者[葡萄牙] | SGA | 94 |
| Segal 等 (2009, NDT) | 149 名 HD 患者[罗马尼亚] | SGA | 27 |
| Garneata 等 (2014, JREN) | 263 名 HD 患者[罗马尼亚] | SGA | 15 |
| PD | | | |
| Leinig 等 (2011, JREN) | 109 名 PD 患者[巴西] | ISRNM 定义 | 18 |
| Vavruk 等 (2012, J Bras Nefrol) | 110 名 PD 患者[巴西] | SGA | 37 |
| Davies 等 (2000, KI) | 153 名 PD 患者[英国] | SGA 或低于理想体重 5%以上 | 31 |
| Tx | | | |
| Molnar 等 (2010, AJKD) | 993 名 Tx 患者[匈牙利] | MIS>5 | 19 |

CKD，慢性肾脏病；HD，血液透析；ISRNM，国际肾脏营养和代谢学会；MIS，营养不良炎症评分；PD，腹膜透析；PEW，蛋白质能量消耗；SGA，主观全面评定法；Tx，肾移植患者。

* 研究包括 HD 和 PD。

## 透析前 CKD

在透析前 CKD 患者中,很少有研究使用国际肾脏营养和代谢学会的诊断标准来检查 PEW 的患病率。PEW 的诊断主要依靠实验室标志物或营养评分工具作为对营养状况的评估。例如,使用主观全面评定法(Subjective Global Assessment,SGA)针对基于较大规模的人口研究(N>100 名患者)估计,欧洲和南美洲各国的 PEW 患病率为 11%~31%。

一项针对透析前 CKD 患者的大规模研究中,对 1 220 名 CKD 1~5 期的美国退伍军人进行了观察,该研究采用生化标准诊断 PEW(下列三种生化异常中有两种即被判定为 PEW:①血清白蛋白<37g/L;②淋巴细胞百分比<22%;③白细胞计数>7.5×10$^9$/L)。根据这一标准,33%的患者被诊断为 PEW,PEW 的患病率随着估计的肾小球滤过率的逐渐降低而增加。

## 血液透析

在血液透析人群中的大多数研究也利用主观全面评定法这一营养评分工具来确定 PEW。在这些研究中,南美地区的患病率为 20%~62%,在欧洲达到 14%~94%。在对来自欧洲 DOPPS 队列的 11 422 名血液透析患者的研究中,基于主观全面评定法对各国(例如,法国、德国、意大利、西班牙和英国)的 PEW 流行情况进行了比较,发现西班牙的患病率最低(14%)而法国的患病率最高(23%),总患病率为 19%。

纵向研究表明,接受血液透析的 ESRD 患者会随着透析年限的增加其体格测量指标(体重、肌肉量和脂肪量)和炎症状态(C 反应蛋白水平增加)进一步恶化,提示 PEW 会随 ESRD 的进展而进展。在对西班牙 122 名血液透析患者使用国际肾脏营养和代谢学会诊断标准来判断 PEW 的一项研究中,发现其患病率随时间变化而逐渐上升:基线患病率为 37.0%,12 个月时患病率为 40.5%,24 个月时患病率为 41.1%。在瑞典对 458 名透析患者和 383 名透析患者(血液透析和腹膜透析合并)进行的一项研究中,根据主观全面评定法,PEW 的患病率在事件队列中为 31%,在流行队列中为 42%。

## 腹膜透析

在仅接受腹膜透析的患者的较大研究(N>100 名患者)中,使用主观全面评定法的 PEW 的患病率在 31%~37%。在唯一使用国际肾脏营养和代谢学会诊断标准的一项腹膜透析研究中,发现 18% 的患者患有 PEW。显然,需要使用正式的诊断标准(即国际肾脏营养和代谢学会的定义)对 PEW 的患病率及其纵向趋势进行更多的、基于人群的研究。

### 肾移植

目前只有一项研究(N>100 名患者)使用营养不良-炎症评分来评估 PEW。在这项匈牙利的研究中,PEW 的患病率为 19%。

# 与 PEW 相关的结局

多项研究显示,PEW 的标志物(生化指标、BMI、身体成分和营养评分工具)是透析前 CKD 和 ESRD 患者死亡的强预测因子(表 3.2)。

### 生化标志物

异常水平的 PEW 生物标志物,包括较低的血清白蛋白、前白蛋白、肌酐和标准化蛋白氮呈现率,也与肾脏病患者较高的死亡风险相关。例如,在一项来自美国大型透析组织的 58 058 名血液透析患者的研究中,发现血清白蛋白的基线值和时间依赖性值(分别作为长期和短期白蛋白-死亡率关联的代表)<38g/L 与更高的死亡风险独立相关。在 30 827 名存活了前 6 个月的患者的子队列中,血清白蛋白轻度增加 2g/L 与提高存活率相关,而轻度降低 1g/L 与随后的 18 个月期间的较高的死亡风险相关。鉴于血清前白蛋白具有相对短的半衰期(即 1.8~8 天),它有时被用来代替血清白蛋白来研究营养状况变化的标志物。在 798 名血液透析患者的研究中,在研究开始时接受血清前白蛋白水平的检查,<20mg/L 与较高的死亡率风险相关,尽管前白蛋白没有发现在预测存活率方面优于白蛋白。

在不具有残余肾功能的透析患者中,血清肌酐也被用作衡量肌肉蛋白质含量和营养状况的指标。

尽管不同人群/种族的肌肉质量各不相同,但在对韩国血液透析患者(n=20 818)和由白人和黑人组成的匹配的美国血液透析患者(n=20 000)的两个具有全国代表性的队列研究中,发现较高的血清肌酐与更好的存活率有关。

标准化的蛋白氮呈现率源自尿素氮的出现率,并用作膳食氮和蛋白质摄入量的代表。在对 98 489 名血液透析患者的一项研

表 3.2 PEW 在透析前 CKD 患者和终末期肾病患者中的标志物和病死率

| 作者（年份） | 研究人群 | PEW 标志物 | 结局 |
| --- | --- | --- | --- |
| **生化指标** | | | |
| Kalantar-Zadeh 等（2005, NDT） | 58 058 名 HD 患者[美国] | 血清白蛋白（基线及随时间变化） | 白蛋白<37g/L 与全因死亡风险增加有关 |
| Rambod 等（2008, AJCN） | 798 名患者[美国] | 血清前白蛋白（基线） | 前白蛋白<20mg/L 与全因死亡风险增加有关 |
| Park 等（2013, Mayo Clinic Proceedings） | 20 818 名 HD 患者[韩国]和 20 000 名匹配的 HD 患者[美国] | 血清肌酐 | 高肌酐与低全因死亡风险之间存在线性关系 |
| Ravel 等（2013, J Nutrition） | 98 489 名 HD 患者[美国] | 标准化的蛋白氮呈现率 [g/(kg·d)] 氮表现率蛋白相当量(g/d) | 标准化的氮表现率蛋白相当量<1.0 或≥1.3 都会导致全因死亡风险增加 氮表现率蛋白相当量<60g/d 与全因死亡风险升高之间存在线性关系 |
| Kovesdy 等（2009, AJCN） | 1 220 名 1~5 期 CKD 患者[美国] | PEW 的生物标志物 (1) 血清白蛋白<37g/L (2) 淋巴细胞百分比<22% (3) 白细胞计数>$7.5×10^9$/L | 全因死亡风险会随着生化指标个数的增加而增加： 1 个生化指标:增加 1.7 倍全因死亡风险 2 个生化指标:增加 2.4 倍全因死亡风险 3 个生化指标:增加 3.6 倍全因死亡风险 |

续表

| 作者（年份） | 研究人群 | PEW 标志物 | 结局 |
| --- | --- | --- | --- |
| **BMI** | | | |
| Kovesdy 等（2007，AJKD） | 521 名 1～5 期 CKD 患者[美国] | BMI（基线及随时间变化）：<10%，10%～50%，50%～90%，>90% | 低 BMI 和全因死亡风险增加之间存在负相关 |
| Lu 等（2014，JASN） | 453 946 名 3～5 期 CKD 患者[美国] | BMI（基线）：<20，20～25，25～30，30～35，35～40，40～45，45～50，≥50kg/m$^2$ | 所有患者 BMI<25kg/m$^2$ 与全因死亡风险增加有关<br>仅 CKD4，CKD5 期患者 BMI≥35kg/m$^2$ 与全因死亡风险增加有关 |
| Lu 等（2015，Lancet Diab Endo） | 3 376 187 名 eGFR>60mL/（min·1.73m$^2$）的患者（按年龄分层） | BMI（基线）：<20，20～25，25～30，30～35，35～40，≥40kg/m$^2$ | 在所有年龄组中 BMI<20kg/m$^2$ 和 >35kg/m$^2$ 与高死亡率有关 |
| Kalantar-Zadeh 等（2010，Mayo Clin Proc） | 21 762 名 HD 患者[美国] | BMI（3 个月的平均值） | BMI<23kg/m$^2$ 与全因死亡风险增加有关 |

续表

| 作者（年份） | 研究人群 | PEW 标志物 | 结局 |
|---|---|---|---|
| Doshi 等（2016，NDT） | 123 642 名 HD 患者［美国］ | 使用边缘结构模型的 BMI（随时间变化） | 低 BMI 和全因死亡风险增加之间存在负相关<br>最低 BMI 组（BMI<18kg/m²）的死亡风险比参考 BMI 组（BMI 25～27.5kg/m²）高 3.2 倍 |
| Molnar 等（2011，AJT） | 14 632 名高危 HD 人群［美国］ | BMI（13 个周的平均值） | BMI<22kg/m² 与全因死亡风险增加有关 |
| Stenvinkel 等（2016，JASN） | 5 904 名 HD 患者［欧洲］（按以 C 反应蛋白水平为参考的炎症水平分层） | BMI（随时间变化）分成五组：<21.5、21.5～24、24～26.4、26.4～29.8、>29.8kg/m² | 炎症患者中，低 BMI 和死亡风险增加之间存在负相关<br>非炎症患者，仅 BMI<21.5kg/m² 与死亡风险增加有关 |

**体重和身体成分**

| 作者（年份） | 研究人群 | PEW 标志物 | 结局 |
|---|---|---|---|
| Molnar 等（2011，AJT） | 14 632 名高危 HD 人群［美国］ | 6 个月的体重变化 | 与 6 个月体重变化最小（<±1kg）组相比，体重丢失 3～5kg 和≥5kg 会增加全因死亡风险 |

续表

| 作者（年份） | 研究人群 | PEW 标志物 | 结局 |
| --- | --- | --- | --- |
| Noori 等 (2010, CJASN) | 792 名 HD 患者[美国] | 按上臂肌围四分位数分组 | 上臂肌围的最高四分位数组的死亡风险比最低四分位数组低 36% |
| Kalantar-Zadeh 等 (2006, AJCN) | 535 名 HD 患者[美国] | 近红外线测量法测量全身脂肪 | 全身总脂肪率<12%组的死亡风险是总脂肪率 24%～36%组的 4 倍 |
| **营养筛查工具** | | | |
| Lawson 等 (2001, JREN) | 50 名 CKD 患者[美国] | SGA | SGA 评估发现的营养不良者死亡风险增加 |
| Chung 等 (2000, PDI) | 91 名 PD 患者[韩国] | SGA | SGA 评估发现的营养不良患者死亡风险增加 |
| Rambod 等 (2009, AJKD) | 809 名 HD 患者[美国] | 以营养不良炎症评分四分位数分组：0～2，3～4，5～7，≥8 | 与第一四分位数组相比，第二、第三、第四四分位数组死亡风险增加 |

CKD, 慢性肾脏病；BMI, 身体质量指数；eGFR, 肾小球滤过率；ESRD, 终末期肾病；HD, 血液透析；PD, 腹膜透析；PEW, 蛋白质能量消耗。

究中,较低和较高标准化的蛋白氮呈现率,即<1.0g/(kg·d)和≥1.3g/(kg·d)与全因死亡的高风险相关。可以推测,较高的标准化蛋白氮呈现率水平与死亡之间的关系是由于患者的低体重(即总蛋白氮出现按分母缩放为患者的体重)和增加的分解代谢等混杂因素或直接是由高蛋白摄入相关的毒性造成的。在对蛋白氮外观的分析(即,未按体重分级的研究)中,其与较低的蛋白氮外观水平(<60g/d 和更高的死亡风险)之间存在线性关系。

考虑到 PEW 的复杂病理生理学,有研究检测了 1 220 例 1~5 期 CKD 患者的生物标志物(血清白蛋白<37g/L,淋巴细胞百分比<22%,白细胞计数>7.5×10$^9$/L),并探究了其与死亡率的关系,发现生物标志物水平越高的患者具有更高的死亡风险:存在 1、2 和 3 个生物标志物水平升高时,死亡风险分别增加 1.7、2.4 和 3.6 倍。

## 低身体质量指数

在研究血液透析前期 CKD 人群的 BMI 和死亡率时,已经观察到各种关联模式。在一项针对 521 名 1~5 期 CKD 的美国退伍军人的单中心研究中,基线和时间依赖性 BMI 水平与全因死亡率成负相关。然而,在随后对 453 946 名美国退伍军人进行 3~5 期 CKD 的研究中,观察到不同程度的肾功能障碍之间存在不同的关联。在 3A 和 3B 期 CKD 患者中,观察到 BMI 与死亡风险之间的 U 形关联(低 BMI 和高 BMI 水平与高死亡率相关)。但是,在 4 和 5 期 CKD 患者中,低 BMI 水平与高死亡率之间存在着反线性关系(即,低 BMI 水平与高死亡率仅相关)。最近,在超过 300 万具有正常基线肾功能[>60mL/(min·1.73m$^2$)]的美国退伍军人中,研究了 BMI 与跨年龄层死亡率之间的关系。尽管这是在基线时对肾功能正常的患者的评估,但是 BMI 水平较低和较高(分别为<20kg/m$^2$ 和>35kg/m$^2$)的患者与不伴有 CKD 的患者的死亡率增加相关。

相反,在血液透析人群中观察到肥胖和更久的存活率或降低死亡率之间具有相当一致的关联。许多大型的国内和国际血液透析队列研究已经发现高 BMI 与低死亡率风险之间强有力的关联。例如,在对来自大型透析组织的 21 762 名美国血液透析患者进行的一项大规模的基于人口的研究中,BMI 水平<23.0kg/m$^2$ 与较高的死亡风险独立相关。尽管这些先前的研究在很大程度上在单个时间点检测了 BMI(即在研究开始时确定的基线 BMI),

但血液透析患者的 BMI 经历了波动。这一发现可能是由于饮食摄入、透析处方和/或合并症随时间的变化而引起的。在对 14 632 名列于等待名单上的血液透析患者进行 6 个月以上体重变化的研究中,与体重变化最小(<±1kg)的血液透析患者相比,体重减轻 3~5kg 和 5kg 的患者具有更高的死亡风险。在对随时间变化的动态 BMI 的分析中,使用边缘结构建模方法在 123 625 名美国血液透析患者中检查了 BMI 作为时间依赖性暴露与全因死亡率之间的关系。与基线 BMI 研究相似,观察到低 BMI 与高死亡率之间的反向关系,最低 BMI 组(BMI<18.0kg/m$^2$)与 BMI 参考值组(25.0~27.5kg/m$^2$)相比,死亡风险高 3.2 倍。

　　基础炎症状态可能是透析患者 BMI 与预后之间关系的关键性改变因素。在横跨欧洲的 312 个机构的 5 904 例血液透析患者的研究中,发现炎症状态(根据 C 反应蛋白水平确定)可改变 BMI 与死亡的关联。在炎症患者中,从高 BMI 到低 BMI 谱中发现逐渐降低的 BMI 与越来越高的死亡风险相关,而在非炎症患者中,只有 BMI<21.5kg/m$^2$ 的水平与较高的死亡率相关。

## 身体成分

　　研究表明,具有较高的肌肉和脂肪量对透析患者是有保护作用的。对 792 例血液透析患者采用一种肌肉组织测量指标的四分位上臂肌围(MAMC),其中 MAMC(cm)= 中臂围(cm)−3.142×三头肌皮褶,与死亡率进行的研究发现,随 MAMC 的递增高四分位数与较低的死亡率相关:与最低四分位数组的结果相比,最高四分位数组降低了 36% 的死亡风险。

　　作为对身体脂肪百分比和去脂肪体重的估计,近红外交互法可用来测试体脂(%),该方法可通过便携式传感器测量透析患者的非血管通路侧的上臂来判定。在透析人群中,身体脂肪与其他身体脂肪及营养指标高度相关。在 535 名接受近红外交互法测试的血液透析患者中,总体脂<12% 的患者的死亡风险比体脂为 24%~36% 的患者高 4 倍。

## 营养评分系统

　　肾脏病预后质量倡议营养专家组和欧洲最佳实践指南(第二版)均建议在血液透析患者中采取主观全面评定法进行系列营养评估。事实上,对透析前 CKD 和透析患者的研究表明,由主观全面评定法确定的营养不良与较高的死亡风险相关。由于它是一个半定量的分级系统,并不包括实验室指标和体质量等客观营养测量指标,因此目前已经对该工具进行了有力的改进。为了解决这一局限性,营养不良-炎症评分就是基于主观全面评定法而开发的,其变化包括 BMI、血清白蛋白和前白蛋白的值。它的得分为 0~30,分数越高表明 PEW 发生的可能性越大(即较高的水平指示较差的 PEW)。在对 809 名接受营养不良-炎症评分测试的美国血液透析患者的研究中,在第二、第三和第四个四分位数评分的患者与最低四分位数的患者相比,具有更高的死亡风险。肾移植的患者也可发现类似的结果。

## 实践意义

鉴于在 CKD 和 ESRD 前期患者中出现 PEW 的可能性较高,以及它与死亡率的潜在关系,因此需要进一步研究以更准确地评估 PEW 的发病率和患病率。现在需要的是一个能够定义和评估全世界大量肾脏病患者营养状况的可靠和实用的方法。在前述的 1 220 名美国退伍军人与 CKD 的研究中,人群归因分数(归因于暴露人口中的一种疾病或症状的结局比例)在分别采取低血清白蛋白和低淋巴细胞百分率的评估下,估计人群中的疾病患病率高达 38% 和 40%。我们在本章中描述的观察性研究虽然不能证明因果关系,但有数据表明,随着时间的推移,与各种 PEW 参数(即血清白蛋白或体脂肪的增加)相关联的死亡率的改善表明,PEW 的有害并发症可以被缓解。因此,有必要通过干预性治疗试验来检验这一假设。研究报告需要强调的一点是,数学模拟表明血清白蛋白每增加 2g/L 可以拯救多达 1 400 条生命,还可以减少 6 000 名患者住院,并且节约医疗费用 3 600 万美元。最后,在患有非肾脏疾病但患有心力衰竭或恶性肿瘤的患者中,发现了一些自相矛盾的联系。这些报告表明,BMI 或 PEW 的其他因素可能与死亡率的增加有关。因此,对 PEW 患者预后的调查可能促进我们对其他慢性病患者消耗的原因和治疗的理解。

(王宇琦 谭荣韶 赖美铮 译 刘岩 审)

## 推荐阅读

Fouque D, Kalantar-Zadeh K, Kopple J, et al. A proposed nomenclature and diagnostic criteria for protein-energy wasting in acute and chronic kidney disease. *Kidney Int* 2008;73(4):391–398.

Ikizler TA, Cano NJ, Franch H, et al. Prevention and treatment of protein energy wasting in chronic kidney disease patients: a consensus statement by the International Society of Renal Nutrition and Metabolism. *Kidney Int* 2013;84(6):1096–1107.

Kalantar-Zadeh K, Kilpatrick RD, Kuwae N, et al. Revisiting mortality predictability of serum albumin in the dialysis population: time dependency, longitudinal changes and population-attributable fraction. *Nephrol Dial Transplant* 2005;20(9):1880–1888.

Kovesdy CP, George SM, Anderson JE, et al. Outcome predictability of biomarkers of protein-energy wasting and inflammation in moderate and advanced chronic kidney disease. *Am J Clin Nutr* 2009;90(2):407–414.

Kovesdy CP, Kopple JD, Kalantar-Zadeh K. Management of protein-energy wasting in non-dialysis-dependent chronic kidney disease: reconciling low protein intake with nutritional therapy. *Am J Clin Nutr* 2013;97(6):1163–1177.

Lacson E Jr, Ikizler TA, Lazarus JM, et al. Potential impact of nutritional intervention on end-stage renal disease hospitalization, death, and treatment costs. *J Ren Nutr* 2007;17(6):363–371.

Lu JL, Kalantar-Zadeh K, Ma JZ, et al. Association of body mass index with outcomes in patients with CKD. *J Am Soc Nephrol* 2014;25(9):2088–2096.

Lu JL, Molnar MZ, Naseer A, et al. Association of age and BMI with kidney function and mortality: a cohort study. *Lancet Diabetes Endocrinol* 2015;3(9):704–714.

Molnar MZ, Streja E, Kovesdy CP, et al. Associations of body mass index and weight loss with mortality in transplant-waitlisted maintenance hemodialysis patients. *Am J Transplant* 2011;11(4):725–736.

Rambod M, Bross R, Zitterkoph J, et al. Association of Malnutrition-Inflammation Score with quality of life and mortality in hemodialysis patients: a 5-year prospective cohort study. *Am J Kidney Dis* 2009;53(2):298–309.

# 第 4 章

## 慢性肾脏病对代谢和内分泌功能的影响

Adriana M. Hung

肾脏的主要功能是维持体内环境的稳态,肾脏通过连续过滤血液,在摄入大量营养物质和液体的情况下,保证血液组分的稳定。因此,肾功能在维持循环和器官系统功能稳态中起关键作用。慢性肾脏病(chronic kidney disease,CKD),尤其是终末期肾病(end-stage renal disease,ESRD)时,随着肾功能丧失,许多代谢途径的失调,导致代谢产物潴留及内环境紊乱,出现尿毒症综合征及代谢紊乱。因此,CKD 自疾病早期开始,就存在不同程度的多器官系统细微功能障碍。

肾脏不仅通过滤过和排泄功能来发挥作用,而且依赖肾小球、肾小管上皮细胞的合成和降解特性来调节体内稳态。这些特性包括合成激素、降解肽和低分子量蛋白质(小于 50kDa)及旨在节约能量和调节机体体液成分的代谢。肾脏是许多激素,如促红细胞生成素(erythropoietin,EPO)、1,25-二羟维生素 $D_3$(1,25-二羟胆钙化醇)和肾素的合成器官,而且也是多种多肽激素,如胰岛素,胰高血糖素和甲状旁腺激素(parathyroid hormone,PTH)和糖蛋白的重要分解代谢器官。此外,肾脏还具有葡萄糖异生等重要代谢功能(表 4.1)。

**表 4.1 肾功能的组成**

---

代谢废物(尿素,肌酸酐和尿酸)的排泄

药物和毒素的清除和解毒

维持体液的容量和离子组成

调节酸碱平衡

调节全身血压(肾素、血管紧张素、前列腺素、一氧化氮和钠稳态)

合成促红细胞生成素

通过内分泌激素(1,25-二羟胆钙化醇和 24,25-二羟胆钙化醇)合成调控矿物质代谢

降解和分解代谢肽类激素(胰岛素、胰高血糖素和甲状旁腺激素)以及清除低分子量蛋白质($\beta_2$-微球蛋白和轻链)

调节代谢过程(糖异生和脂质代谢)

---

## 溶质蓄积

在 CKD 中，随着肾小球滤过率（glomerular filtration rate, GFR）降低，本由肾脏排出的溶质（如肌酐和尿素）在体液中蓄积，血浆中浓度增加。其他溶质，包括磷酸盐、硫酸盐、尿酸和氢离子也可以积聚在体液中。氢离子的堆积是因肾小管细胞产氨和泌氢功能受损，可致代谢性酸中毒。虽然最明显的代谢变化在 GFR 严重损害时发生，但即使在 GFR 大于或等于 60mL/（min · $1.73m^2$）时，这些代偿或代偿不良引起的体内异常就已经开始。随着 CKD 的进展，其他多种化合物，包括酚类、胍类、有机酸、吲哚类、肌醇、其他多元醇和多胺、$\beta_2$-微球蛋白、某些肽、尿呋喃酸和微量元素（如铝、锌、铜和铁）等也在体液中蓄积。这些有毒物质的蓄积可导致某些激素缺乏（如睾酮，胎球蛋白，生长激素等）、对应激的不恰当反应（如胰岛素抵抗，EPO 抵抗等）或激素过量产生（催乳素）。随着肾功能继续下降，患者对饮食（特别是其中钠、钾、磷和水）变化的适应能力下降。开始时，虽然肾功能的降低，功能性肾单位数量减少，但单个肾单位对溶质和水分排泌能力代偿性增加，可取得暂时平衡；但随着肾病的进展，对钠和其他溶质及水摄入变化的调节能力进一步下降，导致细胞外液的体积和组成的变化。因此，此时需要相应调整 CKD 患者的膳食摄入量。

## 慢性肾脏病中多种代谢途径被改变

CKD 中有多种代谢途径的改变。最近的研究表明，这些改变可能导致动脉粥样硬化，这可能在某种程度上可解释为什么 CKD 患者中心血管疾病风险高的原因（图 4.1）。

### 炎症反应

慢性非感染性炎症是 CKD 和 ESRD 的共同特征。在横断面研究中已经证实，30%～50% 的晚期 CKD 患者体内有炎症反应激活的血清学证据。在纵向研究中，几乎所有的透析患者都有间歇性炎症的证据。促炎细胞因子白细胞介素 6（interleukin 6, IL-6）和原型急性期蛋白 C 反应蛋白（C-reactive protein, CRP）血浆水平的升高是心血管事件和死亡率的强有力的独立预测因子，超过传统的心血管疾病预后指标如低密度脂蛋白胆固醇（low-density lipoprotein, LDL）等。此外，在透析开始后的短时间内，血浆 IL-6

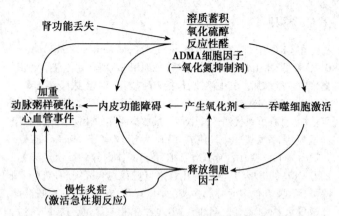

**图 4.1** 尿毒症引起的心血管疾病风险的机制

和 CRP 水平没有显著变化,显示透析仅部分改善了与肾功能丧失相关的炎性代谢改变。其他还有很多与肾脏病相关的炎症标志物包括 sICAM-1、血清淀粉样蛋白 A、IL-8、IL-18、髓过氧化物酶(myeloperoxidase,MPO)、sCD40 配体和基质金属蛋白酶-9 等。纤维蛋白原也是一种重要的急性期反应物,纤维蛋白原水平可有力地预测接受腹膜和血液透析的 CKD 患者发生心血管事件的概率。

现在还没有明确在肾脏疾病患者体内,促使炎症反应增强的基本原因是什么,很有可能是多因素的。因为在体外循环操作过程中,血液暴露于透析液和塑料管,血液透析治疗过程本身通过增加纤维蛋白原、IL-6 和其他促炎肽的合成,形成促炎环境。亚临床血管通路感染也是导致许多透析患者炎症反应增加的原因。然而,尽管多种透析相关因素会导致慢性炎症反应,但是研究表明血浆 IL-6 和 CRP 水平在 CKD 的早期就会升高,显示肾功能丧失和慢性炎症相关。肾功能丧失与肾脏对细胞因子、补体肽、氧化剂和其他促炎溶质的清除率降低直接相关。炎症细胞的生物激活也可能是 CKD 炎症增加的重要原因。如果伴发糖尿病、心血管疾病、痛风和炎性肾病(肾小球肾炎)等其他疾病会加重炎症反应。

最近的数据表明,NLRP3 炎性小体起到了关键作用,它是一种可激活半胱天冬酶 1(caspase 1)和 IL-1β 并导致慢性炎症的细胞溶质蛋白结构。一项研究发现,无论 CKD 病因如何,肾脏活组织检查标本中 NLRP3 和半胱天冬酶 1 都被活化,显示了其在 CKD 进展中的作用。炎性小体也在其他慢性炎症状态下被激活,特别是在痛风和糖尿病中,而这些疾病在 CKD 患者中非常普遍。

## 氧化应激

已知氧化应激可促进动脉粥样硬化形成。根据普遍接受的 LDL 氧化假说,LDL 致动脉粥样硬化作用会因为氧化修饰而加强,氧化修饰的 LDL 通过清道夫受体被摄入单核或巨噬细胞,导致内皮下空间中的泡沫细胞形成,这是动脉粥样硬化过程的早期步骤。活性氧直接氧化 LDL,刺激血管平滑肌细胞增殖和迁移并促进促炎细胞因子的产生。活性氧物质激活基质金属蛋白酶,导致动脉粥样硬化斑块不稳定和破裂,这一过程触发了心血管事件。活性氧物质还可通过激活核因子 κB(nuclear factor κB,NF-κB),增加促炎细胞因子和急性期蛋白的产生。NF-κB 活化不仅受细胞的氧化还原状态调控,而且细胞内活性氧物质的产生可能是导致 NF-κB 活化的所有信号转导通路中的共同步骤。

现在认为,尿毒症是氧化应激增加的一种疾病状态。CKD 和 ESRD 患者体内氧化应激的增加是以脂质过氧化产物、α-不饱和反应醛、β-不饱和反应醛和氧化硫醇(oxidized thiols)过量产生和潴留为特征。血液透析患者血浆 F2-异前列腺素(脂质过氧化终产物)的水平比年龄和性别相匹配的健康受试者高 2~4 倍。透析患者中,最低氧化修饰的 LDL 水平也高于健康受试者。最近的几项研究表明,个体血浆氧化物或抗氧化物水平高低可以预测透析患者后续的心血管死亡率。有研究提出,在严重低蛋白血症的透析患者中,氧化应激的增加与急性期炎症之间存在相关关系。肾移植、透析疗法、抗氧化剂和抗炎治疗等可对氧化应激相关的代谢异常有一定的疗效。

虽然氧化应激在透析人群中已被广泛研究,但现有研究资料也显示,程度较轻的 CKD 患者也会出现高水平的氧化应激。与健康受试者相比,中度 CKD 的患者体内氧化应激(和炎症反应)的多种生物标志物水平升高,脂质过氧化终产物、蛋白质羰基化合物、晚期氧化蛋白质产物和谷胱甘肽含量都会增加。因此,从轻度至中度 CKD,相关体内炎症反应和氧化应激反应都逐渐加剧。

尿毒症时,体内氧化应激的具体发病机制尚不清楚。但白细胞激活是一个重要的促进因素。激活的中性粒细胞和单核细产生超氧化物和过氧化氢(在歧化后),并在脱粒期间释放一种血红素酶——髓过氧化物酶(myeloperoxidasedeficiency, MPO)。MPO是吞噬细胞中最丰富的蛋白质之一,构成约5%的中性粒细胞蛋白质和1%的单核细胞蛋白质。在过氧化氢参与下,MPO还具有将氯化物转化为次氯酸的功能。大量证据表明,MPO参与尿毒症炎症反应和氧化应激过程,具有催化作用的活性MPO可以在血液透析过程中被释放出来。在透析患者的血浆蛋白中,还检测到3-氯酪氨酸,它是一种MPO通过次氯酸途径氧化催化过程中,氧化应激反应的特异生物标志物。其他导致CKD患者氧化应激增加的因素包括膳食缺乏抗氧化物质和清除氧化产物的系统,糖尿病、炎症和年龄相关的抗氧化防御能力的变化等。

## 胰岛素抵抗

胰岛β细胞分泌胰岛素缺陷,或细胞对胰岛素作用的敏感性下降都会导致葡萄糖代谢功能受损。分泌减少和敏感性下降之间的平衡失调,就会出现显著的高血糖症(糖尿病)或空腹血糖升高。有许多诊断技术可用于评估胰岛素抵抗,空腹血糖测量和口服葡萄糖耐量试验通常用于临床诊断疾病,如糖尿病前期(空腹血糖升高或葡萄糖耐量降低)或2型糖尿病;更多侵入性诊断测试可用于鉴别潜在的病理生理学变化。这些测试包括葡萄糖钳夹试验和静脉葡萄糖耐量试验(intravenous glucose tolerance test, IVGTT)。在IVGTT试验中,静脉注射标准葡萄糖后测量葡萄糖和胰岛素浓度,可以测定血糖负荷诱发胰岛素分泌的反应。通过葡萄糖下降与胰岛素浓度的关系建立数学模型,用以计算胰岛素敏感性。空腹胰岛素浓度或胰岛素敏感性的实际指数由空腹胰岛素和空腹血糖(例如,动态平衡模型评估)浓度计算出来,特别是在大型流行病学研究中,通常用于估计基础条件下的胰岛素敏感性。高胰岛素正常葡萄糖钳夹试验是用于量化刺激状态下外周胰岛素敏感性的金标准。在使用外源超生理剂量的胰岛素时,将葡萄糖的输注滴定至外周血葡萄糖浓度维持在正常禁食水平的速率。葡萄糖输注速率等于身体的葡萄糖利用率,可以计算出整个机体对胰岛素的敏感性。

CKD中葡萄糖代谢常常受损(图4.2)。在ESRD中,主要代谢紊乱是胰岛素抵抗,可以在正葡萄糖和高血糖钳夹试验加以证明,原因在于ERSD患者骨骼肌中胰岛素介导的葡萄糖摄取减

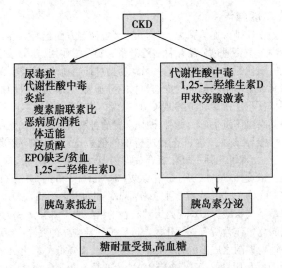

**图4.2**　潜在的CKD相关改变导致胰岛素抵抗

少。尽管胰岛素分泌缺陷在ESRD中也很常见,某些ESRD患者尚能够通过增加胰岛素分泌来代偿胰岛素抵抗。现在还不清楚,在没有明确糖尿病的CKD患者中,葡萄糖代谢受损是否会引起CKD的发病和进展,肾功能受损是导致葡萄糖代谢受损,或两者相互促进。在轻度至中度CKD中,胰岛素抵抗的患病率很高,胰岛素抵抗与肥胖程度密切相关。肥胖程度的增加、肾脏对脂肪因子的清除率下降会协同加剧这些紊乱。

　　糖代谢受损是已知的心血管事件和死亡的危险因素,无论是降低CKD发病率和延缓其进展,以及降低CKD相关的心血管风险,糖代谢紊乱都成为潜在的重要治疗靶点。在肾病饮食调整(MDRD)研究的长期随访中发现,无糖尿病但HbA$_1$c水平较高的CKD 3期和CKD 4期患者的死亡率增加。其他较小的观察性研究发现,轻度至中度CKD患者的胰岛素抵抗程度与心血管事件及全因死亡风险相关。一些研究观察发现,在患有糖尿病的ESRD患者中,虽然较高的HbA$_1$c水平与死亡率增加相关,但这种相关性只有在非常高的HbA$_1$c水平下才明显。胰岛素抵抗和显著的高血糖可能通过破坏内皮功能、激活肾素-血管紧张素-醛固酮系统、加剧血脂紊乱及增强氧化应激和炎症反应等途径而导致心血管风险和死亡风险增高。

### 内皮功能障碍

内皮在维持血管张力、结构和内环境稳定方面起着关键的作用。内皮主要通过分泌几种血管舒张因子发挥作用,其中最重要的是一氧化氮。内皮产生的一氧化氮通过抑制血小板聚集,防止平滑肌细胞增殖和减少内皮细胞黏附分子表达,起到有效的抗动脉粥样硬化作用。研究发现 CKD 患者体内,低一氧化氮水平可能与其高血压发生、动脉粥样硬化和肾病进展有关。一氧化氮异常也可能导致血液透析患者透析中的低血压。在 CKD 患者体内,已经发现了几种一氧化氮合成的内源性抑制剂蓄积,其中最受关注的是非对称二甲基精氨酸(asymmetric dimethylarginine,ADMA)、对称二甲基精氨酸(symmetric dimethylarginine,SDMA)和同型半胱氨酸。ADMA 是天然存在的精氨酸甲基化形式,其与精氨酸竞争作为所有一氧化氮合成酶三种异构体的底物。SDMA 竞争性地抑制内皮细胞对精氨酸的摄取,从而降低一氧化氮合成底物的可利用性。CKD 和 ESRD 患者的具有较高的血浆 ADMA 和 SDMA 水平,并与心血管事件风险密切相关。CKD 患者常有高同型半胱氨酸血症。同型半胱氨酸主要以氧化型二聚体形式(例如同型半胱氨酸或混合二硫化物)参加循环,且很多实验研究表明血浆同型半胱氨酸水平是心血管疾病的独立危险因素。同型半胱氨酸通过抑制内皮细胞生长和促进血管平滑肌细胞增殖而具有致动脉粥样硬化作用。另一方面,最近的一项随机临床试验未能显示补充叶酸对降低 CKD 4 期和 CKD 5 期患者的心血管和总体死亡率有任何益处。氧化应激也与 CKD 患者的内皮功能障碍密切相关。在氧化应激增加的情况下,通过烟酰胺腺嘌呤二核苷酸磷酸氧化酶(nicotinamide adenine dinucleotide phosphate-oxidase,NADPH)氧化产生的超氧阴离子与一氧化氮反应极快,导致一氧化氮生物活性丧失,该反应的最终产物是过氧亚硝酸盐,其本身是高活性和有毒的活性氮物质。最近的一项研究表明,用 IL-1 阻断剂治疗 CKD 患者的血管炎症可以改善内皮功能(以内皮依赖性血管舒张功能衡量)和降低氧化应激标志物。

## 多肽类激素肾脏代谢的变化

肾脏是分子量小于 50kDa 血浆蛋白分解代谢的主要部位,但对于分子量大于 68kDa 的(例如白蛋白和免疫球蛋白)则不在肾脏代谢。因为大多数多肽激素分子量大于 30kDa,所以它们会不同程度地被肾脏代谢清除。多肽类激素在肾脏代谢途径包括激素与小管上皮细胞的基底膜侧的特定受体结合,通过肾小球过滤或肾小管重吸收。多肽激素的降解产生的氨基酸被重新吸收返回循环。肾小球滤过对多肽类激素的清除取决于其分子量、分子结构和电荷,如生长激素,分子量为 21.5kDa,其滤过系数为 0.7,而分子量为 6kDa 的胰岛素则可自由滤过。激素与蛋白质的结合可限制它的滤过。其他影响多肽类激素代谢的因素,包括在肾脏疾病时,同时存在的肾脏、肾外因素对激素的降解能力的损伤或不正常分泌。大多数滤过的多肽能在近端小管被重吸收,只有不到2%的多肽类激素滤过后出现在尿液中。在实验动物中,肾切除术延长了胰岛素、胰岛素原、胰高血糖素、PTH 和生长激素的血浆半衰期。因此,晚期 CKD 患者体内,许多多肽类激素在血中的浓度升高(表 4.2)。在肾移植成功后,多数肽类激素的循环水平可迅速恢复到正常。

**表 4.2　晚期慢性肾脏病患者血中激素和相关肽的水平**

| 增加 | 减少 |
| --- | --- |
| 胰岛素,胰岛素原,C 肽 | 促红细胞生成素 |
| 胰高血糖素 | 1,25-二羟胆钙化醇 |
| 生长激素 | 黄体酮 |
| 甲状旁腺激素 | 睾酮 |
| 降钙素 | 甲状腺素 |
| 胃泌素 | 三碘甲腺原氨酸 |
| 成纤维细胞生长因子-23 | 肾胺酶 |
| 催乳素(特别是女性) | |
| 血管升压素 | |
| 脂肪细胞因子:瘦素,脂联素和抵抗素 | |
| 促黄体激素 | |
| 卵泡刺激素 | |
| 促黄体激素释放激素 | |
| 胰泌素 | |
| 缩胆囊素 | |
| 血管活性肠肽 | |
| 抑胃肽 | |

## 胰岛素、胰岛素原和 C-肽

胰岛素降解的主要部位是肾脏和肝脏。在人类，经肾脏滤过后不到 1% 的胰岛素在尿中排泄。肾脏中胰岛素的分解代谢包括滤过重吸收和管周的摄取，肾脏还可以分解胰岛素原和 C 肽。肾脏负责大部分胰岛素前体、胰岛素原的分解代谢。约有 1/3 的胰岛素代谢在肾脏完成，其他 2/3 在肝脏和肌肉完成。晚期 CKD 患者中，血浆高免疫反应性胰岛素的水平可能是胰岛素原和 C 肽，而不是具有活性的胰岛素。因此，肾功能降低时，放射免疫法测定的胰岛素水平与实际的生物活性胰岛素之间可能不相符。

## 胰高血糖素

1/3 的胰高血糖素在肾脏清除，主要通过肾小球滤过完成。晚期 CKD 患者的血浆胰高血糖素水平升高，注射胰高血糖素的代谢清除时间显著延长，胰高血糖素对外来刺激的分泌反应增加。但尿毒症中的高胰高血糖素水平显然是由代谢清除率降低引起的，而不是激素分泌过多。

## 生长激素和胰岛素样生长因子 I

实验动物中肾脏对生长激素的代谢清除率为 40%~70%。生长激素由肾单位重吸收，不到 1% 在尿液中排出。在晚期肾功能不全中，生长激素的代谢清除率明显下降，并且血中免疫反应性生长激素增加。但有些尿毒症患者生长激素的分泌也是增加的，也可以导致高生长激素血症。生长激素的某些生物学作用是由胰岛素样生长因子（insulin-like growth factors，IGF）- I 和 IGF-II 介导的。生长激素刺激 IGF 的合成和释放，循环中 IGF 负反馈影响生长激素分泌。

最近的证据表明 IGF-I 在肾代偿性肥大中起作用。使用 IGF-I 可增加动物的 GFR 和肾重量。在单侧肾切除术后，尽管 IGF-I 受体水平保持不变，但对侧肾脏中 IGF-I 水平增加。在 ESRD 患者中，IGF-I 的血浆水平正常，但 IGF-II 水平升高。有趣的是，当在尿毒症患者血清环境下，测定 IGF-I 和 IGF-II，其活性下降，表明尿毒症因子（或多种因子）干扰 IGF-I 和 IGF-II 的生物学活性。然而，长期接受超生理量的生长激素注射的个体，会增加血浆 IGF-I 水平，改善氮平衡且有促合成代谢作用。一个主要在患有肾病儿童中进行的临床试验表明，给予生长激素可以改善生长速度和生长幅度。因此,会在患有 CKD 或肾移植的儿童中常规使用生长激素。在 CKD 诊疗实践中,使用生长激素治疗改善蛋白质能量消耗的相关研究还在积极进行中。

## 胃泌素

肾切除术后人体胃泌素浓度增加。CKD 的患者出现高胃泌素血症,可能是由于肾脏对该激素的降解减少所致。

## 儿茶酚胺

在患有轻度至中度 CKD 的患者中,去甲肾上腺素的血浆水平在正常范围内,但 CKD 4 期和 CKD 5 期的患者,血中儿茶酚胺增加。当这些患者采取直立体位时血浆去甲肾上腺素水平增加三倍,超过健康受试者的反应。由于酪氨酸羟化酶的活性变化,在 CKD 患者的某些脏器(例如心脏和脑)中,参与合成去甲肾上腺素的关键酶减少,对去甲肾上腺素的代谢异常。但增加的 CKD 患者的去甲肾上腺素水平似乎不是由合成增加引起的,而是降解减少所致。

## 催乳素

循环中大约 16% 的催乳素通过肾脏排泄,它的分子量为 23kDa,先由肾脏过滤,然后由近端小管重新吸收(尿中不足 1%)。CKD 患者中,大约 80% 的女性患者、30% 的男性患者血浆催乳素升高。值得注意的是,催乳素的增加不会因为使用多巴胺或溴隐亭而改变,但 CKD 患者在使用甲状腺释放因子后,催乳素的升高反应延迟,表明同时存在垂体功能和激素的外周代谢异常。在中度至重度 CKD 患者中,催乳素的代谢清除率降低至正常的 1/3,除了溢乳和闭经外,尚未明确 CKD 患者中催乳素升高的其他生物学效应。

## 抗利尿激素(血管升压素)

抗利尿激素(antidiuretic hormone,ADH)主要在肝脏和肾脏中代谢,ADH 首先从肾小球滤过,体内 60% 的 ADH 在肾脏代谢清除。但现在尚不清楚,滤过的 ADH 是在近端小管重吸收并在细胞内降解,还是在近端肾小管细胞的刷状缘膜处降解。CKD 患者,尤其是长期血液透析的患者,由于 ADH 的清除减少导致血中的 ADH 增高。

## 糖皮质激素

晚期 CKD 患者,尤其是透析患者,血浆皮质醇水平正常或增高。肾上腺对促肾上腺皮质激素(adrenocorticotropin, ACTH)的反应降低,但 ACTH 对低血糖等刺激因子反应正常。因此,CKD 患者体内皮质醇水平正常或高都可能是患病肾脏清除率降低或生理应激增加的结果。净效应是肾上腺功能保持正常,皮质醇昼夜节律不变。据报道,代谢性酸中毒会增加糖皮质激素的产生。

## 醛固酮

醛固酮是由肾上腺产生的主要盐皮质激素,血管内皮和血管平滑肌细胞也合成少量盐皮质激素。全身和局部醛固酮均有靶器官效应。在大多数 CKD 患者和 CKD 动物模型中,血醛固酮水平升高。越来越多的证据表明,醛固酮参与了组织纤维化、蛋白尿和心肌病变的发展,醛固酮阻断剂为这些病症的治疗提供新的可能性。

## 甲状腺激素

肾脏疾病影响甲状腺激素代谢的不同阶段,故 CKD 患者存在甲状腺功能异常。血清总甲状腺素(total thyroxine, $TT_4$)、游离甲状腺素指数(free thyroxine index, $FT_4I$, $TT_4$ 的代谢产物)和三碘甲腺原氨酸(triiodothyronine, $T_3$)水平通常较低。血浆碘化物水平通常较高,TSH 水平一般在正常范围内,但是在代谢性酸中毒的情况下,对甲状腺释放因子刺激的反应下降。CKD 患者甲状腺肿的患病率高于一般人群。CKD 患者容易疲劳、嗜睡和怕冷,且这些症状不伴随基础代谢率或肌腱反射的松弛时间(甲状腺激素的生物学功能的指标)的改变。ESRD 患者的低水平甲状腺激素可能对蛋白质分解代谢产生保护作用。最近的数据显示,CKD 和 ESRD 患者的 $T_3$ 水平低将提示预后不良,这可能是由于 $T_3$ 与炎症水平成负相关。除非存在甲状腺功能减退症的确凿证据,否则不建议补充甲状腺素片。

## 瘦素

瘦素(leptin)是一种分子量为 16kDa 的蛋白质,主要在 ob 基因调控下在脂肪细胞中合成。瘦素的靶器官是下丘脑,在下丘脑瘦素与瘦素受体结合,诱导饱腹感,减少食物摄入,增加能量消耗,促进体重减轻。肾功能正常的情况下,瘦素主要通过肾脏清除,而在 CKD 时,非肾脏清除作用也很明显。CKD 患者的游离瘦素水平通常会增加(用体组织校正后)。并且与低 EPO 水平和胰岛素抵抗相关。瘦素可能在尿毒症相关的恶病质和厌食症中发挥作用,但这仍然存在争议。

## 其他脂肪细胞因子

脂联素从脂肪组织(及孕期胎盘)分泌入血,在血中的浓度比许多激素都高。它是体内最有效地增加胰岛素敏感性的分子之一,同时具有良好的抗炎、抗氧化和抗动脉粥样硬化作用。脂联素分泌减少会引起人和动物模型胰岛素抵抗、脂代谢异常和动脉粥样硬化。瘦素的这些代谢作用主要在肝脏和肌肉中,与 5′腺苷单磷酸活性蛋白激酶(adenosine monophosphate-activated protein kinase,AMPK)的激活及通过脂联素受体(adiponectin receptors,AdipoR)1、AdipoR 2 激活来调控 NF-κB 相关。因为脂联素主要在肾脏清除,故 CKD 患者血中脂联素水平总体是升高的。同时,脂联素的产生也受到 CKD 中常见的炎症反应抑制,这改变了脂联素和其他脂肪因子的比例。例如,瘦素与脂联素比值是 ESRD 中胰岛素敏感性的主要生物标志物(或决定因素)之一。

抵抗素是一种分子量为 12.5kDa 的脂肪因子,主要由巨噬细胞产生。少量由脂肪细胞分泌,这部分抵抗素水平随肥胖而增加。抵抗素以两种形式存在于血液循环中,即次要形式和主要活性形式。抵抗素在炎症反应情况下明显升高。高抵抗素水平往往与内皮素(endothelin,ET)-1 表达增加相关。ET-1 是一种强效的血管活性因子,引起血管内皮功能障碍从而导致心血管疾病及肥胖相关性高血压。

## 性激素

肾脏是糖蛋白激素及其代谢产物的主要清除部位,包括促黄体激素(luteinizing hormone,LH)、卵泡刺激素(follicle-stimulating hormone,FSH)和人绒毛膜促性腺激素(human chorionic gonadotropin,HCG)。动物实验显示,95% 的 LH、78% 的 FSH 在肾脏清除。对于晚期 CKD 患者,性功能障碍是比较令人烦恼的,临床表现为阳痿、性欲降低、睾丸萎缩、男性精子数量减少、月经不规则、闭经、痛经和女性性欲下降等。其原因通常与下丘脑-垂体-肾上腺轴的功能障碍有关,以 LH、FSH、催乳素和 LH 释放激素水平升高为特征。这些变化导致女性和男性的黄体酮或睾酮水平降低。现在认为 PTH、贫血、一氧化氮水平降低和缺锌等多种因素都参与其发病。多年来,雄激素被用作 CKD 贫血的辅助治疗,但雄激素作为促进 CKD 患者合成代谢的治疗指征仍存在争议。催乳素水平升高可能导致溢乳和闭经,高水平的 LH 还可引起男性乳房发育。在成功的肾移植后,这些异常被逆转或显著改善,患者恢复其生殖功能。

# 慢性肾脏病中缺乏的激素

## 促红细胞生成素( erythropoietin,EPO )

虽然,CKD 患者可能存在骨髓对 EPO 的抵抗,但 CKD 患者贫血的主要原因是 EPO 合成减少。在调整血红蛋白浓度因素后,CKD 患者的 EPO 水平低于肾功能正常的贫血患者。单纯的肾病贫血可分为正细胞和正血红蛋白两种类型。CKD 患者使用重组人 EPO 可以纠正贫血,减少输血需求并改善生活质量。

## 肾胺酶

肾胺酶(renalase)是一种新型黄素-腺嘌呤-二核苷酸依赖性胺氧化酶,在肾脏合成和分泌后进入循环。在基础条件下,肾胺酶以一种无活性的血浆单胺氧化酶原形式存在于血液中。当遇到去甲肾上腺素时,肾胺酶原转化成肾胺酶。活性肾胺酶代谢并降解循环中的儿茶酚胺。研究者还在动物模型和 CKD 患者中证明了肾胺酶活性的变化。据推测,异常的肾胺酶活性可能通过降低儿茶酚胺清除率,导致高血压、交感神经活动增强和 CKD 心脏病风险增加。

## 25-羟胆钙化醇和 1,25-二羟胆钙化醇( 钙三醇)

在健康个体中,皮肤合成是维生素 D 的主要来源,少量来自饮食。这些来源的胆钙化醇和麦角钙化醇首先在肝脏中转化为 25-羟维生素 D( 25-OHD )。循环中的 25-OHD 反映了皮肤和膳食来源维生素 D 的摄入量。25-OHD 从肾小球滤过并通过巨蛋白和立方蛋白主动再吸收到肾小管细胞中,通过 1α-羟化酶将其转化为活性的 1,25-二羟维生素 D。

维生素 D 在 CKD 患者中代谢严重紊乱。从 CKD 早期阶段( 即 3 期或更早阶段)开始,就出现维生素 D 代谢异常,随着肾功能下降而逐渐进展,以循环钙三醇的下降为核心特征。早期主要是由于 1α-羟化酶减少或活性抑制及底物减少(图 4.3)。然而,CKD 不是 25-OHD 不足的独立危险因素,几乎所有不同阶段的 CKD 患者血中的 25-OHD 浓度都降低。25-OHD 不足的原因可能

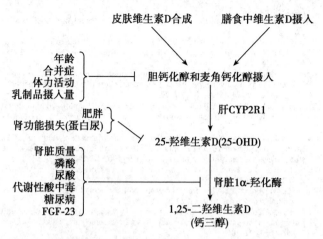

**图 4.3** 慢性肾脏病患者的维生素 D 代谢及其影响其平衡的因素

包括皮肤合成减少（由于年龄较大、合并症及体力活动减少），强化乳制品的膳食摄入减少，肥胖和肾脏 25-OHD 丢失（在大量蛋白尿最容易出现）。1α-羟化酶活性下降可能是 CKD 中钙化醇水平下降的最重要原因。高磷血症、高尿酸血症、代谢性酸中毒和糖尿病都与 1α-羟化酶活性降低有关。另外，成纤维细胞生长因子-23（FGF-23）的水平升高，其生理作用是在 GFR 下降时维持血清磷浓度，但它同时又抑制了 1α-羟化酶活性。

钙化醇的主要功能是维持钙和骨骼的体内动态平衡，它是通过调节膳食钙吸收，PTH 分泌和破骨细胞活性来发挥作用的。然而，维生素 D 受体存在于全身不同组织中，几百种人类基因都含有维生素 D 应答元件。因此，维生素 D 潜在的多效或非经典作用最近引起了越来越多的关注。这些作用可能包括：抑制肾素-血管紧张素-醛固酮系统，降低血压，调节免疫功能和细胞增殖，预防肌细胞肥大，减少白蛋白尿，预防肾小球硬化，维持胰腺中的 β 细胞功能和维持认知功能等。

（刘敏 译　刘岩 审）

## 推荐阅读

Annuk M, Zilmer M, Lind L, et al. Oxidative stress and endothelial function in chronic renal failure. *J Am Soc Nephrol* 2001;12:2747–2752.

DeFronzo RA, Tobin JD, Rowe JW, et al. Glucose intolerance in uremia. Quantification of pancreatic beta cell sensitivity to glucose and tissue sensitivity to insulin. *J Clin*

*Invest* 1978;62:425–435.

Dusso AS, Brown AJ, Slatopolsky E. Vitamin D. *Am J Physiol Renal Physiol* 2005;289:F8–F28.

Himmelfarb J, Stenvinkel P, Ikizler TA, et al. The elephant in uremia: oxidant stress as a unifying concept of cardiovascular disease in uremia. *Kidney Int* 2002;62:1524–1538.

Hung AM, Sundell MB, Egbert P, et al. A comparison of novel and commonly-used indices of insulin sensitivity in African American chronic hemodialysis patients. *Clin J Am Soc Nephrol* 2011;6(4):767–774.

Kalantar-Zadeh K, Ikizler TA, Block G, et al. Malnutrition-inflammation complex syndrome in dialysis patients: causes and consequences. *Am J Kidney Dis* 2003;42:864–881.

Levin A, Bakris GL, Molitch M, et al. Prevalence of abnormal serum vitamin D, PTH, calcium, and phosphorus in patients with chronic kidney disease: results of the study to evaluate early kidney disease. *Kidney Int* 2007;71:31–38.

Liu S, Quarles LD. How fibroblast growth factor 23 works. *J Am Soc Nephrol* 2007;18:1637–1647.

Mak RH. Intravenous 1,25-dihydroxycholecalciferol corrects glucose intolerance in hemodialysis patients. *Kidney Int* 1992;41:1049–1054.

Oberg BP, McMenamin E, Lucas FL, et al. Increased prevalence of oxidant stress and inflammation in patients with moderate to severe chronic kidney disease. *Kidney Int* 2004;65:1009–1016.

Siew ED, Ikizler TA. Determinants of insulin resistance and its effects on protein metabolism in patients with advanced chronic kidney disease. *Contrib Nephrol* 2008;161:138–144.

Stenvinkel P. Inflammation in end-stage renal disease: the hidden enemy. *Nephrology (Carlton)* 2006;11:36–41.

Teng M, Wolf M, Ofsthun MN, et al. Activated injectable vitamin D and hemodialysis survival: a historical cohort study. *J Am Soc Nephrol* 2005;16:1115–1125.

Vallance P, Leone A, Calver A, et al. Accumulation of an endogenous inhibitor of nitric oxide synthesis in chronic renal failure. *Lancet* 1992;339:572–575.

Zimmermann J, Herrlinger S, Pruy A, et al. Inflammation enhances cardiovascular risk and mortality in hemodialysis patients. *Kidney Int* 1999;55:648–658.

Zoccali C, Tripepi G, Cutrupi S, et al. Low triiodothyronine: a new facet of inflammation in end-stage renal disease. *J Am Soc Nephrol* 2005;16:2789–2795.

# 第 5 章

## 钙、磷、维生素 D 与肾脏病

Sagar U. Nigwekar, Ravi I. Thadhani

## 慢性肾脏病中钙、磷和维生素 D 代谢的改变

随着慢性肾脏病(CKD)的进展,机体可出现许多代谢的改变,特别是对于矿物质的代谢。最早的改变之一是为应对磷排泄的减少,骨骼会增加成纤维细胞生长因子 23(FGF-23)的分泌。然后,随着肾小球滤过率(GFR)的下降,肾的维生素 D 1α-羟化酶的活性也随之降低。FGF-23 会抑制 1α-羟化酶,限制 1,25-二羟维生素 D 的产生。结果,维生素 D 从其无活性形式 25-羟维生素 D 转化为有活性的 1,25-二羟维生素 D 的过程便会受到影响。随着 1,25-二羟维生素 D 活性减弱,在胃肠道内依赖维生素 D 的钙吸收能力受到限制,患者从而发生低钙血症。相反,在晚期 CKD 中,由于其肾小管的功能减弱,对磷的排泄受到限制。除了肾功能下降和 FGF-23 对 1,25-二羟维生素 D 产生的影响之外,其合成也因羟化 25-羟维生素 D 的 1α-羟化酶底物减少而受到限制。事实上,25-羟维生素 D 的缺乏在 CKD 中非常普遍。对有尿蛋白的患者,这种缺乏的原因至少部分是由于尿中维生素 D 结合蛋白(vitamin D binding protein, DBP)以及与 DBP 结合的 25-羟维生素 D 的丢失有关。此外,CKD 患者的皮肤对紫外线辐射反应产生维生素 D 的能力也受到损害。在这类人群中,膳食摄入的减少和总体阳光照射的受限也可能在促进 25-羟维生素 D 缺乏中起一定的作用。

1,25-二羟维生素 D 的其中一个作用是抑制甲状腺旁素(parathyroid hormone, PTH)基因转录的产生。在 CKD 中不仅 1,25-二羟维生素 D 的合成受损,而且甲状旁腺中维生素 D 受体(vitamin D receptor, VDR)的数量也减少了。此外,在晚期 CKD 中,1,25-二羟维生素 D 与 VDR 和 VDR 复合物与 DNA 中维生素 D 反应元件(vitamin D response elements, VDRE)的结合也减少。由于维生素 D 作用减少,包括胃肠道吸收减少引起的血清钙降低,PTH 生成增加导致的负反馈调节会将储存在骨中的钙释放出来。遗憾

的是,伴随着磷的释放进一步加重了 CKD 的高磷血症,而这又会促进 PTH 进一步的生成。

这些代谢变化的最终结果是 PTH 水平的进行性和持续性升高(称为继发性甲状旁腺功能亢进)。尽管极高水平的 PTH 会导致需要血液透析的终末期肾病患者(end-stage renal disease, ESRD)的生存率降低,但 PTH 和骨矿物质指标并不能作为死亡率的替代指标。与甲状旁腺功能亢进相关的主要因素可增加 CKD 相关性骨疾病的风险。值得注意的是,ESRD 患者的极低 PTH 和磷水平也与预后不良有关。

## 骨病与慢性肾脏病

CKD 引发的甲状旁腺功能亢进与被称为囊状纤维性骨炎(osteitis fibrosa cystica)的骨病关系最密切,其主要特征是骨转换率显著增加,矿化作用得到维持,而骨容量是可变的。这种疾病通常伴随着骨髓纤维化,即使是轻微程度的甲状旁腺功能亢进性骨病也会导致这一情况发生。在此疾病中观察到的持续高转换率与编织骨替代板状骨有关,这使得骨骼承受压力的弹性下降。因此,患有囊状纤维性骨疾病的患者容易骨折,但这种骨折与他们的骨密度不成比例。虽然甲状旁腺功能亢进被认为是囊状纤维性骨炎发生的最强促进因素,但 1,25-二羟维生素 D 的缺乏也可能起到促进作用。

在 CKD 中使用维生素 D 替代治疗在很大程度上可以说是为了预防囊状纤维性骨炎。不止早期的研究表明使用 25-羟维生素 D 治疗后可改善囊状纤维性骨炎的骨组织结构,近期越来越多的研究都表明在血液透析患者中静脉输注钙三醇(骨化三醇)具有增加成骨细胞类骨质,同时减少骨髓纤维化的作用。由于这些发现,以及在生理学方面存在抑制 PTH 的证据,故维生素 D 被认为是一种完善的标准疗法,尤其是在维持性透析的患者中。

对于治疗骨病来说,增加使用维生素 D 的类似物也并非没有风险。无动力性骨病,是在 CKD 中经常见到的另一种主要以骨转化率的显著减少为特征的骨病。虽然矿化作用得以维持,但骨容量通常较低。当此病合并囊性纤维性骨炎时,骨骼的脆性便会大大地增加。无动力性骨病的发生率持续地升高,尤其是在进行腹膜透析的患者中。这可能与使用活性维生素 D 类似物治疗有关,因为有研究报道过患有囊状纤维性骨炎的患者,在应用了这类药物后出现了无动力性骨病的情况。

软骨病,是 CKD 中第三种以骨转换率降低和骨容量正常或降低为特征的骨病。和无动力性骨病不一样,软骨病患者骨骼的骨矿化作用明显异常。其显著特征是有大量未矿化的类骨质,这种情况无论在无动力性骨病或是在囊状纤维性骨炎中均不常见。软骨病的主要病因被认为是铝和其他重金属在骨骼上的沉积,以至破坏骨基质的正常矿化作用。由于现在临床上已减少了使用含铝的磷结合剂,软骨病的患病率在 CKD 中也明显降低。

## 慢性肾脏病中矿物质代谢的管理

伴随 CKD 出现的钙、磷及 PTH 的改变可通过几种治疗方案来改善,而且可使用的药物范围也越来越广泛。可是,尽管这些药物可以纠正疾病的生化异常,但它们对"硬终点"(hard outcome)的影响仍然未知。

### 磷的限制和磷结合剂

在一定程度上,由于磷的潴留和高磷血症会对代谢的过程产生各种影响,所以磷的控制是 CKD 管理中一个关键的组成部分。PTH 能促进磷的消耗,而高磷血症能促进甲状旁腺功能亢进以及囊状纤维性骨炎的发生。磷潴留可促进 FGF-23 的生成,抑制 $1\alpha$-羟化酶和 1,25-二羟维生素 D 的生成(图 5.1)。在 ESRD 患者中,血清磷的缓慢升高也会促进磷酸钙沉积在组织和血管壁上。在维持血液透析的患者中,血清磷的水平升高与早期死亡风险升高有关,且高磷血症对早期 CKD 死亡率的重要性也已被证实。

考虑到高磷血症具有广泛的毒害作用,控制磷的水平成为管理 CKD 的一个重要环节。改善全球肾脏病预后组织(Kidney Disease:Improving Global Outcomes, KDIGO)指南建议将血清磷保持在或接近正常范围。对于早期的轻度高磷血症,限制膳食中磷的摄入是一种合理的治疗手段。然而,在部分患者中,其疗效和实用性有限。指南对于血清磷水平超过目标范围的患者推荐每日磷的摄入量为 800~1 000mg。乳制品、豆类和肉类不仅是膳食磷的常见来源,也是蛋白质的重要来源。因此,过度关注

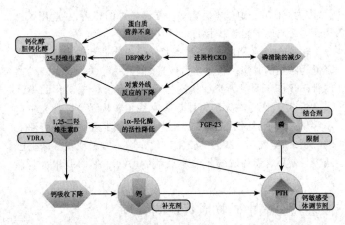

**图 5.1** 与进展性慢性肾脏病有关的维生素 D 和矿物质的代谢的改变。CKD,慢性肾脏病;FGF-23,成纤维细胞生长因子23;PTH,甲状旁腺素;VDRA,维生素 D 受体拮抗剂。

于膳食中磷的限制,可能会无意中导致蛋白质的严重摄入不足。这在透析人群尤其重要,因为他们的营养状况与疾病的预后有关。有少数研究直接评估了单纯限制膳食磷对血清磷或 PTH 水平的影响。

考虑到限制膳食磷的局限性,为达到有效地控制血清磷的目的,往往有必要增加口服磷结合剂。这些磷结合剂随餐服用可减少食源性的磷在胃肠道中吸收。

含钙的磷结合剂包括醋酸钙和碳酸钙。柠檬酸钙被用作非 CKD 患者的钙补充剂,由于其能增加铝的吸收,故不推荐作为磷结合剂来使用。这些药物受到青睐是因为它们的成本低以及供应商对它们的比较熟悉。虽然这些药物的含钙量似乎有益于平衡 CKD 的低钙血症,但需要注意的是过量摄入钙可促进血管的钙化。此外,含钙的磷结合剂还有其他不良反应,包括胃肠道反应如便秘。

盐酸司维拉姆是不可吸收的聚合体,可避免含钙结合剂的钙过量造成的风险。使用盐酸司维拉姆有恶化代谢性酸中毒的风险,特别是在非透析人群中。新近开发的这种药物配方碳酸司维拉姆,可以减轻这种风险。

镧是一种能结合磷的元素,同时其碳酸盐形式已被作为磷结合剂应用于 CKD 中。这种新药具有两种司维拉姆(较低的钙含量)的潜在优势,且不增加代谢性酸中毒的风险。尽管此药物具有潜在的优势,与含钙的结合剂相比,镧的缺点是其成本比较高。

最新的一项来自 11 项随机对照试验的荟萃分析,对比了含钙和非含钙的磷结合剂在 CKD 患者中的应用。结果显示,对比含钙的磷结合剂,患者使用非含钙的结合剂降低了 22% 的死亡率。最近的一个 KDIGO 工作组建议 CKD 患者选择磷结合剂时应考虑 CKD 的分期、其他能导致骨矿化疾病包括血管钙化的成分、伴随的疗法及其不良反应。

目前,其他新型的非含钙磷结合剂有羟基氧化蔗糖铁、柠檬酸铁和烟酰胺。然而,还没有关于它们对心血管结果影响的数据(类似于其他结合物)。过往,含铝的磷结合剂如氢氧化铝由于其高效被用作治疗高磷血症的一线用药。但是由于其存在长期的铝中毒风险,尤其是软骨病和神经毒性,这类药物不再常规使用。目前也有研究者认为,对患有持续的严重高磷血症的患者,短期含铝结合剂的使用(如 4 周的疗程)仍是合理的。

## 针对甲状旁腺功能亢进的维生素 D 受体激动剂

考虑到甲状旁腺功能亢进和随之发生的囊状纤维性骨炎的风险以及伴随进行性 CKD 而发生的 1,25-二羟维生素 D 缺乏,对于 ESRD 患者及少部分透析前的 CKD 患者,活性维生素 D 及其类似物的治疗扮演了关键性作用。维生素 D 类似物也叫维生素 D 受体激动剂(vitamin D receptor agonists,VDRA),包括天然钙三醇(骨化醇)以及新的药物如 22-奥沙骨化三醇(22-oxacalcitriol)、帕立骨化醇(paricalcitol)、度骨化醇(doxercalciferol)、氟骨三醇(falecalcitriol)以及 α 骨化醇(1-羟维生素 D,可在肝脏中转化成 1,25-二羟维生素 D)。

最近的 KDIGO 工作组总结认为,尽管对于 CKD3 期至 CKD5 期非透析患者最佳的 PTH 水平尚不清楚。然而,对于 PTH 升高的患者仍建议应首先评估其是否存在高磷血症、低钙血症和维生素 D 缺乏等情况,并且通过饮食限磷、磷结合剂、钙补充剂和或营养性维生素 D 补充等方法纠正。如果采用以上方法的患者 PTH 仍持续升高,工作组建议可使用钙化醇或维生素 D 类似物治疗。

由于 CKD 晚期的患者存在骨骼对 PTH 的抵抗,PTH 的治疗目标应该更高。因为无法直接测量骨的 PTH 活性,常规骨活检也不切实际,所以 PTH 的水平监测即使不是尽善尽美,但仍是指导使用 VDRA 治疗的主要指征。在研究新型的 VDRA 对 PTH 的潜在抑制作用领域越来越受到关注,同时尽可能地使胃肠道促进钙磷吸收的作用最小化。目前,只有一些动物实验和少数人体研究支持这种观点,因此还不能强烈推荐使用一种 VDRA 而不用另一种。

### 营养型维生素 D

维生素 D 的营养形式包括真菌源性的麦角钙化醇(维生素 $D_2$)和动物源性的胆钙化醇(维生素 $D_3$)。它们必须由肝脏的 25-羟化酶和肾脏的 1α-羟化酶来羟化,然而 CKD 患者体内的这些酶都十分有限。但是,最近的研究数据显示用钙化醇治疗 25-二羟维生素 D 缺乏症可有效地降低 CKD 3 期的 PTH。肾外 1α-羟化酶的存在也表明这些营养形式的物质有一定的潜在重要性。但是,最新的随机临床试验尚未证实营养型维生素 D 化合物对矿物质骨代谢的影响。

### 拟钙剂

拟钙药物的出现为抑制 PTH 增加了更直接的途径。这类药物与甲状旁腺上的钙敏感受体(calcium-sensing receptor,CaSR)结合,从而在正常血清钙水平时即可模拟类似高钙血症的状态,从而减少 PTH 的产生。另外,增加 CaSR 刺激可能有助于减少甲状旁腺的增生。目前,在美国只有一种拟钙剂西那卡塞(cina-calcet)可用。西那卡塞能有效地控制 PTH 而不存在与 VDRA 相关的高钙血症或高磷血症的风险。由于其潜在的作用机制,血清钙水平低于 1.87mmol/L(7.5mg/dL)的患者应避免使用西那卡塞。

有证据支持西那卡塞可用于维持性透析的患者。西那卡塞在透析前 CKD 患者的甲状旁腺功能亢进管理中的使用没有得到美国食品药品监督管理局(Food and Drug Administration,FDA)的认可,同时由于其可导致潜在的严重低钙血症和癫痫发作从而使它的应用仍存争议。

在 EVOLVE 试验中,中度至重度继发性甲状旁腺功能亢进症的维持血液透析患者被随机分配至西那卡塞或安慰剂组。该试验发现,西那卡塞组和安慰剂组之间的主要结果(包括死亡时间、心肌梗死,因不稳定型心绞痛、心力衰竭或外周血管事件而住院)没有差异。然而,在调整基线特征后,风险显著降低 12%( $P$ = 0.008)。此外,在西那卡塞组中有 20% 的患者停止了研究药物治疗,在审查并排除了这些患者之后再分析的结果显示,终点主要指标和死亡率均显著降低。

## 甲状旁腺切除术

ESRD 背景下的外科甲状旁腺切除术专用于治疗难以治愈的甲状旁腺功能亢进症。然而,给予甲状旁腺切除术的 PTH 阈值尚不明确,在这种情况下,大多数行甲状旁腺切除术的患者 PTH 水平>1μg/L。

## 维生素 D 与生存率

尽管 VDRA 使用重点主要集中于 PTH、钙和磷的管理上,但人们越来越关注 VDRA 对改善 CKD 结果的潜在影响。一个超过 60 000 名维持血液透析患者的回顾性研究显示,与钙化醇相比,帕立骨化醇的全因死亡率降低了 16%。尽管调整了广泛的临床特征,包括钙、磷和 PTH 水平,但全因死亡率仍存在降低,这表明 VDRA 产生的任何死亡的受益都可能是其作用超出传统的矿物质代谢轴所产生的益处。在后来的一项研究中发现,接受任何形式的活性维生素 D 治疗的同一试验组的患者比没有接受治疗的患者的 2 年死亡率降低了 26%。

有趣的是,在一项与黑色人种有关的研究中发现,其透析生存率的增高可能与增加 VDRA 的使用有关。然而,这些回顾性队列研究并不能证明因果关系。遗憾的是,关于解决这一疑问的安慰剂和试验组的随机对照试验并没有进行,并且考虑这些药物已经被广泛应用,使这一试验面临挑战,而随机分配至安慰剂组的这一过程也将受到质疑。

在 CKD 人群中,PRIMO 试验评估了帕立骨化醇对左心室质量指数和舒张功能的影响。尽管用帕立骨化醇降低了 PTH,但左心室质量指数的变化和舒张功能障碍的标准测量值在治疗组之间没有差异。有趣的是,使用此药的患者很少有心血管相关的住院治疗,而且他们的左心房面积似乎也减小了。

## 维生素 D 受体激动剂的生存获益的潜在机制

由于心血管疾病是 CKD 患者死亡的主要原因,同时在这类患者中,患心血管疾病的风险显著增加,因此维生素 D 在心血管系统方面的潜在作用一直是一个引起极大兴趣的话题。有关这方面的机制已在动物实验模型中进行了大量的研究探讨。VDRA 似乎可抑制肾素的产生,因而间接地降低了发生心力衰竭的风险。一个在发生左心室肥大及心力衰竭的高风险动物模型中进行的实验研究证实了用帕立骨化醇治疗可改善心脏功能,同时在一些观察性研究中发现帕立骨化醇对人类也有类似的益处。尽管在动物实验中发现其血管钙化与大剂量维生素 D 密切相关,但新阐明的途径表明维生素 D 有可能在较低剂量下减少钙化。尽管心血管病一直是研究 VDRA 与改善患者预后之间的联系的焦点,但最近的研究把维生素 D 与抗菌肽的表达可增加对感染性疾病作用的可能性联系起来,而感染是透析患者死亡发生的第二大因素。目前,尽管这些对人类的研究仍旧是一种假设,但却是比较热门的研究领域。

值得注意的是,由于缺乏随机对照试验的数据,目前的研究无法明确 VDRA 的常规疗法除了降低 PTH 之外是否可以改善患者的预后。上述的观察性研究对于建立可验证的假设并指导进一步的研究是有帮助的。尽管实际上这些研究已根据矿物质水平和患者健康状况对潜在混杂因素进行了调整,但仍有可能存在潜在的未测因素造成的残留混杂因素的影响。

## 钙化防御

钙化防御是一种少见的血管钙化障碍,影响晚期 CKD/ESRD 患者的预后。钙化防御的发生主要涉及皮肤和血管系统,并伴有严重的发病率和死亡率负担。目前,对其发病机制的认识有限。专家建议考虑以下实际因素:①钙化防御患者应由肾脏病学、皮肤病学、伤口护理、外科手术、病理学和疼痛/姑息治疗专家评估。②穿刺活检的并发症发生率较低,应考虑作为确诊手段。③血清钙和磷水平应保持在正常范围,血清 PTH 水平应保持在 150～300μg/L。应避免补钙、高钙透析液和维生素 D 制剂。④透析处方应优化,以达到充分的透析。支持常规强化透析的证据有限。⑤小型回顾性研究结果证实,在每次血液透析治疗的最后 30min

内,静脉注射剂量为 12.5～25g 的硫代硫酸钠可以改善预后。⑥如果伤口没有改善,高压氧治疗可作为二线治疗。⑦营养咨询应用于解决蛋白质能量营养不良的问题。⑧需要进行风险与效益讨论决定是否继续使用华法林和铁化合物等有潜在引发钙化的药物。

## 结论

随着 CKD 的进展,钙、磷及维生素 D 代谢的系列改变导致了矿物质的代谢紊乱。考虑到与甲状旁腺功能亢进有关的代谢性骨病的风险,尝试使钙和磷的水平正常化并调整 PTH 的水平对 CKD 的管理至关重要,这些方法包括饮食调整,或使用磷结合剂、拟钙剂、VDRA 及甲状旁腺手术来达到以上目的。药物的选择部分取决于矿物质和 PTH 的水平。重要的是,钙、磷及 PTH 还没有被确定为生存率的预后替代指标。尽管一开始在观察性研究中对 VDRA 的作用比较乐观,但随机试验的数据要么有限,要么不支持这些药物对矿物质代谢异常有积极影响。同样,在大型随机试验中,西那卡塞并没有改善死亡率。聚焦于为患者制订个体化治疗的研究将指导未来的治疗建议。

**（叶艳彬 译 刘岩 审）**

## 推荐阅读

Andress D, Norris KC, Coburn JW, et al. Intravenous calcitriol in the treatment of refractory osteitis fibrosa of chronic renal failure. *N Engl J Med* 1989;321:274–279.

Bhan I, Dobens D, Tamez H, et al. Nutritional vitamin D supplementation in dialysis: a randomized trial. *Clin J Am Soc Nephrol* 2015;10(4):611–619.

Block GA, Klassen PS, Lazarus JM, et al. Mineral metabolism, mortality, and morbidity in maintenance hemodialysis. *J Am Soc Nephrol* 2004;15:2208–2218.

EVOLVE Trial Investigators, Chertow GM, Block GA, et al. Effect of cinacalcet on cardiovascular disease in patients undergoing dialysis. *N Engl J Med* 2012;367(26):2482–2494.

Goodman WG, Ramirez JA, Belin TR, et al. Development of adynamic bone in patients with secondary hyperparathyroidism after intermittent calcitriol therapy. *Kidney Int* 1994;46:1160–1166.

Jamal SA, Vandermeer B, Raggi P, et al. Effect of calcium-based versus non-calcium-based phosphate binders on mortality in patients with chronic kidney disease: an updated systematic review and meta-analysis. *Lancet* 2013;382(9900):1268–1277.

Ketteler M, Elder GJ, Evenepoel P, et al. Revisiting KDIGO clinical practice guideline on chronic kidney disease—mineral and bone disorder: a commentary from a Kidney Disease: Improving Global Outcomes controversies conference. *Kidney Int* 2015;87(3):502–528.

LaClair RE, Hellman RN, Karp SL, et al. Prevalence of calcidiol deficiency in CKD: a cross-sectional study across latitudes in the United States. *Am J Kidney Dis* 2005;45:1026–1033.

Moe S, Drüeke T, Cunningham J, et al.; Kidney Disease: Improving Global Outcomes

(KDIGO). Definition, evaluation, and classification of renal osteodystrophy: a position statement from Kidney Disease: Improving Global Outcomes (KDIGO). *Kidney Int* 2006;69(11):1945–1953.

Nigwekar SU, Bhan I, Thadhani R. Ergocalciferol and cholecalciferol in CKD. *Am J Kidney Dis* 2012;60(1):139–156.

Nigwekar SU, Kroshinsky D, Nazarian RM, et al. Calciphylaxis: risk factors, diagnosis, and treatment. *Am J Kidney Dis* 2015;66(1):133–146. doi:10.1053/j.ajkd.2015.01.034.

Qunibi W, Moustafa M, Muenz LR, et al. A 1-year randomized trial of calcium acetate versus sevelamer on progression of coronary artery calcification in hemodialysis patients with comparable lipid control: the Calcium Acetate Renagel Evaluation-2 (CARE-2) study. *Am J Kidney Dis* 2008;51:952–965.

Teng M, Wolf M, Lowrie E, et al. Survival of patients undergoing hemodialysis with paricalcitol or calcitriol therapy. *N Engl J Med* 2003;349:446–456.

Thadhani R, Appelbaum E, Pritchett Y, et al. Vitamin D therapy and cardiac structure and function in patients with chronic kidney disease: the PRIMO randomized controlled trial. *JAMA* 2012;307(7):674–684.

Wolf M. Forging forward with 10 burning questions on FGF23 in kidney disease. *J Am Soc Nephrol* 2010;21(9):1427–1435.

Zisman AL, Hristova M, Ho LT, et al. Impact of ergocalciferol treatment of vitamin D deficiency on serum parathyroid hormone concentrations in chronic kidney disease. *Am J Nephrol* 2007;27:36–43.

# 第6章

## 肾脏疾病患者血脂紊乱的管理

Christoph Wanner

在 CKD 患者和一般人群中,血脂异常与心血管不良结局相关。CKD 患者发生心血管事件的绝对风险与一般人群中已患冠状动脉疾病的患者相似,高于透析的终末期肾病(ESKD)患者;其风险的增加与多种因素的较高发病率相关,包括胰岛素抵抗、高血压、血管钙化、炎症和蛋白质-能量消耗等。肾衰竭与一系列代谢异常有关,即尿毒症毒性环境、神经内分泌轴的激活、维生素 D 受体活化以及 FGF-23 增加,这些因素都可能加速血管老化和心脏损害。血液透析过程也可能对心脏产生直接的负面影响,即心肌顿抑。

由于多因素和混杂因素的影响,在队列研究和观察性研究中,探讨血脂异常对心血管结局的影响一直是一个挑战,干预研究对于剖析脂蛋白和脂质在这方面的因果作用是必要的。干预研究很少,主要通过他汀类药物降低脂质,而不是通过饮食干预。当然,在一般人群中,改变饮食和生活方式是治疗高脂血症的基础。但是,CKD 后期患者的整体情况复杂,临床上难以对血脂异常进行特定饮食干预。例如,一种饮食方法可改变或纠正 CKD 和肾衰竭患者的脂蛋白异常组成,即富集于载脂蛋白 C 的脂蛋白,在 CKD 患者(尤其是以心血管不良结局为硬终点)中尚未进行研究。

迄今为止,已经进行了四项大型随机对照试验(RCT),形成了治疗 CKD 患者血脂异常的相对坚实的证据基础。这四项 RCT 是:ALERT 研究(Assessment of LEscol in Renal Transplantation Study,肾移植中应用 LEscol 的评价研究),4D 研究(Die Deutsche Diabetes Dialyse Studie,德国糖尿病透析死亡研究),AURORA 研究(A Study to Evaluate the Use of Rosuvastatin in Subjects on Regular Hemodialysis:An Assessment of Survival and Cardiovascular Events,评估瑞舒伐他汀在常规血液透析患者中使用的研究:生存和心血管事件的评估),以及 SHARP 研究(Study of Heart and Renal Protection,心脏和肾脏保护研究)。其后对 CKD 基线受试者的他汀类药物和安慰剂的 RCT 研究结果的进一步分析,也证实了上述研究。总的来说,这些分析表明,他汀类药物降低 CKD 和非 CKD 患者心血管事件的相对风险程度相似,但 CKD 患者的治疗益处更大,因为他们的基线心血管风险更高。

## 成人慢性肾脏病患者血脂状况的评估

对血脂谱[总胆固醇、低密度脂蛋白(LDL)胆固醇、高密度脂蛋白(HDL)胆固醇和甘油三酯]的初步评估,旨在诊断严重的高甘油三酯血症和/或高胆固醇血症,同时排除任何潜在的继发性原因。引起继发性血脂异常的病因包括:甲状腺功能减退、饮酒过量、肾病综合征、糖尿病和肝病。可能导致血脂异常的药物包括:免疫抑制剂(皮质类固醇、环孢素和西罗莫司)、利尿剂和口服避孕药。血脂检测的理想状况是在空腹情况下进行,但非空腹血脂谱也能提供一定的有用信息。CKD 患者血脂异常的其他主要易感因素包括:较低的肾小球滤过率(GFR),肾替代方式中使用肝素或经腹膜蛋白的丢失,存在合并症以及营养状况。

## 肾脏病中血脂紊乱的治疗

### 他汀类药物在肾小球滤过率为 G3a～G5 中的应用

SHARP 是针对 CKD 患者的最大降脂药物研究,九千多名患者随机分为两组,安慰剂组或联合使用低剂量辛伐他汀和依折麦布(依泽替米贝)组,中位随访时间为 4.9 年。该研究发现,联合使用他汀类药物-依折麦布可降低 17% 的主要心血管事件风险(95% CI 6%～26%,$P=0.002\,1$)。大约有 2/3(n=6 247)的受试者在入组时没有接受维持性透析。在这一人群中,他汀类药物治疗使主要心血管事件的风险降低了 22%(95% CI 9%～33%),而没有增加不良事件的风险。

基于上述结果,KDIGO 发布了降脂指南,其建议如下:在 eGFR<60mL/(min·1.73m$^2$),但未接受透析或肾移植(GFR 为 G3a～G5 期)治疗的年龄≥50 岁的成年人中,推荐使用他汀类药物或他汀类药物联合依折麦布治疗(最高水平的证据;1A 级)。对于患有 CKD 和 eGFR>60mL/(min·1.73m$^2$)(GFR 为 G1 和 G2 期)的年龄≥50 岁的成年人,推荐使用他汀类药物治疗强度稍低,但仍具有较强等级(1B)。在患有 CKD 但未接受透析或肾移植治疗的 18～49 岁成人中,若患有下列一种或多种疾病,建议使用他汀类药物治疗:①冠心病(心肌梗死或冠状动脉重建);②糖尿病;③既往缺血性卒中;④估计冠状动脉死亡或非致死性心肌梗死的 10 年发病率>10%(证据分级 2A 级)。

## 透析患者的他汀类药物治疗

除了 SHARP 研究,还有另外两项大型试验结果也未能显示出维持性透析患者使用他汀类药物治疗的确凿益处。4D 研究,将 1 255 名接受维持性血液透析的 2 型糖尿病患者随机分配到每日 20mg 阿托伐他汀组或匹配的安慰剂组。在 4 年的中位随访期间,除了接受阿托伐他汀治疗的致死性卒中风险增加[比值比(RR)2.03;95% CI 1.05~3.93]以外,阿托伐他汀对主要终点没有显著影响,主要终点定义为心源性死亡、致命性卒中、非致死性心肌梗死或非致死性卒中死亡综合征(RR 0.92;95% CI 0.77~1.10)。阿托伐他汀降低了所有心血管事件的发生率(RR 0.82;95% CI 0.68~0.99;P=0.03,有显著的统计学意义),但不改变脑血管事件或综合/总死亡率。

在 AURORA 研究中,2 776 名血液透析患者随机接受瑞舒伐他汀 10mg 或每日匹配的安慰剂,804 名患者在随访期间发生了重大心血管事件,其中 396 名在瑞舒伐他汀组,408 名在安慰剂组(发生率分别为 9.2/100 人年对比 9.5/100 人年)。瑞舒伐他汀治疗对主要联合终点没有显著影响[危险比(HR) 0.96;95% CI 0.84~1.11]。在所有亚组中,包括糖尿病、高 LDL 胆固醇水平、升高的 C 反应蛋白、高血压和原发性心血管疾病,瑞舒伐他汀对主要终点均无疗效。接受瑞舒伐他汀治疗的糖尿病患者出血性卒中发生率有小幅增加(有统计学意义)。这项研究也在 4D 研究中得到了报道。对 731 名糖尿病患者进一步分析显示,治疗组的复合主要终点风险降低 32%(HR 0.68;95% CI 0.51~0.90)。

胆固醇治疗试验(Cholesterol Treatment Trialists,CTT)协作组对 28 项超过 180 000 人的随机试验进行荟萃分析发现,即便严重 CKD 患者的 LDL 有轻微下降或透析试验间有关结局的定义有所不同,但随着 eGFR 下降,他汀类药物治疗组的主要心血管事件的下降程度会相对减慢,而几乎没有证据表明透析患者受益。CTT 协作组建议,患有早期 CKD 的患者,应选择基于他汀类药物的方案,以最大限度地降低 LDL,达到最大的治疗效益。KDIGO 指南工作组则认为,对维持性透析患者而言,他汀类药物治疗对心血管事件的影响相对不确定或仅少量减少,可以酌情选择他汀类药物;因为极高的 LDL 可能增加透析患者中应用他汀类药物的益处,这些患者可能更应该接受他汀类药物治疗,但是这些获益仍仅限于推测。最近的心血管事件(心肌梗死或卒中)可能也是影响患者决定接受他汀类药物治疗的因素。另一方面,如果这些患者在透析开始时已经接受他汀类或他汀类-依折麦布组合治疗,则应继续使用。

### 肾移植受者他汀类药物治疗的研究

与没有 CKD 的人相比,肾移植受者未来心血管事件的风险显著升高:心血管死亡或非致死性心肌梗死的发生率约为 21.5/1 000 人年。ALERT 研究显示,与安慰剂相比,氟伐他汀(40~80mg/d)不会显著降低冠状动脉死亡或非致死性心肌梗死的风险(RR 0.83;95% CI 0.64~1.06)。然而,在非盲法延伸研究中,氟伐他汀导致心源性死亡或明确非致死性心肌梗死(HR 0.65;95% CI 0.48~0.88)的风险显著降低 35%。在 6.7 年的随访中发现初始终点事件显著减少。

与普通人群中的他汀类药物相比,氟伐他汀似乎可以安全有效地降低肾移植受者的 LDL 和心血管风险。然而,初步分析结果无统计学意义以及只有一项随机试验,所以 KDIGO 给出相对较弱的推荐(2B 级)。

## 慢性肾脏病中使用降胆固醇药物是否应基于血脂水平?

虽然 LDL 被广泛用于估计一般人群的心血管风险,且 GFR 降低会导致心血管风险增加,但肾功能并未纳入当前的风险评估指标中。因此,使用标准绝对风险算法后,相对于未接受他汀类药物的疗法的患者,采用他汀类药物处方的许多患有肾功能损害的患者能从其中受益。

在晚期 CKD 患者中,与 LDL 水平相关的风险程度随着 CKD 分期的进展而降低。LDL 和总胆固醇水平低的透析患者,全因和心血管死亡率仍然很高。因此,有证据表明反对使用 LDL 来鉴别需要降脂治疗的患者,而是建议考虑冠心病的绝对风险(如已知冠状动脉疾病史、糖尿病、既往缺血性卒中或冠心病、非致死性心肌梗死的 10 年发病率>10%)。由于 CKD 本身是心血管事件的风险因素,因此降低干预阈值可能是合适的。因此,KDIGO 指南建议在所有 50 岁以上 CKD 患者中单独使用他汀类药物或联合使用依折麦布常规降脂。

## 他汀类药物安全吗?

关于他汀类药物的安全性,一直都有各种争论且争论已经引起了患者的疑问,即他汀类药物治疗的风险是否大于其益处。SHARP 研究发现,与安慰剂相比,辛伐他汀和依折麦布联合治疗每年每 10 000 名患者仅有 2 例患有肌病的风险[9 例(0.2%)对比 5 例(0.1%)],并且没有肝炎、胆结石或癌症的风险过高的证据。但是,在该试验中的纳入筛选入组期内使用可能会导致低估这种风险。在 AURORA、4D 和 ALERT 研究中,高危组(透析和肾移植患者)与安慰剂组相比,他汀组横纹肌溶解或肝病的发生率没有增加。因此,美国食品和药物管理局建议不需对肝功能进行常规监测,因为它无法预测或预防与他汀类药物使用相关的罕见严重肝损伤,既往肝功能被认为是他汀类药物使用者的常规监测指标。

来自官方的数据报告表明,高强度他汀类药物可能与急性肾损伤入院风险增加有关。这些发现未在 RCT 数据分析中得到证实。最近对 24 项他汀类药物和安慰剂对照试验的荟萃分析中专门研究了肾脏相关的严重不良事件(serious adverse event,SAE)。该研究显示,阿托伐他汀组[10 345 例,阿托伐他汀(10~80mg/d)]和安慰剂组(8 945 例)在药物开始后 120 天,肾脏相关不良事件的发生率(0.04% vs 0.10%,$P=0.162$)没有差异;且高剂量与低剂量他汀类药物之间也没有差异。120 天后肾相关 SAE 的结果相似。Maji 等在一篇关于他汀类药物安全性的综述中提出,CKD 患者常见的 CYP-450 同工酶、类异戊二烯缺乏、辅酶 Q 抑制、硒蛋白和多酚的缺乏可能成为他汀类药物毒性的潜在途径。虽然它很少发生,但这可以解释为什么他汀类药物毒性在 CKD 患者中更为常见。因此,临床评估风险因素和药物相互作用似乎比预测不良反应风险更明智。

最近报道的一项试验提出了有关肾病患者中不同药物等效性的问题。在两项同时进行的前瞻性研究即存在进展性肾病的糖尿病患者的蛋白尿和肾功能前瞻性评估(Prospective Evaluation of Proteinuria and Renal Function in Diabetic Patients With Progressive Renal Disease,PLANET)Ⅰ期和Ⅱ期研究中,将患有 1 型和 2 型糖尿病伴有蛋白尿以及非糖尿病 CKD 的患者随机分为阿托伐他汀 80mg 或瑞舒伐他汀 10mg/瑞舒伐他汀 40mg 组,主要目的是评估对蛋白尿的影响。在为期 12 个月的研究结束时,服用阿托伐他汀的受试者不仅蛋白尿水平降低,而且肾功能下降也显著变慢。目前,还不能确定这是否反映了阿托伐他汀的保护作用或瑞舒伐他汀的有害作用,但它确实表明,至少从肾脏角度来看,药物

(如辛伐他汀-依折麦布和阿托伐他汀)是安全的,可能是 CKD 患者的首选。基于这些报告,KDIGO 工作组建议应根据已有研究证据开具他汀类药物。这些剂量相当于中等强度他汀类药物治疗,CKD 患者应避免使用高剂量。

## PCSK9 或胆固醇酯转移蛋白抑制剂有望降低慢性肾脏病患者的胆固醇水平吗?

与安慰剂相比,前蛋白转化酶枯草杆菌蛋白酶/Kexin9 型 (PCSK9)抑制剂阿莫罗布单抗(alirocumab)和依伏库单抗(evolocumab)将 LDL 水平降低约 60%。在 FOURIER CV 预后研究中,依伏库单抗使 27 564 名患者的 CV 死亡、MI、卒中、不稳定型心绞痛入院、冠状动脉重建术等主要复合终点降低 15%(HR,0.85;95% CI,0.79~0.92;P<0.001)。到目前为止,还没有发表关于肾功能受损亚组分析的数据。最近的一项实验研究表明,足细胞损伤触发了血浆 PCSK9 的显著增多,PCSK9 的敲除改善了肾病综合征小鼠模型的血脂异常。因此,PCSK9 抑制剂可能对肾病综合征相关的高胆固醇血症患者有益。

胆固醇酯转移蛋白抑制剂,如阿那昔普利可降低 LDL 25%~40%,并使 HDL 增加一倍以上。HDL 的血管效应在特定临床条件下有所不同。CKD 患者 HDL 的组成改变。因而,尿毒症的 HDL 诱导内皮功能障碍。最近的研究证实,对称二甲基精氨酸作为 HDL 功能障碍的标志物,在 CKD 患者中揭示了早期 CV 疾病的潜在介导作用。阿那昔普利脂质修饰作用的随机评价(Randomized EVuation of the Effects of Anacetrapib through Lipid-modification,REVEAL)研究的临床结果将于 2017 年下半年发表。

## 结论

目前的证据表明,他汀类药物治疗可降低 CKD 患者发生重大心血管事件的风险,而对于接受维持透析的患者来说,这种治疗具有不确定性。CKD 患者本身具有高心血管风险,降低胆固醇在预防心血管疾病中的价值已经在 CKD 患者中得以证实。虽然已有研究清楚地表明他汀类药物在早期 CKD 中的实质性益处,但在 ESKD 中的作用仍存在争议。最近的研究还表明,大剂量他汀类药物在该人群中的安全性仍然不确定。对这类人群的风险和收益的评估主要取决于基线风险。

**(史琳娜 译 谭荣韶 审)**

# 推荐阅读

Baigent C, Landray MJ, Reith C, et al. The effects of lowering LDL cholesterol with simvastatin plus ezetimibe in patients with chronic kidney disease (Study of Heart and Renal Protection): a randomised placebo-controlled trial. *Lancet*. 2011;377(9784):2181–2192.

Cholesterol Treatment Trialist (CTT) Collaboration, Herrington WG, Emberson J, et al. Impact of renal function on the effects of LDL cholesterol lowering with statin-base regimens: a meta-analysis of individual participant data from 28 randomised trials. *Lancet Diabetes Endocrinol*. 2016;4:829–839.

Dormuth CR, Hemmelgarn BR, Paterson JM, et al. Use of high potency statins and rates of admission for acute kidney injury: multicenter, retrospective observational analysis of administrative databases. *BMJ*. 2013;346:f880.

Haas ME, Levenson AE, Sun X, et al. The role of proprotein convertase subtilisin/kexin type 9 in nephrotic syndrome-associated hypercholesterolemia. *Circulation*. 2016;134:61–72.

de Jager DJ, Grootendorst DC, Jager KJ, et al. Cardiovascular and noncardiovascular mortality among patients starting dialysis. *JAMA*. 2009;302(16):1782–1789.

Maji D, Shaikh S, Solanki D, Gaurav K. Safety of statins. *Indian J. Endocrinol. Metab*. 2013;17(4):636–646.

Palmer SC, Craig JC, Navaneethan SD et al. Benefits and harms of statin therapy for persons with chronic kidney disease: a systematic review and meta-analysis. *Ann Intern Med*. 2012;157:263–275.

Robinson JG, Farnier M, Krempf M, et al. Efficacy and safety of alirocumab in reducing lipids and cardiovascular events. *N Engl J Med*. 2015;372(16):1489–1499.

Sabatine MS, Giugliano RP, Keech AC, et al; FOURIER Steering Committee and Investigators. Evolocumab and clinical outcomes in patients with cardiovascular disease. *N Engl J Med*. 2017;376:1713–1722.

Sabatine MS, Giugliano RP, Wiviott SD, et al. Efficacy and safety of evolocumab in reducing lipids and cardiovascular events. *N Engl J Med*. 2015;372(16):1500–1509.

Wanner C, Tonelli M, Kidney Disease: Improving Global Oucomes (KDIGO) Lipid Work Group. KDIGO clinical pracice guideline for lipid management in chronic kidney disease. *Kidney Int*. 2013;3:1–46.

de Zeeuw D, Anzalone DA, Cain VA, et al. Renal effects of atorvastatin and rosuvastatin in patients with diabetes who have progressive renal disease (PLANET I): a randomised clinical trial. *Lancet Diabetes Endocrinol*. 2015;3:687–696.

Zewinger S, Kleber ME, Rohrer L, et al. Symmetric dimethylarginine, high-density lipoproteins and cardiovascular disease. *Eur Heart J*. 2017;38(20):1597–1607.

# 第7章

## 营养在心肾疾病中的作用

Jaimon Kelly, Katrina Campbell, Juan Jesús Carrero

众所周知,饮食习惯对心血管疾病(cardiovascular disease, CVD)风险的影响,既通过影响 CVD 的危险因素,如血脂、血压、体重和糖尿病,也通过这些因素之外的途径独立影响 CVD 风险。健康饮食的潜在作用远比提供多种营养成分更复杂,而且预防心脏疾病的公众健康推荐也逐渐由对单一营养的关注转移到对食物整体和饮食模式的关注,这种模式更容易被转换成饮食推荐。饮食模式方法相应认为是从评估单一危险因素转移到评估总体危险预测。

慢性肾脏病(CKD)患者有发生 CVD 并发症的高风险,反之,CVD 并发症成为这些患者最常见的死因。传统的 CKD 饮食管理主要关注饮食中能量、蛋白的数量,以及对单一微量营养的限制,而很少注意饮食质量。目前存在通过限制水果和蔬菜的摄入以防止饮食所致高钾血症发生的趋势。尽管这些实践有临床重要性,但是对大部分患者来说,坚持如此限制性的饮食推荐是困难且有挑战性的。这也许可用与 CKD 相关的经济和社会困难来解释,但需要强调的是对钠、钾、磷的限制是基于整体饮食质量及简单的全面饮食向西方饮食、方便、快捷、过度加工的食物转变为代价而折中制定的。据有效报告提供的证据显示,透析患者整体饮食质量低下,与预防 CVD 的推荐饮食并不一致。

本章将回顾目前用于预防 CVD 的饮食建议。本文将详细阐述通常研究的饮食模式对 CKD 患者的适用性以及使用这些建议对肾脏特异性的争论。其次,本文将简要概述目前 CKD 指南中未涉及的营养素和食品,即水果、蔬菜、碳水化合物和多不饱和脂肪对肾脏健康的潜在积极影响。最后,本文将提供一些饮食计划的实例,这些案例通过调整心脏保护饮食方案以适应 CKD 的特殊要求。

## 预防心脏病的膳食建议

在生命的各个阶段,健康的饮食行为对预防和治疗心脏疾病是不可或缺的。美国心脏协会和欧洲心脏病学会发表了关于对心脏健康饮食而言具体营养成分必需比例的指南推荐（表7.1）。然而，两个指南的内容，除了少数例外情况，证据大多基于观察性研究。

这些指导的最新修订已经逐步从以营养为基础发展为以食物为基础的饮食模式，这些食物为基础的模式更容易转化为对患者进行指导。这不是为了减少达到营养需求的重要性，而是为了达到转化目的，基于食物的科学证据结果使得提供实用的建议机会成为可能且更可取，从而使这些推荐在购买、准备和提供食物和饮料时容易被应用。为达到营养目标，2013 年美国心脏协会/美国心脏病学院（American Heart Association/American College of Cardiology, AHA/ACC）在降低心脏疾病风险的生活方式管理指南上推荐一种强调蔬菜、水果和全谷物摄入的膳食模式，这一模式还包括低脂饮食乳制品、家禽、鱼、豆类、非热带植物油以及坚果，并且限制甜食、含糖饮料及红肉（后文以 AHA 饮食指代）。

表 7.1 来自 AHA 和 ESC 对心脏病二级
预防单种营养推荐的概要

| AHA 推荐* | ESC 推荐† |
|---|---|
| 总脂肪<饮食能量的 30% | SFA<总摄入能量的 10%，可用 PUFA 替代 |
| SFA<饮食能量的 10% | |
| MUFA<饮食能量的 30% | 反式脂肪酸:尽可能少 |
| 胆固醇<300mg/d | 盐<5g/d |
| 蛋白质 ≥ 饮食能量的 15% | 鱼至少每周 2 次，其中一次为富含脂肪的鱼 |
| 碳水化合物<饮食能量的 60% | 纤维 30~45g/d，来自全谷物、水果和蔬菜 |
| 盐<2 400mg/d | 水果 200g/d(2~3 份) |
| 纤维>25g/d | 蔬菜 200g/d(2~3 份) |
| | 酒，男性 2 杯/d（酒精 20g/d），女性 1 杯/d(酒精 10g/d) |

AHA,美国心脏协会;CVD,心血管疾病;ESC,欧洲心脏病学会;MUFA,单不饱和脂肪酸;PUFA,多不饱和脂肪酸;SFA,饱和脂肪酸。

* *Circulation*(2000)102:2284-2299.

† *European Heart Journal*(2012)33:1635-1701.

与这些推荐相一致的饮食模式包括得舒饮食（Dietary Approaches to Stop Hypertension，DASH；即终止高血压饮食）、地中海饮食、素食饮食。这些模式代表了全面具有预防潜能的饮食，因为它们采用了一些有利的饮食营养和生活习惯的联合。例如，摄入低盐和减少过度加工食物的连带好处，过度加工食物含盐量高，增加蔬菜和水果的摄入等。富含 ω-3 脂肪酸的食物代表增加鱼的摄入，而不是用富含饱和脂肪的食物替代。

## 膳食模式：在肾病中的证据和应用实践

在 CVD 和肾脏疾病中，当具有心脏保护膳食模式被保健专家认可时，则代表了一种可改善患者的短期和长期预后的具有实践意义的营养处方。在普通人群中，上述食物模式的有效性，特别是与心血管危险因素相关的有效性方面已被大型研究证据证实。因此，这些食物模式可能为 CKD 患者人群的 CVD 风险营养管理提供一个新的路径。

### 得舒饮食对于慢性肾脏病有意义吗？

DASH 饮食不仅强调水果和蔬菜、脂饮食和复合碳水化合物（全谷物），而且 DASH 限制大量肉类及其自由选择。它含有高的纤维、蛋白质、镁、钙、钾，低的饱和脂肪酸等食物成分。因此，DASH 饮食中含有高的钾、磷和蛋白质，故具有心脏保护的 DASH 饮食在是否适合 CKD 患者上有很大争议。然而，实践中经过改进后具有实现心脏保护的 DASH 饮食在 CKD 中仍然可行，其推荐如表 7.2 所示。

表 7.2　DASH 饮食的特点和在 CKD 中应用的
关键考虑因素

| 食物组 | 目标份数* | 在 CKD 中的考虑因素 |
|---|---|---|
| 粮食和谷物 | 6~8 份/d | 至少 50% 来自全谷物纤维目标含量>6g/100g |
| 水果和果汁 | 4~5 份/d | 低钾水果（如需要），果汁不合适 |
| 蔬菜 | 4~5 份/d | 仅在需要时选择低钾蔬菜 |

| 食物组 | 目标份数* | 在 CKD 中的考虑因素 |
| --- | --- | --- |
| 肉、家禽和鱼 | <2 份/d | 腹膜透析:限制动物蛋白质每日 2 次,每份 65g(手掌心大小)<br>血液透析:每日限制 2 次,每份 125g(手掌大小) |
| 乳制品 | 2~3 份/d | 低脂:250mL 牛奶,40g 芝士,200g 酸奶<br>如合适,用含磷更低不含奶的替代品 |
| 坚果、种子和豆类 | 4~5 份/周 | 不含盐,30g(一小把)相当于 1 份肉 |
| 脂肪和油 | 2~3 份/d | 强调健康油:每日摄入 30~40g(一汤勺)不饱和油 |
| 糖,添加糖和其他加工食物 | <5 份/周 | 在可能的情况下限制,注意:食物添加剂来源的钾和磷含量大且生物利用度高 |

CKD,慢性肾脏病;DASH,得舒饮食。

* 每份的分量参考相关膳食指南。表中灰底部分表示需要警惕摄入蛋白质过量的食物。

### 地中海饮食对于慢性肾脏病有意义吗?

　　与明确定义的 DASH 饮食模式相反,没有一个标准的地中海饮食。然而,广泛应用的地中海饮食一词反映了地中海沿岸国家居民传统实行的一种多样化饮食习惯,被当地人广泛认可。地中海饮食模式通常富含不饱和脂肪酸、水果、蔬菜、豆类、纤维和适当饮用红酒。这种膳食模式在一般人群中已被证实对减少心血管事件风险是有效的。在 CKD 患者中观察分析发现这种膳食也能延缓终末期肾病的进展。然而,在目前广泛应用的肾脏最佳营养指南中,地中海饮食中强调的特定食物和营养的益处并没有起重要的作用。因而,在实践中需要调整以使地中海饮食更符合 CKD 患者,如表 7.3 所示。

表 7.3　地中海饮食的特点和在 CKD 中的关键考虑因素

| 食物组 | 目标份数[*] | 在 CKD 中的考虑因素 |
| --- | --- | --- |
| 水果 | 1~2 份/正餐 | 仅在需要时选择低钾水果 |
| 蔬菜 | 2 份/正餐 | 仅在需要时选择低钾蔬菜 |
| 谷物 | 1~2 份/正餐 | 至少 50% 来源于全谷物,纤维量>6g/100g |
| 土豆 | 3 份/周 | 一小块土豆,焯水后烹饪,除非有医嘱否则没有必要限制 |
| 橄榄油 | 1 份/正餐 | 每日 2~3 次,每次 15mL(一汤匙),用橄榄油代替其他油 |
| 坚果 | 1~2 份/d | 不含盐;30g(一小把)相当于 |
| 豆类 | 2 份/周 | 1 份肉的量 |
| 乳制品 | 2 份/d | 首选低脂:250mL 牛奶,40g 芝士,200g 酸奶 |
| 蛋类 | 2~4 份/周 | 一餐目标<2 份 |
| 鱼 | 2 份/周 | 地中海饮食的份量最符合最 |
| 白肉 | 2 份/周 | 佳实践指南中的蛋白质量 |
| 红肉 | <2 份/周 | [<1g/(kg·d)] |
| 甜食和其他加工食物 | <2 份/周 | 在可能的情况下限制。注意:该食物来源的钾和磷含量大并且生物利用度高 |
| 发酵饮料 | 1~2 杯/d | |

CKD,慢性肾脏病。

[*] 每分的分量参考相关膳食指南。表中灰底部分表示需要警惕摄入蛋白质过量的食物。

Adopted from Bach-Faig A, Berry EM, Lairon D, et al. Mediterranean diet pyramid today. Science and cultural updates. Public Health Nutr 2011; 14: 2274-2284.

**进展性慢性肾脏病和透析患者中的心血管疾病特定饮食建议的调整**

对晚期 CKD 和终末期肾病患者来说,通过维持健康饮食模式来全面降低 CVD 的风险是复杂的,因为 DASH、AHA 及地中海饮食中富含钾、钙,也存在发生高钾血症、高磷血症和血管钙化的潜在风险。此外,这些饮食的典型模式的蛋白质含量高于透析前 CKD 患者饮食中的蛋白质推荐量。正如表 7.4 描述的一样,CKD

表 7.4　经典饮食模式的营养成分与循证 CKD 指南营养成分比较

| 营养 | 地中海饮食 | DASH† | AHA* | 美国饮食指南‡ | CKD 饮食§ | 透析§ |
|---|---|---|---|---|---|---|
| 蛋白质(%EEI) | 19.7 | 18 | 15 | 10~35 | 10 | 15~18 |
| 脂肪(%EEI) | 35.2 | 27 | <30 | 20~35 | <30 | <30 |
| 饱和脂肪(%EEI) | 11.1 | 7 | <10 | <10 | <7 | <7 |
| 单不饱和脂肪(%EEI) | 15.4 | 10 | >30,总计 | 11 | >20 | >20 |
| 多不饱和脂肪(%EEI) | 5 | 7 | | NR | >10 | >10 |
| 碳水化合物(%EEI) | 43.6 | 58 | <60 | 45~65 | 50~60 | 50~55 |
| 纤维(g/d) | 36.9 | 30 | >25 | 20~30 | 20~30 | 20~30 |
| 钠(mg/d) | 3 616 | 2 886 | <2 400 | <2 300 | <2 400 | <2 400 |
| 钾(mg/d) | 6 132 | 4 589 | NR | 4 700 | 2 000~4 000 | 2 000~4 000 |
| 磷(mg/d) | 2 226 | 1 481 | | 700 | 800~1 000 | |
| 钙(mg/d) | 1 409 | 1 220 | | 1 000~1 200 | 700 | |

AHA,美国心脏协会;CKD,慢性肾脏病;DASH,得舒饮食;EEI,估计能量摄入值;NR,无推荐。

* Lichtenstein AH, Appel LJ, Brands M, et al. Diet and lifestyle recommendations revision 2006: a scientific statement from the American Association Nutrition Committee. *Circulation* 2006;114:82-96.

† Serra-Majem L, Bes-Rastrollo M, Román-Viñas B, et al. Dietary patterns and nutritional adequacy in a Mediterranean country. *Br J Nutr* 2009;101 (Suppl 2):S21-S28.

‡ U. S. Department of Health and Human Services and U. S. Department of Agriculture. Available at http://health. gov/dietaryguidelines/2015/ guidelines/.

§ 根据 K/DOQI 指南推荐。

患者的营养摄入建议大部分与美国膳食指南推荐一致,根据需要可小幅调整采用不含乳制品的替代品降低钙和食用含钾低的水果、蔬菜。虽然 DASH 和地中海饮食富含蛋白质(按占消耗总热量的百分比),这些饮食中含更高的植物蛋白比例,但植物蛋白可能具有肾脏和心脏保护作用。植物来源的磷和钙的生物利用度低,这进一步增强了这些饮食可能具有的肾脏保护潜能。相反,西方饮食含更高的动物蛋白,动物蛋白含生物利用度高的磷和钾,并促进肠道功能失调及增加尿毒症毒素的产生,后者被认为与 CVD 有关。

# 慢性肾脏病患者中选择心脏保护模式饮食的食物成分的依据

## 鱼和 ω-3 的摄入

饮食中脂肪的质量在 CVD 的预防上具有重要的意义。当用单不饱和脂肪酸替代饮食中饱和脂肪酸或碳水化合物时有利于增加高密度脂蛋白胆固醇(high-density lipoprotein,HDL)。当用多不饱和脂肪酸替代饱和脂肪酸时可降低低密度脂蛋白胆固醇和 HDL。多不饱和脂肪酸可分为两个主要亚型:ω-6 脂肪酸,主要源于植物性食物;ω-3 脂肪酸,主要来自多脂鱼。二十碳五烯酸(eicosapentaenoic,EPA)和二十二碳六烯酸(docosahexaenoic,DHA)是多不饱和脂肪酸家族最重要的代表。在普通人群中 ω-3脂肪酸能减少 CHD 的死亡率和轻微卒中的发生率的证据一致。CVD 的二级预防指南推荐经常吃鱼,至少每周 2 次。该作用的机制可能与 ω-3 脂肪酸能抑制血小板聚集、抗炎、抗增殖、扩张血管等功能,并能降低花生四烯酸的效能、白三烯和细胞因子的产生,以及增加前列腺素-I$_3$ 的产生等有关。这些有益的作用可能对晚期肾脏病患者有额外益处。

检测饮食摄入的质量研究显示,CKD 患者很少摄入鱼和 ω-3脂肪酸,随之 ω-3 脂肪酸在血浆、红细胞及组织中的比例降低。在给 CKD 患者补充 ω-3 脂肪酸潜在作用的研究显示,补充 ω-3脂肪酸不仅能降低甘油三酯水平,延缓 CKD 的进展,提高透析通路的开通率,并且可能改善全身炎症反应、氧化应激和尿毒症瘙痒。在终末期肾脏疾病患者的研究中显示,吃鱼和补充 ω-3 脂肪酸与提高血管通路的开通率,改善血栓栓塞的程度,降低潜在心血管发病率和死亡风险相关。然而,小样本、短期研究和对大多数病例的观察中提出的全面证据并未有定论。

为了心脏保护作用,提倡 CKD 患者增加 ω-3 脂肪酸的补充或鱼油的摄入。首选补充天然的 ω-3 脂肪酸(如,多脂鱼),但对非透析的 CKD 患者需要考虑不同物种蛋白质摄入量或者蛋白质/磷的比例(表 7.5)。因为饲养鱼常用面粉和富含可生物利用磷的产品来促进其快速生长,导致其含大量的磷,所以野生多脂鱼优于饲养鱼。考虑到多脂鱼高昂的价格,可考虑将补充 ω-3 脂肪酸作为有吸引力的替代。在 CKD 患者的研究中,这些产品的不良反应报道少,并且一般局限在胃肠道不适。

## 最佳水果和蔬菜的摄入:权衡利弊

增加水果和蔬菜的摄入以满足健康的饮食习惯,特别是那些已知含有高钾的食物,由于可能导致高钾血症,通常被谨慎推荐。膳食纤维相关的心脏保护功能,产生碱性物质的特性,有利于肠道健康和提供抗氧化剂等作用都已被证实,在 CVD 和肾脏疾病中有重要的作用,详见表 7.6。这需要平衡其潜在的离子毒性,固而常规监测。

表 7.5  100g 不同种类野生多脂鱼的磷/蛋白质比率

| 脂肪鱼 | 蛋白质(g) | 磷(mg) | 磷/蛋白质比率 |
|---|---|---|---|
| 鳀鱼 | 17.6 | 182 | 10.34 |
| 鲭鱼 | 15.4 | 157 | 10.19 |
| 金枪鱼 | 22.0 | 230 | 10.45 |
| 鳟鱼 | 15.7 | 208 | 13.24 |
| 三文鱼 | 18.4 | 250 | 13.58 |
| 沙丁鱼 | 18.1 | 475 | 26.24 |

Modified from Barril-Cuadrado G, Puchulu MB, Sánchez-Tomero JA. Table showing dietary phosphorus/protein ratio for the Spanish population. Usefulness in chronic kidney disease. *Nefrologia* 2013;33(3):362-371.

表 7.6  在 CKD 患者中水果和蔬菜改善 CVD 相关预后的机制总结

| 机制 | 理由和考虑 |
|---|---|
| **基本产物** | |
| 治疗代谢性酸中毒 | 含硫的动物蛋白是天然的酸产物,包括葱和十字花科蔬菜 |
| | 蔬菜和水果中的钾盐是基础水平,目前已证明在 CKD4 期与处方碳酸氢盐相比 FV 可作为一个安全替代品 |

续表

| 机制 | 理由和考虑 |
| --- | --- |

**增加纤维,抗氧化剂,植物化学产物**

| 炎症和氧化应激 | FV 的纤维含量自然高于低植物性饮食的纤维含量。此外,FV 摄入的植物化学物质较多,这些物质对 CRP 和 ICAM-1 介导的炎症和氧化应激具有保护作用 |
| --- | --- |
| 减少尿蛋白 | 更高的 FV 饮食与高动物蛋白饮食相比能减少白蛋白的漏出 |
| 控制便秘 | 从 FV 中摄入的高纤维饮食能减少便秘的发生,这一作用可能通过增加粪便排泄而减轻随 GFR 降低而增加的血钾风险 |
| 短链脂肪酸产物 | 在肠道内促进糖酵解,产生短链脂肪酸,它能改善脂代谢及胰岛素抵抗 |
| 尿毒症毒素 | 众所周知,素食调控肾肠轴的生态失调,并减少导致心肾综合征的关键神经血管毒素 |

**非等效的生物利用度**

| 预防营养不良 | 调整动物-植物性蛋白比例使具有更低生物利用度的植物性蛋白来源的摄入增加,可能具有"保护肾脏"的作用,最终确保 CKD 患者饮食中摄入充足的蛋白质以预防蛋白质-能量消耗的发生 |
| --- | --- |

**减少钠**

| 血压<br>内皮功能 | FV 是天然的低盐食物,它能通过控制细胞外液量和动脉弹性来控制血压 |
| --- | --- |

**降低能量和饱和脂肪**

| 体重管理<br>脂肪代谢和减轻体重 | FV 可作为食物来源的饱和脂肪酸替代品,可在饮食中控制脂肪酸的水平,有证据显示其能控制胆固醇 |
| --- | --- |

续表

| 机制 | 理由和考虑 |
| --- | --- |
| **长期预后** | |
| 延迟透析<br>降低死亡风险 | 大型观察研究证据支持健康饮食指数（反映饮食指南依从性达标率），DASH饮食和地中海饮食减少肾脏相关死亡率和延迟初始透析时间 |

CKD,慢性肾脏病;CRP,C 反应蛋白;CVD,心血管疾病;DASH,得舒饮食;FV,水果和蔬菜;GFR,肾小球滤过率;ICAM-1,细胞间黏附分子 1。

## 碳水化合物的质量:全谷物、血糖指数和添加糖的考虑

高能量密度、低营养来源的碳水化合物,包括含高血糖指数和添加糖的精炼和高度加工的食物,对 CKD 患者来说,它们可能通过各种机制加速 CVD 患者病情的恶化。在前期临床研究中,果糖能引起肾小球肥大和加速 CKD 的进展。反之,在临床试验中,低果糖饮食已证明能减轻炎症及改善血压。添加糖可能升血糖,损伤 NO 介导的血管反应。在过度加工的食物中的磷和其他添加剂,低营养来源的碳水化合物(如可乐饮料、饼干和蛋糕)可能通过次磷酸盐的激增直接影响血管健康和血管钙化风险。然而,这些转化到临床会如何影响 CKD 患者的临床结局,仍有待研究。

反过来,碳水化合物的质量,特别是饮食中纤维的含量对心血管风险的治疗益处是广泛被认可的,传统机制支持高质量碳水化合物的益处,包括富含膳食纤维、延缓胃排空、隔离胆汁酸、改善胰岛素抵抗和控制体重等方面已得到很好的证明。有大量的荟萃分析总结发现,在血压、高血脂、血糖控制和糖尿病管理及炎症等方面,碳水化合物的质量是有益处的。重点是,一些荟萃分析提示这种强化的益处与量和时间有关,并且参与了心血管事件的最高风险。然而,针对 CKD 的具体研究有限,碳水化合物的质量可能在 CKD 的进展中起作用,并且影响 CKD 患者的预后(全因死亡率)。表 7.7 详述了碳水化合物在心肾综合征中作用的潜在机制,包括传统的(在一般人群中得到确认)和新的(与影响血肌酐和/或肠道微生物相关的)机制。

**表 7.7** 碳水化合物的质量影响心肾综合征的
传统和新的可能机制

| | 传统的 | 新的 |
|---|---|---|
| **胆固醇** | • 结合胆汁酸和胆固醇(形成微胞,上调LDL 受体,增加清除)<br>• 减轻血糖反应(降低对促进肝胆固醇合成的胰岛素的刺激) | • 通过 SCFA 产物抑制肝胆固醇合成<br>• 胆固醇和胆汁的微生物代谢 |
| **体重** | • 增加胃扩张后的饱腹感(刺激迷走神经的饱腹信号)<br>• 吃富含纤维的食物以降低能量密度 | • 食欲调节(通过SCFA 调节肠激素和神经递质的释放)<br>• 通过膳食纤维改变能量获取效能(通过微生物) |
| **糖尿病控制** | • 较低的食物血糖指数将降低血糖,这反映了高血糖可能影响血管功能<br>• 延缓胃排空<br>• 降低腔内淀粉的生物利用度 | • 提高胰岛素的敏感性(通过 SCFA 调节血糖转运体的表达)<br>• 激活肠道糖异生(通过微生物) |
| **血压** | • 改善胰岛素抵抗<br>• 体重控制 | • 血管紧张素转换酶抑制剂多肽的细菌性产物的生成 |
| **尿毒素管理** | • 代替其他食物成分如:蛋白质,有利于酵母菌发酵 | • 抑制生成尿毒症毒素的细菌性产物改变尿素的肠肝循环(通过微生物代谢对血肌酐和尿素进行弥散) |

续表

| | 传统的 | 新的 |
|---|---|---|
| **炎症** | • 改善心脏代谢危险因素 | • 通过有益菌的选择性生长增加肠壁的完整性<br>• 减少细菌产生的肾血管毒素 |

LDL,低密度脂蛋白;SCFA,短链脂肪酸。

## 操作策略:营养管理计划和依从性评估

表7.8提供了一个匹配相应热量和蛋白质量的膳食计划示范,并根据DASH饮食(增加水果和蔬菜、全谷物、少盐)和地中海饮食(增加单不饱和脂肪酸和多不饱和脂肪酸,增加蔬菜水果、全谷物、橄榄油和坚果)的重要特征进行调整。两种调整后的膳食计划结果都增加了水果和蔬菜的摄入从而使膳食纤维量得以增加,同时减少了盐的摄入。因此,这两种传统的心脏保护饮食模式都增加了钾和磷的摄入。故为满足某些个体处方对饮食限制的需求,这些模式需要进一步改进。然而,这些对比仅显示了怎样通过改变一些食物成分以符合每一种膳食模式。

饮食习惯的改变是复杂的。虽然意图是好的,但是对患者饮食管理进行不适当或不完全的指导可能产生不良影响。(医务人员)作为行为改变的协调者,理解和处理患者可能存在的障碍,以一种及时的方式提供支持,并且建立其自我效能是非常重要的,同时还能帮助减轻患者的沮丧感以免影响依从性。通常意义的障碍包括缺乏实践知识——如何把变化融入日常生活中——包括购物、外出就餐和对社会活动的影响,以及成为家人和朋友的"负担"等。强烈推荐联系一位受过激励性咨询训练的肾脏病注册营养师以帮助患者从满足其需求的健康膳食模式中选择食物。

CKD患者喜欢选择个体化的营养支持,并希望能有同伴支持,以及结合常规监测和反馈的反复指导。我们从PREDIMED等成功的研究中得知,为达到饮食的转变必须进行至少每3个月一次的个人和群体联合干预。自我监测和反馈策略是获得并维持推荐膳食模式的依从性的一个整体组成部分。尽管没有在CKD患者中进行正式测试,但是简化的评估工具能促进基于推荐膳食模式的自我监测。这些简化评估工具包括"餐盘评分"

表 7.8　传统透析饮食和 DASH 或地中海饮食等心脏保护膳食模式的菜谱举例

| 餐次 | 菜谱举例* | DASH 饮食调整 | 地中海饮食调整 |
|---|---|---|---|
| 早餐 | 蔓越莓汁,4 盎司<br>鸡蛋(2 个)或 1/2 杯鸡蛋替代品<br>白面包,2 片,抹黄油或者果酱 | 3/4 杯煮燕麦粥加 1/2 杯浆果(蓝莓、覆盆子) | 1/4 杯希腊酸奶加 1/2 杯浆果<br>1/2 烤燕麦面包和 10 颗杏仁 |
| 午餐 | 金枪鱼沙拉三明治(3 盎司金枪鱼加生菜和蛋黄酱)<br>凉拌卷心菜,1/2 杯<br>碱水面包(低盐)<br>桃,1/2 杯<br>姜汁汽水,8 盎司 | 金枪鱼沙拉三明治(3 盎司金枪鱼,全麦面包 2 片,加生菜和蛋黄酱)<br>1 杯沙拉(荷兰豆、胡萝卜、甜椒)加 1 大勺橄榄油 | 金枪鱼沙拉三明治(3 盎司金枪鱼加橄榄油,全麦面包 2 片,加生菜和蛋黄酱)<br>1 杯沙拉(荷兰豆、胡萝卜、胡椒粉)加 1 大勺橄榄油<br>1/2 杯桃和 1 大勺酸奶 |
| 晚餐 | 汉堡肉饼,4 盎司,加 1~2 小勺番茄酱<br>沙拉(1 杯):生菜、黄瓜、萝卜、菜椒和橄榄油和醋等酱料<br>柠檬水,8 盎司 | 土耳其烘肉卷(1 片),加拌黄油的绿豆、豌豆和西蓝花(每份 1/2 杯)<br>果汁冰糕(2 个球),或 1/2 杯桃和 1 大勺奶油 | 地中海比萨,含全麦饼基、橄榄油和大蒜,鸡胸肉片(3 盎司),烤菜椒、蘑菇和少盐芝士(1 盎司) |

续表

| 餐次 | 菜谱举例* | DASH 饮食调整 | 地中海饮食调整 |
|---|---|---|---|
| 零食 | 牛奶, 4 盎司 | | |
| 选择 | 1 片苹果派 | 1 把混合坚果 (不含盐) | 1 把混合坚果 (不含盐) |
| | | 1 个苹果或水果罐头干果, 1 | 1 个苹果或水果罐头或干果 |
| | | 把浆果或葡萄 | 1 把浆果或葡萄 |
| 热量 | 2 150kcal | 2 150kcal | 2 150kcal |
| 蛋白质 | 91g | 91g | 95g |
| 钠 | 2 300mg | 920mg | 1 350mg |
| 钾 | 1 800mg (46mmol) | 3 300mg (85mmol) | 3 000mg (77mmol) |
| 磷 | 950mg | 1 400mg | 1 400mg |
| 纤维 | 16g | 40g | 37g |

DASH, 得舒饮食。

计量单位换算 : 1 小勺 ≈ 5mL, 1 大勺 ≈ 15mL, 1 杯 ≈ 236mL, 1kcal ≈ 4.186kJ。

* Sourced from https://www.kidney.org/atoz/content/dietary_hemodialysis (accessed August 11, 2016) .

（Rate Your Plate；http：//www. dashdietoregon. org/Rate-Your-Plate）
和"地中海饮食评分（Your Med Diet Score）"（https：//oldway-
spt. org/system/files/atoms/files/RateYourMedDietScore. pdf），这两
个单次评估工具可各自评估患者的 DASH 饮食和地中海饮食依
从性。这些工具可提供一般性反馈、激励性信息和促进患者增加
摄食以达到目标推荐量的小贴士。

# 总结

对肾脏病患者而言，支持患者饮食改为健康膳食模式的推荐
包括：
- 提供与患者情况匹配的个体化、合适的支持。
- 为每一个患者选择最合适的饮食模式构成，以与患者饮食限
  制达到平衡（如，增加橄榄油的摄入以维持稳定的能量摄入）。
- 支持经常性联系，开始至少每 3 个月一次的面对面和/或利用
  健康热线通信（手机、短信、电子邮件等）等方法进行联系。
- 管理关键障碍，如外出就餐，包括事先看菜单和增强患者对膳
  食选择策略的能力。
- 优化自我监测和反馈机制以适合每一患者支持患者的长期自
  我管理。

（郑媛媛　刘岩　译　谭荣韶　审）

## 推荐阅读

Bach-Faig A, Berry EM, Lairon D, et al. Mediterranean diet pyramid today. Science and cultural updates. *Public Health Nutr* 2011;14(12A):2274–2284.

Eckel RH, Jakicic JM, Ard JD, et al. 2013 AHA/ACC guideline on lifestyle management to reduce cardiovascular risk: a report of the American College of Cardiology/American Heart Association Task Force on Practice Guidelines. *J Am Coll Cardiol* 2014;63(25 Pt B):2960–2984.

Estruch R, Ros E, Salas-Salvado J, et al. Primary prevention of cardiovascular disease with a Mediterranean diet. *N Engl J Med* 2013;368(14):1279–1290.

Kelly JT, Palmer SC, Wai SN, et al. Healthy dietary patterns and risk of mortality and ESRD in CKD: a meta-analysis of cohort studies. *Clin J Am Soc Nephrol* 2017;12(2):272–279.

Kwasnicka D, Dombrowski SU, White M, et al. Theoretical explanations for maintenance of behaviour change: a systematic review of behaviour theories. *Health Psychol Rev* 2016;10(3):277–296.

Luis D, Zlatkis K, Comenge B, et al. Dietary quality and adherence to dietary recommendations in patients undergoing hemodialysis. *J Ren Nutr* 2016;26(3):190–195.

Palmer SC, Hanson CS, Craig JC, et al. Dietary and fluid restrictions in CKD: a thematic synthesis of patient views from qualitative studies. *Am J Kidney Dis* 2014;65(4):559–573.

# 第8章

## 透析导入前患者的蛋白质、热量和脂肪的需要

Tahsin Masud，William E. Mitch

## 营养治疗目标

慢性肾脏病（CKD）的饮食治疗目标：①减少含氮废物的堆积和改善尿毒症的代谢紊乱表现；②防止蛋白质储备的丧失；③延缓CKD的进展。幸运的是，限制蛋白的低蛋白饮食（low protein diet，LPD）可通过降低尿毒症毒素的水平以及减少硫酸盐、磷、钾和钠的积累来改善尿毒症症状。具体来说，大多数尿毒症毒素来源于饮食蛋白质的分解代谢，而高蛋白饮食总是与CKD患者体内盐、磷和其他矿物质的蓄积有关（图8.1）。因此，如果采用LPD饮食，是可以改善CKD相关的特定并发症的，包括代谢性酸中毒、肾性骨营养不良、高钾血症和高血压。基于这些理由，限制蛋白质饮食被用于治疗慢性尿毒症患者已达数十年。

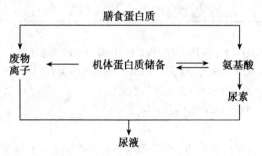

图8.1 健康成人和慢性肾脏病患者应用富含蛋白质的食物在体内转换的流程图。该图显示蛋白质转换为氨基酸后可建立新的机体蛋白质储备。多余的蛋白质则转换为尿素，并必须经肾脏排出体外，因此在肾功能不全时，尿素就会在体内蓄积

# 蛋白质需要量的评估

## 氮平衡和蛋白质需要量

氮平衡(nitrogen balance,Bn)是评估膳食蛋白质需要量的经典方法:负氮平衡意味着蛋白质储存正在减少,零氮平衡或正氮平衡表示机体蛋白质的储备得以维持稳定或增加。根据 Bn 的测量结果,世界卫生组织(World Health Organization,WHO)的结论是,从事中等强度的身体活动并摄入足够(但不过量)能量的健康成年人的平均蛋白质需要量约为 0.6g/(kg·d)。针对 CKD 患者的 Bn 测量表明,只要 CKD 患者没有特殊的分解代谢状况,相同水平的饮食蛋白也会达到零氮平衡。此外,WHO 认为在 0.6g/(kg·d)蛋白质饮食的基础上加上该平均值的 2 个标准差使膳食蛋白质需求达到 0.75g/(kg·d),这一膳食蛋白数值被设定为"安全摄入水平",因为它满足了 97.5%以上的健康成年人的饮食要求。同样,CKD 患者也有同样的需求。关于这些建议有两个注意事项:第一,对于肥胖或水肿患者,制定或监测 LPD 遵守情况时,应根据患者的身高来计算理想体重(ideal body weight,IBW)(表 8.1)。第二,提供超过这些量的饮食蛋白质会增加毒素和矿物质的产生和蓄积,从而导致尿毒症状。

**表 8.1　从 24 小时尿尿素氮的排泄量来估算饮食蛋白质处方的依从性**

**公式**

1　$B_N = I_N - U - NUN$,其中 $NUN = 0.031g\ N/kg$(体重)

2　如果 $B_N = 0$,那么 $I_N = U + 0.031g\ N/kg$(体重)

3　当 BUN 不变时,那么 $U = UUN$,且

4　$I_N = UUN + 0.031g\ N/kg$(体重)

**举例**

一位 40 岁的女性在接受蛋白质为 0.6g/(kg·d)(如:60kg×0.6g 蛋白质/kg=36g 蛋白质)的饮食指导后 1 个月后复诊

体重:60kg;UUN=4.1g/d;NUN=0.031g N×60kg=1.86 N/d

如果 $B_N = 0$,那么 $I_N = UUN + NUN = 4.1 + 1.86 = 5.96g$,N=5.96g N×6.25g 蛋白质/g N=37.3g 蛋白质/d

$B_N$,氮平衡(g N/d);BUN,血尿素氮;$I_N$,氮摄入量(g N/d);N,氮;NUN,非尿素氮(g N/d);U,尿素氮生成率(g N/d);UUN,24 小时尿尿素氮(g N/d)。

# 零氮平衡的机制

## 健康人群

在西方社会,某些健康成人的蛋白质摄入量往往超过达到零氮平衡所需要的最低量或安全摄入水平。在缺乏合成代谢激素的情况下,摄入过多的蛋白质并不会增加肌肉含量,相反,机体对此的反应是增加尿素的产生以及由于高蛋白质的摄入导致的热量增加而带来的脂肪组织增加。反过来,当健康人或 CKD 患者的蛋白质摄入减少时会刺激代谢反应来促进蛋白质的代谢。这种反应包括氨基酸氧化降解也随之降低,这些可以保证更有效地再循环和利用膳食提供的必需氨基酸(essential amino acids, EAA)(见第 1 章)。

氨基酸氧化速率的降低不是唯一的代谢反应。当蛋白质的摄入量低于推荐摄入量时也会影响蛋白质的合成和降解的速率。简而言之,通过改变蛋白质的代谢来改变氮平衡(如 Bn)。显然,蛋白质的每日合成和降解率远大于氨基酸氧化率(图 8.2):一个 70kg 的成年人每日体内蛋白质的合成和降解量约为 280g。机体内每日需要合成和降解如此大量的蛋白质,其合成和降解蛋白质的速率必须经过精准调节才能达到维持零氮平衡。确切地说,当健康成人或 CKD 患者处于禁食状态时,体内储存的蛋白质就会降解。但当进食增加膳食蛋白质后,蛋白质

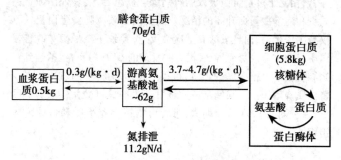

**图 8.2** 图中显示的结果为一个体重约 70kg 的成人的细胞池和血浆中的蛋白质含量,以及体内游离氨基酸的含量。细胞内蛋白质的转换量非常大[3.7~4.7g/(kg·d)],接近 1~1.5kg 肌肉所含的蛋白质。这个比例是血浆蛋白质转换量的 10 倍以上

的降解就会得到迅速抑制,并促进蛋白质的合成以补充禁食时丢失的机体储备蛋白质。从氮平衡来说,如果机体摄入营养充足的膳食,就可达到零氮平衡或正氮平衡并维持机体的蛋白质储备。这种摄入蛋白质刺激蛋白质转换速率的主要调节者为胰岛素,其原因为:抑制 EAA 的分解代谢,当蛋白合成增加时可抑制蛋白质分解。

## 慢性肾脏病患者

无并发症的晚期 CKD 患者(估算肾小球滤过率为 5~15mL/min)能非常有效地适应限制蛋白饮食。具体地说,给予 CKD 患者限制蛋白质摄入量的膳食时可迅速降低氨基酸的氧化和蛋白质降解的速率,这和给予健康成人限制蛋白质摄入量的膳食的结果一致。这种反应是有意义的,因为当患者摄入的蛋白质或氨基酸刚刚够时,患者也可达到零氮平衡。相反,当 CKD 患者摄入过量的蛋白质时,过多的蛋白质就会产生更多的尿素。假如膳食蛋白质或氨基酸摄入不足时,CKD 患者(或氨基酸)就会出现不完全的补偿性反应,导致负氮平衡并伴随机体瘦体组织的丢失。

## 限制蛋白质饮食与肾病综合征

遵照设计良好的 LPD 的肾病综合征和每日超过 5g 蛋白尿的患者,相比于过量蛋白摄入的肾病综合征患者,会表现出尿蛋白减少和血清白蛋白升高的情况。这是因为限制膳食蛋白摄入不仅减少尿蛋白,而且激活其适应性反应,导致正氮平衡并改善蛋白质代谢成分。总而言之,没有并发症的 CKD 患者,包括达到肾病综合征水平蛋白尿的患者,可以通过抑制 EAA 的氧化和减少蛋白质降解激活对限制蛋白质饮食产生的关键性代偿反应。因此,在长期的 LPD 治疗期间,患者可维持零氮平衡和机体瘦体组织。

## 损害蛋白质代谢适应性反应的慢性肾脏病相关并发症

代谢性酸中毒及胰岛素不足是 CKD 的并发症,这两者都会限制机体对 LPD 的适应性营养反应的能力。例如,在肌肉中,酸中毒和胰岛素水平减少都将刺激 EAA 的氧化和蛋白质降解加速。幸运的是,LPD 可以极大程度地降低 CKD 患者代谢性酸中毒和胰岛素抵抗发生的风险。

代谢性酸中毒干扰氮平衡的机制涉及两种分解反应。首先，支链酮酸脱氢酶(branched-chain keto acid dehydrogenase,BCKAD)能够分解支链氨基酸如缬氨酸、亮氨酸和异亮氨酸，而酸中毒则增加了 BCKAD 在骨骼肌中的活性。酸中毒也加速了蛋白质的降解，这主要是通过增加三磷酸腺苷(adenosine triphosphate,ATP)依赖的泛素-蛋白酶的蛋白水解途径的活性来实现。这些细胞反应解释了为什么代谢性酸中毒会导致负氮平衡。幸运的是，这种分解反应是可以克服的，因为酸的产生来源于动物蛋白质的代谢过程，使较高的蛋白质摄入量与血清碳酸氢盐的浓度降低之间呈现出明显的反比关系。

## 改善胰岛素抵抗

CKD 通常会引发葡萄糖不耐受，主要特征表现为空腹高血糖和高胰岛素血症。葡萄糖不耐受的一个主要原因是代谢性酸中毒，后者是 CKD 患者的常见并发症。骨骼肌和脂肪组织对葡萄糖吸收减少会发展为胰岛素抵抗，尽管肝内葡萄糖的生成是正常，且在胰岛素存在的情况下可适当得到抑制。胰岛素抵抗产生的原因在于对于每日摄入最低需求量蛋白质的 CKD 患者而言，受损的胰岛素反应会干扰氮平衡所需的抑制氨基酸氧化和蛋白质降解的适应性反应。

## 纠正酸中毒相关反应可抑制慢性肾脏病并发症

近年来，纠正代谢性酸中毒相关的论题大受关注，这很大程度上是因为进展中的 CKD 患者通过饮食控制纠正酸中毒可有效地抑制肾脏功能的快速丧失。最初，发现血清碳酸氢盐水平与血清肌酐水平之间成负相关关系。随后，De Brito-Ashurst 和他的同事们设计了对照临床试验以确定 CKD 患者代谢性酸中毒的纠正是否会减缓肾功能的丧失(即肌酐清除率或 eGFR)。历时超过两年，获得了阳性结果，该研究证实纠正酸中毒可减慢肌酐清除率的下降($P<0.000\ 1$)，减少进入慢性透析治疗的患者数量($P<0.001$)。考虑到前面的讨论，接受代谢性酸中毒治疗的患者蛋白质营养指标的改善也就不足为奇了。在另一项试验中，患者接受血管紧张素转换酶抑制剂(angiotensin-converting enzyme inhibitors,ACEI)治疗，然后随机分组给予碳酸氢钠，与碳酸氢钠含钠

量等量的氯化钠或安慰剂组。其结果是阳性的,与使用氯化钠和安慰剂的患者相比服用碳酸氢钠治疗的患者 eGFR 下降速率(用血浆胱抑素 C 水平估算)更慢。如果采用更大样本量患者进行研究,这些报告可能会有所不同,但就目前而言,纠正代谢性酸中毒是有效的。

代谢性酸中毒是如何发生发展的? 可以肯定的是,饮食中蛋白质分解代谢是体内产酸的主要来源。因此,限制膳食蛋白质能够减少酸的产生,并有助于纠正代谢性酸中毒。例如,在 2012年,Goraya 和他的同事们仅通过增加饮食中的水果和蔬菜就减少了每日所产生的酸量。该策略的基础是通过增加添加水果和蔬菜,使每日产生的酸减少 50%。总的来说,对于合并 1 或 2 期 CKD 接受 ACEI 治疗的高血压患者来说,其膳食变化仅为在日常饮食中增加 2~4 杯水果和蔬菜。其观察的结局指标包括检测降低尿中肾损害标志物的尿指标,即 N-乙酰 β-D-氨基葡萄糖苷酶和转化生长因子 $\beta_1$ 的减少。在这项试验中,无论是接受碳酸氢钠治疗还是给予 LPD 的 CKD 患者取得了类似的阳性结果。当患者服用碳酸氢钠或 LPD 时,一年内出现了类似的阳性反应:总二氧化碳量均增加。重要的是,使用富含水果和蔬菜的饮食治疗的患者肾脏损伤指标较低。

基于这些报告和通过纠正酸中毒改善营养状况的明确获益,我们建议应对患者的代谢性酸中毒进行治疗。一般认为血清 $HCO_3$ 应维持 ≥24mmol/L,通常 2~3 片 650mg 碳酸氢钠片(相当于每片 8mmol 钠),每日 2~3 次给药,具有良好的耐受性和疗效。

# 限制蛋白质摄入膳食的其他优点

## 改善高滤过、尿蛋白和血脂异常

在 CKD 实验模型和 CKD 患者中,均发现过量的膳食蛋白会引起 GFR 急性上升。这一反应可通过减少蛋白质摄入而被阻断,GFR 的降低是 LPD 有益反应之一。同样,有证据表明限制饮食中的蛋白质会降低尿蛋白的量。

在 CKD 患者中实施 LPD 时通常会限制动物来源的蛋白质(例如,肉类和乳制品)。在这种情况下,摄入的饱和脂肪下降了,从而改善了血脂谱的构成。例如,将蛋白质摄入量从 1.1g/(kg·d)减少到 0.7g/(kg·d)并维持 3 个月,已发现可提高血清脂蛋白 A-1 的含量和载脂蛋白 A-1∶载脂蛋白 B 的比值。

## 对矿物质和骨紊乱的影响

磷是动物来源的蛋白质的一个不可分割的组成部分(1g 蛋白质含磷约 13mg),所以降低蛋白质的摄入量就自然减少了磷的摄入(见第 5 章)。减少磷的蓄积会降低血清甲状旁腺激素的水平从而改善肾性骨营养不良。事实上,采取补充了酮酸类似物的 LPD 治疗 12 个月后可明显改善肾性骨软化和骨纤维化。

## 改善血压与促红细胞生成素的反应

LPD 的另一个意想不到的优点是可改善血压。在 CKD 患者中实行补充 EAA 的酮酸类似物的(very low protein diet,VLPD)治疗后,可显著降低其血压水平,可分别降低收缩压 15mmHg 和舒张压 6mmHg。这种效应,需归功于减少 30%左右的蛋白质摄入量的同时降低了 28%钠的摄入量(第 17 章)带来的效果。

随着矿物质代谢和高血压的改善,晚期 CKD[肌酐清除率≤25mL/(min·1.73m$^2$)]患者的饮食蛋白限制与改善促红细胞生成素反应相关。具体来说,在接受 LPD 与酮酸类似物治疗的患者中,维持血红蛋白恒定水平所需的促红细胞生成素剂量逐渐减少。

# 进展性慢性肾脏病患者采取限制蛋白质膳食的注意事项

两个观察性研究引起了对 CKD 患者使用 LPD 的担忧。第一,低白蛋白血症与维持性血液透析患者死亡率增加之间存在关联。有人认为,限制饮食所致的低白蛋白血症是导致营养不良的一个机制。第二,担忧 CKD 患者晚期才开始透析治疗导致预后更差,并因此建议 CKD 患者应慎重或避免 LPD 治疗。第一个担忧主要与透析患者通常存在的低血清蛋白水平相关。第二个担忧与透析患者自然出现蛋白质摄入的减少及某些营养指标恶化有关。因而有人建议 CKD 患者在疾病的"早期"就应进入透析治疗。与之相反,有研究发现晚期 CKD 患者低蛋白血症的发生发展与炎症或容量负荷过度的相关性比与实施 LPD 的关系更大。事实上,晚期 CKD 患者实施 LPD 治疗或在补充 EAA 的酮酸类似物基础上采取的更为严格的饮食控制,与开始启动慢性透析治疗的患者比较,其包括血清白蛋白在内的各种血清蛋白浓度是可以维持稳定或还有所提升。此外,还没有任何研究报告表明接受"早期"透析治疗的患者的生存率会有所提升(第11章)。

医师和营养师的最大挑战是患者对进行 LPD 治疗的依从性。基于这个原因,我们认为,有经验的营养师参与到 CKD 患者的治疗中是非常必需的。需要这些营养师/营养专家的参与是因为他/她熟悉存在于 CKD 患者中的特殊问题。此外,营养师还具备了使用调味料和补充剂使饭菜美味可口的知识。

总而言之,有充分的证据显示当合理运用时,即使是晚期 CKD 患者,LPD 治疗不会造成患者的蛋白质-能量消耗。要强调的是,必须重视对 CKD 患者的饮食教育。当患者不了解 LPD 的目的及实施方法,难以确保其饮食是恰当的,应注意避免食用那些会产生加重尿毒症症状的含氮废物的食物。

## 慢性肾脏病患者的能量代谢

### 能量代谢与蛋白质代谢

在 CKD 患者的临床研究中,蛋白质摄入量恒定于 $0.60g/(kg \cdot d)$,患者的能量摄入量在 $15\sim45kcal/(kg \cdot d)$ 的变化导致能量摄入水平较高的患者正氮平衡。此外,摄入较高能量的患者尿素减少(即以排出的尿素氮加累积的尿素氮之和计算的尿素净产量)。这些结果表明,饮食中的蛋白质被有效地利用并作为机体蛋白质的储备。

正常人与无并发症的 CKD 患者的安静和运动时的能量消耗率(能量需求)是相似的。因此,大约 $35kcal/(kg \cdot d)$ 的能量摄入能保持限制蛋白质饮食的 CKD 患者正常水平的血清蛋白质,人体测量值和氮平衡。重要的是,推荐的能量摄入水平通常使用患者的理想体重(IBW)来计算,因此如果受试者患有水肿、肥胖或营养不良,实际体重可能会高估或低估能量需求。对于正在积极运动的 CKD 患者,必须提高饮食的能量含量,以保持稳定的体重。考虑到肥胖与 CKD 相关代谢异常如炎症和氧化应激之间的关系,$1\sim5$ 期 CKD 患者的能量摄入量可维持在 $30kcal/(kg \cdot d)$,这一热量水平能避免患者发生肥胖而使 CKD 的治疗复杂化。与控制蛋白质摄入一样,获得足够的饮食能量的第一步是与肾脏营养师互动(见第 2、20 和 21 章)。

# 慢性肾脏病中的葡萄糖和脂代谢异常

## 葡萄糖代谢

eGFR 几乎正常的 CKD 患者可出现胰岛素抵抗，导致葡萄糖不耐受、高空腹血糖及高胰岛素血症，尤其是在 CKD 并发代谢性酸中毒时。葡萄糖耐受不良的主要代谢异常发生在外围组织；骨骼肌和脂肪组织对葡萄糖吸收减少。与此相反，肝葡萄糖的生成是正常的并且被胰岛素适度的抑制。因此，这种胰岛素抵抗的异常情况会发生在胰岛素与其受体相互作用后，这种受体后缺陷包括磷脂酰肌醇 3 激酶活性的抑制。这点非常重要，因为胰岛素抵抗在 CKD 患者常见，并可影响骨骼肌及其他器官的代谢。

## 脂代谢

在非肾病综合征未接受血液透析治疗的 CKD 患者中最主要的脂质异常为高甘油三酯血症。他们体内的极低密度脂蛋白（very low-density lipoprotein，VLDL）水平升高，高密度脂蛋白（high-density lipoprotein，HDL）胆固醇水平降低，低密度脂蛋白（low-density lipoprotein，LDL）的水平处于正常或低于正常水平。这种类型属于 IV 型高脂蛋白血症。除了晚期 CKD 外，这种类型脂蛋白异常情况可被遗传倾向、男性、类固醇治疗和蛋白尿等加重（见第 6 章）。

引起 CKD 患者的高甘油三酯血症的机制主要是富含甘油三酯的脂蛋白的分解代谢缺陷，相应的，这与脂蛋白脂肪酶和肝脏甘油三酯脂肪酶的活性降低有关。CKD 的并发症包括代谢性酸中毒及高胰岛素血症，可抑制脂蛋白脂肪酶活性；甚至继发性甲状旁腺功能亢进也可导致 CKD 患者的高甘油三酯血症。另一个加重高甘油三酯血症的因素是反映了胰岛素抵抗的情况。因此，这就造成从富含甘油三酯的 VLDL 到 LDL 转换的缺陷，最终导致潜在的致动脉粥样硬化中等密度脂蛋白（intermediate density lipoprotein，IDL）的蓄积。

肾病综合征患者通常具有高血浆总胆固醇水平包括 LDL 和 VLDL 胆固醇，正常或低 HDL 胆固醇水平和正常或较高的甘油三酯，这是 II a、II b 或 V 型高脂蛋白血症的特征。肾病综合征患者动脉硬化风险增加的主要因素包括低蛋白血症和高脂血症，而这会导致 3-羟基-3 甲基戊二酰辅酶 A（3-hydroxy-3-methyl-glutarylcoenzyme A, HMG CoA)还原酶和 7α-羟化酶的表达失调(第 6 章和第 10 章)。

## 饮食充足性和依从性的评估

为 CKD 患者设计一个成功的饮食计划的关键组成部分是定期评估饮食充足性和依从性。尽管血清内脏蛋白浓度的变化如白蛋白、前白蛋白或转铁蛋白可作为评估指标,但这些指标不能作为饮食充足性的单一指标,因为其他因素包括炎症等也会导致这些血清蛋白值的降低。我们的做法是监测包括血清白蛋白、血清转铁蛋白和肌肉组织在内的人体测量指标,以及其他系列评估指标,共同监测患者的饮食依从性(第 2、20 和 21 章)。

### 监测患者对膳食处方的依从性

#### 蛋白质摄入

对于住院和门诊患者,餐点中的蛋白质-热能含量均应由营养师及肾病学家去评价。在上述患者中,饮食蛋白质处方的依从性均可用测量由蛋白质降解产生的尿素氮或非尿素氮(nonurea nitrogen, NUN)形式排出体外的废氮的方式评估。由于尿素是氨基酸降解的主要终产物,故尿素生成率(或净尿素产生率)与蛋白质的摄入量是一致的。尿素生成率等于从尿中排泄量的尿素加上被蓄积在体内水中的尿素。相反,NUN 的排泄量(即粪便中的氮和尿肌酐、尿酸、氨基酸、肽和氨)并不需要测量,因为其随蛋白摄入,每日变化非常小。因此,NUN 的平均值可用基于患者体重通过 $0.031g\ N/(kg \cdot d)$ 来计算(图 8.3)。评估饮食的依从性,氮平衡被假定为零氮平衡(当氮摄入量等于输出时,并没有发生蛋白质的丢失或增加),这种情况下,氮摄入量(nitrogen intake, $I_N$)等于尿素氮生成率(urea nitrogen appearance, $U$)加上估计的 NUN 丢失(表 8.1,公式 2)。很明显,氮的摄入量通过 $I_N$ 除以 0.16 可以转换为蛋白质的摄入量(蛋白质的含氮量为 16%)。计算氮的摄入量(进而计算蛋白摄入量),患者应处在稳定状态下,血中尿素氮(blood urea nitrogen, BUN)和体重恒定,U 可通过收集 24h 尿中的尿素氮(urinary urea nitrogen, UUN)来测量。如果 BUN 和体重都是恒定的,24h 的尿素氮测量值则等于 U。在这种情况下,$I_N$ 就等于 UUN 加上 $0.031g\ N/kg$(表 8.1,公式 4)。另一方面,如果体重因为体内水分的增加或减少而改变,或 BUN 正在发生变化,体内尿素氮蓄积的计算则如表 8.1 中所示。

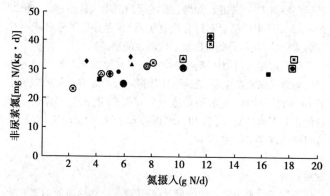

**图 8.3** 在健康受试者(实心三角形、实心圆形和实心正方形)和正在接受低蛋白饮食(LPD)(实心菱形、空心圆内打叉、空心圆内空心三角)、血液透析(空心圆内实心正方形、空心方框内实心三角)或非卧床持续性腹膜透析(CAPD)(空心方框内打叉、空心方框内实心圆)治疗的慢性肾脏病患者测量到的非尿素氮(NUN)损失。这些结果表明,NUN 损失(非尿素尿氮加粪氮)是相对恒定的,即使氮摄入和肾功能的差异很大也是如此(From Maroni BJ, Steinman TI, Mitch WE. A method for estimating nitrogen intake in patients withchronic renal failure. *Kidney Int* 1985;27:58-65,with permission)

**表 8.2**　氮平衡、尿素氮生成率以及稳定的血尿素氮之间的关系*

| 饮食蛋白质(g/d) | $I_N-NUN$(g N/d) | 稳定的 BUN(mg/dL)[†] |
|---|---|---|
| 80 | 10.6 | 123 |
| 60 | 7.4 | 86 |
| 40 | 3.9 | 49 |
| 这里 | $$BUN = \frac{I_N - g\ N/kg(体重)}{C_{UREA}} \times 100$$ | |

* 根据一个体重为 70kg 的尿素清除率为 6mL/min(8.6L/d)的人计算的结果。

[†]译注:BUN(mg/dL)×0.356 1=BUN(mmol/L)。

BUN,尿素氮;$C_{UREA}$,尿素清除率(L/d);$I_N$,氮摄入量(蛋白质摄入量的 16%);N,氮;NUN,非尿素氮,平均为 0.031gN/(kg·d)。

　　计算蛋白质摄入量的重要性在于,营养师可以帮助 CKD 患者理解其营养治疗目标,并指导患者调整饮食。例如,如果估算的蛋白质摄入量少于处方值,患者应咨询营养师以确定如何增加其蛋白质摄入量。相反,如果估算的蛋白质摄入量超过处方值的20%,需要认识到患者不符合饮食规范,或者并发了分解代谢性疾病或症状(例如胃肠道出血或代谢性酸中毒)。

蛋白质摄入量的估算公式可以用于其他临床工作,例如,如已经测量了尿素清除率,任何蛋白质摄入量的处方量可根据稳定的 BUN 进行计算(表 8.2)。这个公式很有用,因为它提供了肾功能能不全严重性指标,当 BUN>70mg/mL(24.92mmol/L)提示患者可能出现了 CKD 并发症。

### 能量摄入

不同于饮食蛋白质的计算,目前还没有一个简单的估算能量摄入的方法(或饮食中的其他成分)。因而,饮食日记通常被用于评估门诊 CKD 患者的能量摄入量。不巧的是,该方法的准确性有赖于了解所有食用的食物、份量大小、食物所含能量的多少,以及每一种食物所吃的天数。简而言之,从饮食日记中推算出的能量摄入需要谨慎解读。我们通过每 3~4 个月获得的为期 3 日的饮食日记来监测 CKD 患者的能量摄入量。这些信息可以综合一起计算出蛋白质摄入量。例如,假如通过尿素氮和非尿素氮计算得到蛋白质的摄入量,营养师/营养学家就可以利用所吃的食物记录来计算出蛋白质的能量占比。运用这些信息,就可估算出总能量。

营养师/营养学家担当的角色在第 2 章和第 21 章讨论。除了计算饮食和监测依从性外,营养师还能够提供示范菜单,协助患者教育并监测其蛋白质摄入、营养状况和饮食依从性。我们建议这项工作应每 3 个月进行一次。每次随访时,均应估算蛋白质的摄入量(表 8.1)和从饮食回顾或日记中获取能量摄入量,并监测血清白蛋白、前白蛋白、转铁蛋白的浓度和人体测量数据。

## 透析导入前患者的蛋白质需要

如前所述,两种饮食疗法被用于治疗进展性 CKD 患者:提供蛋白质约 0.6g/(kg·d) 的传统饮食,或含有蛋白质约 0.3g/(kg·d) 的 VLPD,并辅以联合应用复合 EAA 或其不含氮的酮酸类似物[即,酮酸(keto acids, KA)]。后者通常为素食饮食方案。酮酸(EAA 不含氮的类似物)在美国没有使用,但在欧洲、亚洲和拉丁美洲是可以使用的。由于 CKD 患者的能量消耗(或能量需要)与那些健康受试者的相似,为实现最大限度地利用饮食中的蛋白质,指南建议为 30~35kcal/(kg·d)。

# 膳食蛋白质处方

限制 CKD 患者饮食中蛋白质的原因有:提供大于需求量的蛋白质将增加未排泄的废物的体内蓄积,加重尿毒症症状;减轻酸中毒、改善继发性甲状旁腺功能亢进及胰岛素抵抗;减少蛋白尿;并无证据表明摄入过量的蛋白质会增加机体蛋白质的储备。减少膳食中的蛋白质对进展性 CKD 的影响讨论见第 11 章中。

一般情况下,当患者出现尿毒症的症状或并发症,或有水肿或与盐的摄入有关的控制不佳的高血压(见第 17 章)我们会开始进行饮食限制。此外,尽管控制血压和使用了血管紧张素转换酶抑制剂(angiotensin-converting enzyme inhibitors, ACEI)或血管紧张素 II 受体阻滞剂的情况下,患者仍继续出现肾功能不全的进展时,我们也会实施 LPD。当与患者讨论治疗目标和治疗方法后,我们会应用表 8.3 中所列的指导原则。

## 中度慢性肾衰竭(估算肾小球滤过率为 25~60mL/min)

中度 CKD 患者的饮食疗法一开始使用提供约 0.6g/(kg·d)的 LPD,其中约 2/3 的蛋白质以高生物价的蛋白质的形式提供(肉、鱼、蛋等,见表 8.3)。这一策略的优点是可以使用传统食物实现限制蛋白质。对于有其他症状或存在依从性问题的患者,我们处方含有约 0.3g/(kg·d)(蛋白质 15~25g/d)的素食并添加复合 EAA,在世界其他地区则使用 KA。无论哪个方案,其目的均为当降低蛋白质摄入时能提供日常对 EAA 的需要。后者可能受低蛋白质食物的品种多样性的影响,会应用高能量食品来满足其热量的需求。这些富含热量的产品包括可以添加到饮料中的葡萄糖聚合物(Polycose,加能素),高密度的口服补充剂(Suplena,肾补纳),以及低蛋白面包、意大利面和曲奇饼干(第 21 章)。

幸运的是,只要避免了含乳制品和高磷食品,LPD 可始终一致地限制膳食摄入磷。在第 5 章和第 16 章中对膳食磷限制的理由进行了更详细的讨论。

表 8.3 慢性肾脏病患者的营养摄入推荐

| 慢性肾脏病 | 每日推荐量 |
|---|---|
| **蛋白质***  | |
| GFR[ mL/( min · 1.73$m^2$ )] | 蛋白质摄入量(g/kg 理想体重) |
| >50 | 无限制 |
| 25~50 | 控制在 0.6~0.75 |
| <25 | 0.6 或 0.3+补充剂[†] |
| 肾移植受者 | |
| 早期或急性排斥期 | 1.3 |
| 稳定期 | 如 CKD |
| 肾病综合征 | 0.8+1g 蛋白质/g 尿蛋白 |
| **能量** | (kcal/kg 理想体重) |
| <60 岁 | ≥35 |
| >60 岁 | 30~35 |
| **碳水化合物** | 占非蛋白质热卡的 35% |
| **脂肪** | 多不饱和脂肪酸:饱和脂肪酸=2:1 |
| **磷** | 800~1 000mg |
| | 肾移植受者如果血清磷正常则不需限制 |
| **钙** | 不超过 2.5g(膳食+含钙结合剂) |
| **钾** | 个体化 |
| **钠和水** | 如果耐受,维持体重和血压 |

* 至少 50%的蛋白质为高生物价蛋白质。
† 复合必需氨基酸和酮酸。
CKD,慢性肾脏病;GFR,肾小球滤过率。

## 晚期慢性肾衰竭(估算肾小球滤过率为 5~25mL/min)

表 8.3 中列出的饮食处方对晚期 CKD 患者也是有益的,因为应用这些处方的患者可减少 CKD 有关的尿毒症的症状和代谢方面的并发症。尽管存在争议,这些饮食方案也可减缓肾功能丧失的速率(第 11 章)。由于使用 VLPD 辅以 EAA 或酮酸类似物具有更低的氮含量,故含氮废物的蓄积,磷和酸将维持在较低水平。至少在后一种情况,降低了磷结合剂的需要量。

## 肾病综合征（肾小球滤过率小于 60mL/min）

LPD 可降低肾病综合征患者的蛋白尿和改善高胆固醇血症（第 10 章），因为蛋白尿被认为是肾脏病进展和心血管并发症的重要危险因素，因此减少尿蛋白尤为重要。无论肾功能如何（eGFR 19～120mL/min），提供蛋白质 0.8g/（kg·d）（每克尿蛋白增加 1g 蛋白质）和能量为 35kcal/（kg·d）的饮食可使肾病综合征患者处于零氮平衡。在这样的饮食摄入下，血清白蛋白水平依然可保持平稳或上升。我们不建议对有非常高的尿蛋白水平（每日超过 15g）或有分解代谢性疾病（例如血管炎和系统性红斑狼疮）或那些使用促进分解代谢药物（例如糖皮质激素）的患者使用 LPD。之所以对这些分解代谢性疾病做出强调，是因为目前还没有针对具有这类问题患者使用 LPD 的安全性数据。在获得有价值的数据之前，我们建议感染或正在接受泼尼松治疗的 CKD 患者的饮食蛋白质摄入量不应低于"安全水平"[蛋白质 0.75g/（kg·d）]。他们的尿素生成率也应当成为定期监测的一部分。确切地说，当尿素生成率下降时，提示患者蛋白质储备增加。但如果尿素生成率上升，则表示患者处于分解代谢状态。因此在这种情况下，提高膳食蛋白质是不大可能逆转此问题的，而应该从纠正代谢疾病上入手。

为什么严密监测膳食蛋白/能量的摄入对使用 LPD 的 CKD 患者如此重要？首先，不同的营养物质间关系密切，减少膳食蛋白的摄入，势必增加其他供能物质的摄入。实施困难是因为胰岛素抵抗影响了碳水化合物和脂肪的利用。还有就是，很难提供适量的离子和矿物质，因为高蛋白饮食必将伴随着磷、食盐和其他矿物质的摄入增加。最需要强调的是离子和矿物质的摄入，与用以延缓 CKD 进展的 ACEI 之间会相互作用。评估的结论是，饮食中不加限制的磷或氯化钠会影响 ACEI 延缓 CKD 进展的能力。初步数据显示在参加前瞻性的雷米普利肾病试验（Ramipril Efficacy in Nephropathy，REIN）的患者中，其血清磷水平的变化与血清肌酐值成正相关。特别是血清磷水平最高的两组患者（1.14～1.32mmol/L 和 >1.32mmol/L）与血清磷水平 <1.14mmol/L 的患者相比，CKD 进展速度明显加快。重要的是，随着血清磷水平的升高，ACEI 对肾脏的保护作用降低（$P \leq 0.008$）。作者的结论是，通过改变饮食来降低血清磷应该是 CKD 患者饮食计划的首要目标。不幸的是，因为磷酸盐是添加到加工食品，控制磷酸盐

难度极大。众所周知,富含动物蛋白质的饮食中也含有丰富的磷酸盐,这会损害 ACEI 治疗对 CKD 进展和预防肾脏骨病的益处。除了磷酸盐,氯化钠经常被添加到加工食品中,以提高它们的"货架期"和味道。就像富含蛋白质的食物中的高磷酸盐含量一样,高盐饮食也影响了 ACEI 抑制 CKD 进展的作用。REIN 研究结论显示摄入高钠(14g/d)相比于同一实验中每日摄盐<7g 者,进展至终末期肾脏病(ESRD)风险提高 3 倍。而 ESRD 风险增加与血压控制无关。相反,这种风险很大程度与 ACEI 减少尿蛋白的能力受损相关。简而言之,饮食中含有过量的氯化钠和磷酸盐会减弱 ACEI 降低尿蛋白的作用,增加进展至 ESRD 的风险。

### 植物雌激素和植物蛋白质的作用

动物实验和小样本人群的数据表明,食用富含异黄酮的大豆蛋白和富含木酚素的亚麻籽可以防止 CKD 继续进展。有报道称,在一个以素食为基础饮食和以动物蛋白饮食做比较的研究中,给予素食饮食不仅改善了骨病指标,还显著降低了血清尿素氮和 24h 尿肌酐及磷排泄率。CKD 患者的这些获益与预防酸中毒的发生相关。

## 慢性肾脏病患者脂肪的需要

即使在健康个体中,也缺乏足够的证据定义膳食脂肪的每日摄入量。美国医学研究所的食物与营养委员会建议总脂肪摄入量占总能量的 20%～35%。然而,这也存在争议,还需要进行更多的临床研究来确定。

## 结论

总之,饮食控制仍然是对进展性 CKD 患者管理的总体中的重要一面。设计合理的饮食既安全又能有效改善尿毒症症状及代谢并发症。饮食处方应该包括计算每个患者的蛋白质和能量摄入量的系列评估计划。必须常规监测患者的饮食依从性和营养充足性,该治疗的成功有赖于患者和肾病专家的努力。营养治疗切实的回报包括减少尿毒症的症状和代谢并发症,以及至少潜在地延缓 CKD 的进展。庆幸的是,许多患者愿意接受这种"控制"住他们的病情的机会。

**(肖笑 译　谭荣韶 审)**

## 推荐阅读

Banerjee T, Crews DC, Wesson DE, et al. High dietary acid load predicts ESRD among adults with CKD. *J Am Soc Nephrol* 2015;26:1693–1700.

Chauveau P, Couzi L, Vendrely B, et al. Long-term outcome on renal replacement therapy in patients who previously received a keto acid-supplemented very-low-protein diet. *Am J Clin Nutr* 2009;90:969–974.

de Brito-Ashurst I, Varagunam M, Raftery MJ, et al. Bicarbonate supplementation slows progression of CKD and improves nutritional status. *J Am Soc Nephrol* 2009;20:2075–2084.

Garneata L, Stancu A, Dragomir D, et al. Ketoanalogue-supplemented vegetarian very low-protein diet and CKD progression. *J Am Soc Nephrol* 2016;27:2164–2176.

Goraya N, Simoni J, Jo CH, et al. A comparison of treating metabolic acidosis in CKD stage 4 hypertensive kidney disease with fruits and vegetables or sodium bicarbonate. *Clin J Am Soc Nephrol* 2013;8:371–381.

Mahajan A, Simoni J, Sheather SJ, et al. Daily oral sodium bicarbonate preserves glomerular filtration rate by slowing its decline in early hypertensive nephropathy. *Kidney Int* 2010;78:303–309.

Mitch WE. Malnutrition: a frequent misdiagnosis for hemodialysis patients. *J Clin Invest* 2002;110:437–439.

Moe SM, Zidehsarai MP, Chambers MA, et al. Vegetarian compared with meat dietary protein source and phosphorus homeostasis in chronic kidney disease. *Clin J Am Soc Nephrol* 2011;6:257–264.

Thomas SS, Zhang L, Mitch WE. Molecular mechanisms of insulin resistance in chronic kidney disease. *Kidney Int* 2015;88:1233–1239.

Vegter S, Perna A, Postma MJ, et al. Sodium intake, ACE inhibition, and progression to ESRD. *J Am Soc Nephrol* 2012;23:165–173.

Zoccali C, Ruggenenti P, Perna A, et al. Phosphate may promote CKD progression and attenuate renoprotective effect of ACE inhibition. *J Am Soc Nephrol* 2011;22:1923–1930.

# 第 9 章

## 糖尿病肾病患者的营养

Biruh Workeneh, Mandeep Bajaj

在医学上很少有疾病像糖尿病和慢性肾脏病那样受营养的影响那么大,这两种情况都引起宏量营养素的平衡和处理的改变。在肾脏病发展过程中,即使是在 CKD 的早期阶段,许多患者会出现葡萄糖代谢异常。这主要是因胰岛素抵抗而引起,并成为尿毒症综合征表现的一部分,是由 Neubauerer 在一个世纪前首次提出来的。这一结果后来被证实是在尿毒症的环境中对胰岛素的外周不敏感性所致。在显性糖尿病和 CKD 中这种关系更加明确。在初发的 CKD 患者中有 44% 是由糖尿病引起的,并且是引起终末期肾脏病(end-stage renal disease, ESRD)主要病因之一,在美国,几乎有 50% 的透析患者与此有关。国际上,糖尿病肾病患者显著增加,由于世界范围内肥胖的急剧增加和生活水平的变化,糖尿病患者超过了 3.82 亿。据估计,到 2035 年,糖尿病患者将增加 55%,全球治疗糖尿病的费用将超过 0.6 亿美元。糖尿病肾病的进展将导致更高的心血管事件的发生率和死亡率,甚至最先进的卫生保健系统也会受到经济上的影响。进一步更好地理解糖尿病肾病患者营养的作用是必要和适时的。

## 糖尿病肾病

糖尿病是一种多系统的疾病,除此之外,它还影响视力,引起肌肉萎缩、神经病变、肾脏病变,增加心血管事件发生(心肌梗死和卒中)风险,并最终会增加死亡率。从历史上看,1 型糖尿病发生糖尿病肾脏疾病的风险约 50%,但随着医学的发展和采用更好的治疗方式,肾病的累计发生风险降至 20%~30%。2 型糖尿病患者的肾病发生风险更难确定,但是发病率随年龄的增加而增加,到 80 岁时发生率达 20% 左右。因为大多数糖尿病患者在诊断糖尿病前可能已经患糖尿病多年,所以在一个长期的疾病过程中很难准确地描述 2 型糖尿病发生的具体时间。1 型和 2 型糖尿病都可导致人体代谢和身体成分发生显著改变,这点在 CKD 患者中已经观察到,并且在这些患者中心血管事件的发生率和死亡率都会明显增加。有蛋白尿、视网膜病变和这些与糖尿病肾病相一致的并发症，则可替代肾活检作为糖尿病肾病的诊断线索。

糖尿病，特别是2型糖尿病，除高血糖外还与一些代谢异常相关，但是高血糖是糖尿病肾病发生的必要前提条件。虽然糖尿病肾病会有像 Kimmelsteil-Wilson（K-W）结节这样的肾损伤标志物的产生，但是这些标志物的产生不完全与血糖控制相关。显然，强遗传因素会倾向于发生这些病变，与其他因素相比，肾小球体积和足细胞数量是重要的决定因素。高滤过状态是糖尿病肾病的一个标志，它破坏肾小球超滤屏障的三层精细过滤系统，这也是了解糖尿病肾病是如何进展的关键。在糖尿病肾病早期，随着肾小球超滤的增加，常常导致血肌酐降低和 GFR 的增加，这一现象可能持续几年。在糖尿病肾病后期，随着肾功能的进行性下降，尿蛋白则逐渐增加（图 9.1）。如果不给予治疗，一旦出现显性糖尿病肾病，GFR 平均每年会下降 5mL/$(min \cdot 1.73m^2)$，并伴有系膜基质扩张和超滤膜损伤，最终导致肾小球硬化、纤维化和 ESRD。所有在糖尿病肾病中发现的肾小球的异常都可受饮食的影响，故将营养干预作为改变糖尿病肾病进程的基本治疗方法之一。血压是糖尿病肾脏疾病进展的重要因素，血压有很多生理上和营养上的决定因素。改善全球肾脏病预后工作组（KDIGO）提出了关于糖尿病肾病患者控制血压的推荐意见（表 9.1）。在所有糖尿病患者应该进行正规的血压控制评估，同时进行饮食咨询。这评估应该全面，进行行为指导、饮食、生活方式和药物治疗等来管理这些慢性病患者。

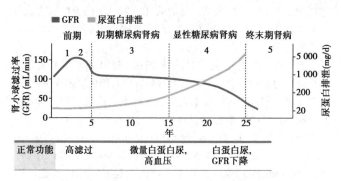

**图 9.1** 糖尿病肾病的典型病程：开始表现为高滤过状态，接着 GFR 进行性下降

**表 9.1    KDIGO 关于糖尿病 CKD 患者血压推荐**

**推荐**

- 我们建议成人糖尿病和 CKD 患者在尿白蛋白排泄<30mg/24h 时,在收缩压>140mmHg 或舒张压>90mmHg 时使用降压药维持收缩<140mmHg 或舒张压<90mmHg
- 我们建议成人糖尿病和 CKD 患者在尿白蛋白排泄>30mg/24h 时,在收缩压>130mmHg 或舒张压>80mmHg 时使用降压药维持收缩<130mmHg 或舒张压<80mmHg
- 我们建议成人糖尿病和 CKD 尿白蛋白排泄在 30~300mg/24h 时使用 ARB 或 ACEI
- 我们推荐成人糖尿病和 CKD 尿白蛋白排泄在>300mg/24h 时使用 ARB 或 ACEI
- 鼓励 CKD 患者改变生活方式以降低血压并改善长期心血管疾病及其他预后,并维持健康的体重(BMI 20~25kg/m²)

ACEI,血管紧张素转换酶抑制剂;ARB,血管紧张素受体阻滞剂;BMI,身体质量指数;CKD,慢性肾脏病。

From Kidney Disease: Improving Global Outcomes ( KDIGO ) CKD Work Group. KDIGO 2012 clinical practice guideline for the evaluation and management of chronic kidney disease. *Kidney Int Suppl* 2013;3;1-150.

## 蛋白质摄入

在 20 世纪上半叶,Thomas Adis 在实验室用多种大量蛋白质饲养动物时引入并提出"渗透性做功(osmotic work)"的概念。他指出用更高含量的蛋白质的饮食喂养动物,会促进器官的肥大,这提示增加了渗透性做功。他的研究结果显示高蛋白饮食会加快 CKD 动物模型病情的进展和死亡,并提出限制蛋白质摄入可保护肾脏功能的机制。

肾脏组织的丢失可能刺激了肾损害的过程,接着延伸到导致肾小球压力增加并得出其引起血管张力增大和血管损伤的结论,后者最终引起肾小球硬化的进展。这种不良适应促使了针对肾小球高压治疗的有效性,例如在糖尿病肾病患者中应用血管-紧张素转换酶抑制剂(angiotensin-converting enzyme inhibitors,ACEI)。来自美国国家健康和营养调查(National Health and Nutrition Examination Survey,NHANES)的数据显示,eGFR 在 55~80mL/(min·1.73m²)水平的个体,蛋白质摄入量与 eGFR 的降低有很强的相关性,每增加 10g 蛋白质的摄入伴随着 eGFR 会下降 2mL/(min·1.73m²)。这种蛋白质对 GFR 的影响在大量摄入非乳制品动物蛋白的成人中是最大的。

高蛋白饮食的摄入伴随高盐的摄入，高盐摄入能升高 CKD 患者的血压。在肾脏疾病的实验中，增加饮食中蛋白质与更高的血压之间有相关性，而降低饮食中蛋白质能降低全身动脉血压。而且，即使在血压没有下降的情况下，限制饮食中蛋白质也可以延缓肾脏病进程，这说明限制蛋白质摄入的益处不仅仅依赖直接的降血压作用。饮食中蛋白质对血压的作用随着 GFR 的下降而增强，这说明要么疾病状态下的肾单位对饮食蛋白质的敏感性发生改变，要么饮食中的其他成分在 CKD 患者体内蓄积（如磷、酸性物质、尿酸或其他尿毒素）引起高血压反应。

在 CKD 患者中残留的尿毒症毒素影响肾脏脉管系统并且影响肾脏功能及几乎每个器官的功能。大多数已知的尿毒症毒素是由蛋白质及其多种代谢产物产生的，全面的尿毒症毒素清单可在由欧洲尿毒症毒素（European Uremic Toxin，EuTox）工作组维护的数据库网站 http://uremic-toxins.org 中找到。很多已知的尿毒症溶质来源于肠道微生物和吸收而系统产生的蛋白质代谢产物。特别是在低 GFR 的患者中，高蛋白饮食将引起尿毒症的症状和体征。因此，对于晚期 CKD 患者，特别是透析前患者，应该限制他们饮食中的蛋白质。

显然，在糖尿病肾病的成人中限制蛋白质的摄入减少了高蛋白饮食所致的不良反应。然而，必须强调，对儿童患者采用低蛋白饮食应该小心谨慎，因为低蛋白饮食会影响儿童生长。美国糖尿病协会（American Diabetes Association，ADA）关于糖尿病肾病患者的蛋白质限制推荐如下：

①我们建议对糖尿病或非糖尿病患者且 GFR<30mL/(min·1.73m²)时降低蛋白摄入量至 0.8g/(kg·d)，要有适当的教育。②对有 CKD 进展风险的成人患者应避免摄入过高蛋白质[>1.3g/(kg·d)]。

世界卫生组织（WHO）资助的研究表明蛋白质摄入量<0.4g/(kg·d)可能会导致营养不良，除非患者同时服用必需氨基酸补充剂或酮酸。否则推荐以延缓肾病进展为目的饮食治疗维持蛋白质摄入范围应在 0.6g/(kg·d)。

## 蛋白质-能量消耗

CKD 患者的肌肉消耗是一个普遍常见且未受到重视的问

题,这一问题导致明显的衰弱,活动减少及生活质量的降低。一些基于蛋白质代谢测量和成像技术的公开发表的文献指出透析患者每年可丢失达 3kg 瘦体重,且这种丢失在糖尿病患者中更多,因为糖尿病会加重肌肉消耗的进程。虽然尿毒症心肌炎和神经病变引起肌肉衰弱,但是从肌肉结构的组织评估上可明显了解到 CKD 患者中肌肉衰弱的主要机制是肌肉蛋白质的丢失和脂肪组织的浸润。由于 CKD 对骨骼肌的负面影响,这些患者表现为久坐不动和不活跃的生活方式,而这种长期不动的生活方式就会危害心血管健康。此外,CKD 患者受损的身体功能及肌肉消耗与低质量的生活、独立性的丧失及死亡率的增加相关。必需引起关注的是不活动又会在 CKD 患者中产生一个恶性循环,其结果是肌肉衰弱并在 ESRD 患者中进一步加重而表现为肌肉消耗。

糖尿病和胰岛素活性对骨骼肌的影响已经被广泛研究,且胰岛素的缺乏显然会导致肌肉消耗。因此,对 1 型糖尿病患者而言,严格控制患者胰岛素是很重要的。对 2 型糖尿病患者而言,尽管胰岛素信号的损伤与肌肉萎缩之间的联系不那么直接,但也是存在的。

## 高血糖

胰岛素缺乏或胰岛素活性受损会导致高血糖,并且引起慢性高血糖,而这又会导致肾脏血流动力学、结构和超微结构的改变。长期的高血糖影响肾小球所有的构成部分。高血糖引起蛋白质的非酶糖基化,损伤肾小球系膜细胞,并且导致系膜增生及系膜基质的增生。增加的系膜基质和基底膜的增厚降低滤过表面积,最终导致 GFR 的进行性下降。通常由于糖尿病肾病的特性,肾脏病影像学显示肾脏形态变大或在疾病晚期与肾脏损伤程度相比要大。这些改变要归因于生长因子活性增强、炎症细胞因子活化、活性氧的形成,晚期糖基化终产物和肾小球胶原蛋白和周围结构的蓄积。高血糖也损伤小动脉和血管床,引起血管的透明变性及肾功能的进一步丧失。这些改变的净效应为肾小球肥大和继而引起的肾小球硬化和肾纤维化。

血糖控制被认为是减缓糖尿病并发症的策略。两项重要的试验,糖尿病控制和并发症研究(Diabetes Control and Complications Trial, DCCT)和英国糖尿病前瞻性研究(United Kingdom Prospective Diabetes Study, UKPDS)研究了 1 型和 2 型糖尿病,分别通过随机分组将研究对象分成严格治疗组和常规治疗组。两项研究都说明,严格治疗组减少了尿微量白蛋白、尿白蛋白及延缓了糖尿病肾病的进展。由于严格治疗不太能改变晚期糖尿病肾病的病程,所以对早期肾病的尽早识别是关键。越来越多的证据表明富含果糖的饮食会加重胰岛素抵抗并促进脂肪储存。基于ADA推荐,应该鼓励糖尿病患者做运动,遵循有节制的饮食以及使用口服或注射用降糖药或者胰岛素来控制高血糖。

## 盐

大多数CKD患者动脉血压升高,通常随着肾脏损害的进展,这种现象更普遍。众所周知,血压控制能降低残存肾功能的丢失率,同时降低心血管事件的罹患率和死亡率。认识钠潴留在CKD的高血压患者中发挥的首要作用非常重要(见第17章)。钠盐的摄入在血压方面的作用和增加钠盐摄入在肾损害相关的高血压机制,不仅仅是增加轻度肾损害患者的血压,而且还增加肾小球的静脉压从而导致血管损伤。KDIGO推荐的CKD患者限盐标准如下:

我们建议将盐摄入量降低到每日低于90mmol(<2g)钠(相当于5g氯化钠),除非有禁忌。

因为限制饮食中的盐能减少全身的钠,这与改善血压的控制相关,因此糖尿病肾病患者特别是当合并了高血压时则一定要控制盐的摄入。事实上,血压降低的部分原因归功于盐和血压的这种关系,这一现象在得舒饮食(DASH)中已被观察到。这一饮食方案限制了盐的摄入,并以水果、蔬菜及低脂乳制品作为替代以降低血压。这是糖尿病肾脏疾病患者应该考虑的一种策略。

## 钾

进展期的CKD患者经常被鼓励采用低钾饮食,但这种饮食与CKD的进展过快有关。因而,如果可避免高钾,那么富含水果和蔬菜的饮食可获得很多益处。例如,富含钾的水果和蔬菜含丰富的柠檬酸盐和其他弱酸。这些成分可转化成碳酸氢盐,其有利于肌肉代谢同时能延缓慢性肾脏病进展。幸运的是,即使在GFR很低的情况下血钾也是可以维持平衡的,特别是在代谢性酸中毒被控制后。然而,对于存在高血钾血症和进行透析治疗的患者应该限制每日钾的摄入量在2g。

## 酸负荷

在CKD中发生酸中毒的原因有两个:膳食蛋白过剩,因为它产生更多的固定酸；其次是 GFR 的降低，这又限制了酸的排泄。饮食中过剩的蛋白质增加了含硫氨基酸及含磷蛋白质和脂质的摄入，这些底物会代谢成硫酸和磷酸。新的证据显示，即使在血清碳酸氢盐正常范围内，高酸负荷饮食仍能导致 CKD 的损伤。不巧的是，随着肾功能的下降，这些酸会蓄积，除非有碳酸氢盐、细胞内蛋白和骨骼来缓冲它们。糖尿病患者还有发生酸中毒的额外的风险，因为他们通常会发生醛固酮抵抗和肾小管酸中毒，尽管这些很难在 GFR 明显下降时被分别诊断出来。

多年来，众所周知，纠正酸中毒可使受 CKD 影响的患儿正常生长，因为生长激素在酸性环境中不起作用。对 CKD 和 ESRD 的成人患者，纠正酸中毒能改善或降低肌肉消耗的损害作用。部分结果在表 9.2 中有概述。幸运的是，CKD 患者会出现肌肉组织的增长及较少的住院治疗，但是这些患者即使饮食中的钠摄入增加时也没发展为高血压。此外，最近的报告提示，纠正 CKD 患者的酸中毒能延缓肾功能的丧失。一些回顾性分析及前瞻性临床研究结果显示，碱化治疗能使进展期糖尿病肾脏疾病患者获益（表 9.2）。

**表 9.2　纠正酸中毒的益处**

| 引文 | 调查对象 |
| --- | --- |
| Kalhoff H et al. *Paediatr* 1997；86：96-101 | 婴儿 |
| Boirie Y et al. *Kidney Int* 2000；58：236-241 | CKD 儿童 |
| Reaich Detal. *Am J Physiol* 1993；265：E230-235 | CKD 成人 |
| Williams Betal. *Kidney Int* 1991；40：779-786 | CKD 成人 |
| Graham KA et al. *J AmSoc Nephrol* 1997；8：632-637 | 血液透析患者 |
| Graham KA et al. *Kidney Int* 1996；49：1396-1400 | 腹膜透析患者 |
| de Brito-Ashust I et al. *J Am Soc Nephrol* 2009；20(9)：2075-2084 | CKD4 期成人患者 |
| Mahajan et al. *Kidney Int* 2010；78：303-309 | CKD2 期成人患者 |

CKD，慢性肾脏病。

## 脂肪摄入

对糖尿病和 CKD 患者应该限制脂肪的摄入,因为这些患者已处于发生心血管并发症的最高风险状态。能量主要以甘油三酯的形式储存,当脂肪储备库空间耗尽时,脂肪就异位沉积在肌肉、肝脏、心肌及其他器官。这一并发症会导致炎症、胰岛素抵抗和一些特定的代谢异常,这些异常包括非酒精性脂肪肝和阻塞性睡眠呼吸暂停。

食物中脂肪的质量作为饮食指导的一个方面,应该被仔细考虑。饮食脂肪存在几种类型:饱和脂肪、反式脂肪、单不饱和脂肪和多不饱和脂肪。饱和脂肪和反式脂肪可使胆固醇恶化和增加其促进心血管疾病风险的成分。单不饱和脂肪和主要的多不饱和脂肪,后者包括必需 ω-3-脂肪酸,应该鼓励摄入。不同类型脂肪来源如表 9.3 所示。

糖尿病和 CKD 被认为是冠状动脉性疾病的等危症,这些患者和存在心脏疾病患者具有发生致死性休克和心肌梗死的相似风险。因此,胆固醇的目标值应该更严格;低密度脂蛋白(low-density lipoprotein,LDL)应低于 1.8mmol/L。建议糖尿病患者使用他汀类药物,CKD 不是他汀类使用的禁忌证。由于他汀类药物的多效性,除了心血管益处外,还可能在病情进展上有额外的肾脏获益。他汀类与炎症标志物的减少、血小板聚集的抑制、一氧化氮合成的增加,及增加肾小球细胞内转移生长因子-β1(transforming growth factor β1,TGF-β1)表达的抑制有关。

希腊阿托伐他汀和冠状动脉性心脏病评估研究(Greek Atorvastatin and Coronary Heart Disease Evaluation,GREACE)中纳入超过 1 500 名冠状动脉疾病(coronary artery disease,CAD)患者进行随机对照研究,以 LDL<2.6mmol/L 为目标使用阿托伐他汀与常规治疗对照,随访患者 3 年。研究结果显示,对糖尿病和非糖尿

表9.3 脂肪类型

| 饱和脂肪 | 反式脂肪 | 单不饱和脂肪 | 多不饱和脂肪 |
|---|---|---|---|
| 牛肉,鸡皮,黄油,巧克力,肥肉(肥猪肉),冰激凌,全脂牛奶 | 人造奶油,起酥油,人造奶酪,点心,其他加工食物 | 橄榄油,菜籽油,橄榄,腰果,燕麦片,牛油果 | 亚麻籽油,大豆,三文鱼,马鲛鱼,豆类,鸡蛋,家禽,草莓,西蓝花 |

病患者而言,更严格的降脂治疗较常规治疗对患者的肾功能是有益的。因此,在糖尿病肾脏疾病人群中需要权衡他汀治疗的利弊。

## 能量平衡

我们机体各个阶段的生长、发育和正常运转是需要能量的。能量平衡是指在一段时间内从宏量营养素中摄入的能量和能量消耗之间的差值。日常能量消耗包括三个方面:基础代谢率、身体活动的能量消耗和食物热效应。基础代谢率是指细胞和器官正常运转期间消耗的能量。有趣的是,与按人口匹配的非糖尿病患者相比,糖尿病患者具有持续更高的基础代谢率。这可能是由于肝糖原增多所致,这一过程需要消耗大量的能量。虽然糖尿病患者的基础能量消耗增多,但是减重对他们来说仍然更难达标,这提示其他机制例如食欲诱导物质和激素干扰了其减重过程。众所周知,成人的饮食行为一旦形成是很难改变的,但是给患者配备关于营养和能量的相关信息和知识能改变他们的心理活动模式,改变饮食行为,使患者更能接受有效的饮食干预。

目前,针对超重和肥胖的糖尿病患者的能量平衡指导推荐是促进减重和改善胰岛素敏感性,既可以通过减少热量的摄入也可以增加热量的消耗。食物热效应大约占能量消耗的10%,并且这一比例依赖于宏量营养素的来源。与蛋白质消化、吸收和储存相关的所需能量高于碳水化合物所需的能量,而脂肪在这一过程消耗的能量最少。现代的时尚节食法,很多人尝试通过增加高蛋白饮食的摄入来减重。然而,这种饮食可能增加他们的心血管风险和加速肾脏疾病的发生。增加锻炼也可以帮助改善能量平衡和达到健康体重,并且显示在血压和改善血压控制之间有明确的关系。KDIGO推荐如下:

我们推荐进行体育锻炼强度与心血管健康和耐受情况一致,目标是至少每周5次,每次30min。

在限制热量摄入和鼓励运动上达到一个平衡的方式可能对糖尿病肾病患者有很大益处。

估计热量需要的公式能帮助达到能量平衡。Herris-Benedict方程式是一个经常用来估计男性和女性的能量需求量的方程式。各种用来估算能量需求量的公式作用均有其局限性,因为在人口统计学、体型和合并症,包括糖尿病等均存在差异。身体活动监测仪器的作用也是有限,因为它们没有提供关于基础代谢体重的信息。虽然总能量消耗测定的金标准测量是双标记水技术,但是这种技术仅限于少数几个中心能够使用。

## 减重手术

对糖尿病肾病患者来说,维持一个健康的体重[身体质量指数(body mass index,BMI)20~25kg/m²]能降低血压和血糖,同时还能促进其他健康。因此,减重手术能够显著改善糖尿病肥胖患者和代谢综合征患者的情况。不得不提的是,减重手术一般限于BMI>35kg/m²的肥胖 2 型糖尿病患者,但是外科手术和药物治疗根治糖尿病效果(Surgical Treatment and Medications Potentially Eradicate Diabetes Efficiently,STAMPEDE)试验显示,对于 2 型糖尿病且 BMI>27kg/m² 者可获得代谢益处。在推荐减重手术这种干预前必须考虑这种手术的并发症。然而,目前有证据显示肥胖外科手术能减轻甚至逆转末梢器官的损伤,包括 CKD。有些研究显示,在肥胖糖尿病患者中实行 Roux-en-Y 胃旁路术能改善血压、尿蛋白的同时能提高胰岛素的敏感性。一项荟萃分析显示这种术式能抑制尿白蛋白及延缓 CKD 的进程。在病态肥胖的ESRD 进行维持性透析的患者中,有一些案例报告显示肥胖外科手术能改善预后及帮助患者减重后符合条件进行肾移植。

## 糖尿病和终末期肾脏疾病

有几个因素使糖尿病维持性血液透析患者药物和营养的管理趋于复杂。首先,糖尿病患者最常用的血糖控制指标,例如$HbA_{1c}$,在大部分血液透析患者中会系统地低估其血糖水平。因为每次透析中的慢性失血及红细胞寿命的缩短导致这种现象的发生。但替代 $HbA_{1c}$ 作为血糖监测的监测方法仍没有广泛测试。接受腹膜透析治疗的患者,每日都有蛋白质的丢失,包括白蛋白,以糖化血清蛋白测定作为长期血糖控制测量指标也是不可靠的。

ESRD 患者的糖尿病管理也比较复杂,因为口服降血糖药或胰岛素可增加低血糖发生的风险,由于在尿毒症环境中药代动力学发生了改变。ERDS 患者经常生病或住院且他们的饮食也受尿毒症的影响而波动。

对于腹膜透析者,糖尿病控制可能也比较复杂,因为注入腹膜的腹透液使用葡萄糖作为渗透剂来清除液体和毒素。葡萄糖的使用会引起高血糖并且损伤腹膜或不能充分排除液体(如,超滤衰竭)。尽管存在这些挑战,营养学家、肾病学家和内分泌学家的多学科方法能成功地管理糖尿病患者并取得与美国国家指南相似的预后。在我们的经验中，技术生存率的降低和腹膜透析退出的主要原因是反复发作的腹膜炎、导管功能障碍、超滤失败、患者的选择或缺乏支持和疝，以及渗漏或其他手术并发症。显然糖尿病控制不良会增加腹膜炎的风险，而中心性肥胖也会导致超滤衰竭，也会增加导管和疝的相关问题。有些人主张在糖尿病腹膜透析患者中使用腹膜内胰岛素，但是这可能增加腹膜炎的发生率。

## 总结

随着生存时间的延长，1型和2型糖尿病患者发生糖尿病肾病的风险显著增加。营养学家、医师和其他护理提供者必须关注如何改善这种增长状态，因为它对患者和社会经济来说都是非常昂贵的。饮食干预可以非常有效，几乎没有"负面风险"。遗憾的是，很多CKD患者病情恶化是因为他们对饮食对病情的影响具有错误的认知。一个典型的例子是，患者因为蛋白质可以避免碳水化合物导致的血糖高峰而增加了蛋白质的摄入。本章概述了饮食的改变，如限制盐的摄入、放开水果和蔬菜的摄入、保持适当的能量平衡，这些都可以显著改善糖尿病肾病的进展，以及降低心血管疾病罹患率和死亡率的风险。包括饮食干预在内的多因素风险降低对于糖尿病肾脏疾病至关重要。

**（郑媛媛　刘岩 译　谭荣韶 审）**

## 推荐阅读

Addis T. The osmotic work of the kidney and the treatment of glomerular nephritis. *Trans Assoc Am Phys* 1940;55:223–229.

American Diabetes Association. Classification and diagnosis of diabetes. Sec. 2. In Standards of Medical Care in Diabetes–2016. *Diabetes Care* 2016;39(Suppl 1): S1–S112.

Athyros VG, Mikhailidis DP, Papageorgiou AA, et al. The effect of statins versus un-treated dyslipidaemia on renal function in patients with coronary heart disease. A subgroup analysis of the Greek atorvastatin and coronary heart disease evaluation (GREACE) study. *J Clin Pathol* 2004;57:728–734.

Brenner BM, Lawler EV, Mackenzie HS. The hyperfiltration theory: a paradigm shift in nephrology. *Kidney Int* 1996;49(6):1774–1777.

de Brito-Ashurst I, Varagunam M, Raftery MJ, et al. Bicarbonate supplementation slows progression of CKD and improves nutritional status. *J Am Soc Nephrol* 2009;20:2075–2084.

Kidney Disease: Improving Global Outcomes (KDIGO) CKD Work Group. KDIGO 2012 clinical practice guideline for the evaluation and management of chronic kidney disease. *Kidney Int Suppl* 2013;3:1–150.

Meyer TW, Hostetter TH. Uremia. *N Engl J Med* 2007;357(13):1316–1325.

Pupim LB, Flakoll PJ, Majchrzak KM, et al. Increased muscle protein breakdown in chronic hemodialysis patients with type 2 diabetes mellitus. *Kidney Int*

2005;68:1857-1865.

UK Prospective Diabetes Study Group. Tight blood pressure control and risk of macro-vasclar and microvasclar complications in type 2 diabetes. *BMJ* 1998313:703-713.

U.S. Renal Data System. USRDS 2013 Annual Data Report: Atlas of Chronic Kidney Disease and End Stage Renal Disease in the United States. Bethesda, MD: National Institutes of Health, National Institute of Diabetes and Digestive and Kidney Diseases; 2013.

# 第 10 章

## 肾病综合征:营养的影响和饮食治疗

Monica Cortinovis, Norberto Perico,
Giuseppe Remuzzi

肾病综合征是以大量蛋白尿、低蛋白血症、高脂血症和水肿为特征的一组疾病的统称。量化损失的组织蛋白比测量尿中丢失的白蛋白和其他血浆蛋白更为困难。然而,持续性蛋白尿的患者会发生较明显的肌肉萎缩。此外,当出现持久且大量的蛋白尿时,与血浆蛋白结合的微量营养素如维生素 D、铁和锌等,可能会随尿被大量排出体外,导致患者出现耗竭综合征。肾病综合征的脂质代谢异常可能导致高脂血症,进一步加速动脉粥样硬化和肾脏损伤。因此,改变患者饮食的主要依据是能够改善其综合征的表现(如水肿和高脂血症),弥补从尿中丢失的营养物质,并延缓肾脏疾病进展和降低动脉粥样硬化的发生风险。值得注意的是,一些特异的食物过敏原(如牛乳蛋白和麦醇溶蛋白)被认为与某些成人和儿童的肾病综合征进展相关,在这种情况下,饮食控制可能对疾病的病程起到有利作用。

## 蛋白质

肾病综合征的代谢异常包括血浆和组织蛋白池的消耗。起初看来,肾病综合征的状态类似于蛋白质缺乏型营养不良(Kwashiorkor,即夸希奥科病),这是因为这两种情况都会出现血浆白蛋白浓度降低。但是,对于蛋白质-热量营养不良,提供所需的蛋白质和热量便可以纠正营养不良的表现。然而,临床试验表明,给予肾病综合征患者高蛋白摄入[1.6~2.0g/(kg·d)]并不能恢复其血浆白蛋白水平,还会进一步增加蛋白尿。这显然是自相矛盾的,原因是高膳食蛋白摄入会诱导肾单位肥大和肾小球高滤过状态。相反,低蛋白质饮食[0.8g/(kg·d)]使肾病患者尿蛋白排泄显著减少,最终使循环血中白蛋白的浓度得以改善。降低蛋白质摄入后,机体经过一系列复杂的适应性反应,包括促进餐后蛋白质合成,抑制全身蛋白质的分解和氨基酸氧化,最终使血浆白蛋白浓度升高。因此,肾病患者在减少蛋白质摄入的同时,也能维持机体的零氮平衡和充足的营养状态。值得注意的是,由于对全人群的适量蛋白质摄入的定义进行了修订,最新的指南将全人群的蛋白质推荐量从 $1.0g/(kg \cdot d)$ 降低到 $0.8g/(kg \cdot d)$,因此低蛋白饮食的概念也正在发生变化。目前低蛋白饮食治疗的特征是饮食中蛋白质为 $0.6 \sim 0.8g/(kg \cdot d)$。除了蛋白质摄入的绝对量外,蛋白质的来源和组成对肾脏疾病也具有重要的意义。实际上,与动物来源的蛋白质相比,植物蛋白对肾小球的通透性和血流动力学的影响较小。同样,给予肾病综合征患者以大豆蛋白作为主要蛋白质来源的素食饮食,可以显著降低其尿蛋白水平并改善脂质代谢。然而,由于大豆蛋白饮食具有低脂肪(占总热量的28%)和低蛋白[$0.71g/(kg \cdot d)$]的特点,故大豆饮食对肾病综合征患者的改善作用究竟是得益于其特殊的氨基酸构成,还是因为其本身低脂、低蛋白的特性,要把这二者的作用完全区分开来是有难度的。在大豆蛋白饮食中每日增加 5g 鱼油,并不会对蛋白尿和血脂水平带来额外的益处,往往还会使低密度脂蛋白(low-density lipoprotein,LDL)和载脂蛋白 B(apolipoprotein B,apo B)的浓度升高。目前,还有一种以素食为基础的低蛋白饮食[$0.7g/(kg \cdot d)$]已经被建议用于肾病患者,包括那些肾功能受损但尚有残存肾功能的患者。这种低蛋白饮食通过添加必需氨基酸和酮酸,部分地弥补了蛋白质损失,从而预防营养缺乏。该饮食可以降低尿蛋白排泄以及血浆 LDL 胆固醇水平,而不会对血浆白蛋白水平造成不利影响。

通过血管紧张素转换酶抑制剂(angiotensin-converting enzyme inhibitors,ACEI)和/或血管紧张素 II 1 型受体阻滞剂(angiotensin II type 1 receptor blockers,ARB)来阻断肾素-血管紧张素系统(renin-angiotensin system,RAS)是治疗 CKD 蛋白尿的一线方法,即使在不存在高血压的患者中也适用。有意思的是,对于非糖尿病肾病和大量蛋白尿的患者,ACEI 联合低蛋白饮食(目标是蛋白质摄入减少50%)比单独应用二者中某一种方法能更有效地抑制尿蛋白的排泄。这种附加的抗蛋白尿作用是因为 ACEI 和限制蛋白质饮食导致了不同的肾脏血流动力学效应的改变,分别使肾小球后负荷和前负荷降低,二者共同改变了肾小球屏障的选择性功能。此外,在肾病患者中还应实施的营养干预是限制钠的摄入,无论是单独使用低钠饮食或是与 RAS 阻滞剂联合使用,均有利于改善蛋白尿症状。

**建议**

对于肾病患者来说,饮食中的蛋白质限制在 0.7~0.8g/(kg·d) 可能是最为可行和安全的措施。其中,高生物价蛋白至少应占 50%,包括肉类、乳制品和大豆,以确保提供足量的必需氨基酸。为避免蛋白质被作为直接供能物质被利用以及维生素和矿物质的缺乏,充足的能量摄入[30~35kcal/(kg·d)]是必须的。值得注意的是,如果每日的尿蛋白排泄量超过 3g,则应按每排出 1g 蛋白尿则膳食增加 1g 高生物价蛋白质来进行补充。因此,对 24h 尿蛋白排泄进行监测以便随时调整保证充足的蛋白摄入是十分重要的。每 2~3 个月检测一次 24h 尿尿素氮,以判断患者对建议饮食的依从性,并估计膳食蛋白质的摄入情况。当实际蛋白质摄入量超过目标阈值时,应考虑将患者转诊给营养师。

# 脂类

肾病综合征会导致高脂血症并进一步改变脂质和脂蛋白的代谢。这些改变的严重程度与尿蛋白的严重性成正比。肾病综合征患者的血浆胆固醇、甘油三酯、apo B 脂蛋白[如极低密度脂蛋白(very low-density lipoprotein,VLDL)、中间密度脂蛋白(inter-mediate-density lipoprotein,IDL)、低密度脂蛋白(LDL)]以及脂蛋白(a)的水平会升高。高密度脂蛋白(high density lipoprotein,HDL)水平往往不变或降低,从而使 LDL/HDL 的比值升高。除了这些定量的变化之外,肾病综合征患者血浆脂蛋白的构成也有明显的改变。血清脂类以及脂蛋白的合成增加、分解/清除障碍共同导致了肾病性血脂异常。肾病综合征的高脂血症会增加患者心血管疾病的发病率和死亡率,具有很大的临床意义。此外,至少在实验模型中已有足够的证据表明,血脂异常在进展性肾脏损伤过程中起着重要的作用。因此,尽可能地纠正或预防血脂异常已成为对具有上述病理情况的患者进行管理的主要目标。一些饮食和药物被建议用于降低肾病综合征患者的血脂水平。例如,给予原发性膜性肾病的患者低脂(<总热量 30%)、低胆固醇(<5.2mmol/L)、但富含多不饱和脂肪酸(polyunsaturated fatty acids,PUFA)和亚油酸(占总热量的 10%)的饮食 6 个月后,总胆固醇和 LDL 水平分别降低了 24% 和 27%。但是,利用低脂饮食来对应肾病综合征的高脂血症的管理方法尚缺乏长期的临床试验证据。与蛋白质饮食需要关注蛋白质来源类似,低脂饮食中脂质的构成可能与总脂质摄入量同样重要。二十碳五烯酸(eicosapentaenoic acid,EPA)和二十二碳六烯酸(docosahexaenoic acid,DHA)是从鱼油中提取的必需 ω-3 PUFA,作为环加氧酶和脂氧合酶通路的底物,与 ω-6 PUFA 的底物花生四烯酸相比,它们产生炎性介质的效力更低。饮食中补充 ω-3 PUFA,特别是鱼油,已经被证实可产生一系列有益的心血管效应,包括降低收缩压、甘油三酯水平以及冠心病患者发生心源性猝死的风险。基于这一证据,已有一些小型研究探讨了饮食补充 ω-3 PUFA 在肾病综合征中的疗效。在肾病综合征相关的高脂血症患者中,连续 6 周每日在未限制的饮食中加入 15g 鱼油(含 2.7g EPA 和 1.8g DHA),可以显著降低血浆甘油三酯和 VLDL 的水平,虽然 LDL 有所上升。近期的一项研究也得出相似结论,给予肾病患者每日 4g 的 ω-3 PUFA 补充,8 周后血浆甘油三酯和 VLDL 水平显著下降,LDL 升高。与后者的效应相伴的是 LDL 脂蛋白重新分布,分布范围更大,质量更轻,从而可能使致动脉粥样硬化颗粒的产生减少。然而,目前仍不清楚 ω-3 PUFA 导致的 LDL 升高和 LDL 的重分布,最终是否会增加患心血管疾病的风险。或许,在肾病综合征患者中与 ω-3 PUFA 相关的临床研究最主要关注于其在 IgA 肾病中的应用,这是因为这些脂肪酸抑制了细胞因子和类花生酸的产生,从而减轻了肾内的炎症。一项纳入 106 名 IgA 肾病患者的随机安慰剂对照试验显示,即使补充剂对蛋白尿无明显改善,但连续 2 年的鱼油补充(每日含 1.87g EPA 和 1.36g DHA)仍可以延缓肾病的进展。对该研究人群持续随访至 6 年,结果发现鱼油补充有利于保护肾脏功能,但肾功能的改善效果并不随着 ω-3 PUFA 剂量的升高而升高。最近的一项研究纳入 30 名经肾活检证实为 IgA 肾病的患者,结果发现与单独应用双重阻断 RAS 的方法相比,在双重阻断 RAS 的基础上每日补充 3g 的 ω-3 PUFA 并连续 6 个月,能更有效地减轻蛋白尿和血尿症状。不幸的是,其他的随机临床研究并未观察到鱼油补充对 IgA 肾病的转归有益影响。一项汇总了相关研究的荟萃分析指出,产生这些不一致结果的可能原因包括纳入患者人群的差异、干预鱼油的成分以及干预的时间不同。

　　他汀类药物(一种羟甲基戊二酰辅酶 A 还原酶抑制剂)对于纠正肾病患者的血浆脂质谱较为有效,患者的耐受性也较好。但是,使用这些药物来延缓肾病综合征患者 CKD 的进展或降低心血管事件的发生风险的相关临床试验证据有限。由于蛋白尿在肾病综合征患者脂质代谢紊乱的发病机制中起着核心作用,因此以治疗蛋白尿为核心的治疗手段也可以改善高脂血症。实际上,肾病患者应用 ACEI 降低尿蛋白排泄与其血浆 LDL 和脂蛋白(a)浓度分别下降 10% 和 20% 具有相关性,但血浆白蛋白浓度没有相应升高。

## 建议

对于肾病综合征的患者,提倡限制其饮食中脂肪(<总热量的 30%)和胆固醇(<5.2mmol/L)的摄入,且适当增加 PUFA 比例。但是,单纯的营养措施不足以控制肾病性高脂血症。如果限制了饮食脂肪摄入、蛋白尿减轻后仍不能有效地降低血脂水平,那么应开始使用他汀类药物治疗。目前,尚无强有力的证据表明鱼油补充剂适用于肾病综合征引起的高脂血症。然而,改善全球肾脏病预后组织的指南建议,对于 IgA 肾病和持续性蛋白尿每日 >1g 的患者,即使应用了 3 ~ 6 个月 RAS 阻断疗法,也可选用鱼油(每日 3.3g ω-3 PUFA)治疗。虽然这些补充剂的应用似乎是安全的,但是它的鱼腥味常常使服用的依从性降低。鉴于服用鱼油的耐受性以及尚不能确定鱼油治疗的花费是否超过其所带来的肾脏收益,因此合理的方式是让患者自己决定是否接受鱼油补充。

## 盐和水

水肿是肾病综合征主要的临床特征之一。尽管目前认为肾病性水肿是继发于水钠潴留而引起的血管外积液,但血管内容量的变化目前仍存在争议。针对这一问题目前有两种假说(图10.1)。经典的"充盈不足"假说,假设肾病性水肿患者存在有效循环血容量减少。特别是低蛋白血症引起的血浆胶体渗透压下降,促使液体从血管内转移至细胞间质。血浆容量的下降进一步激活 RAS、促进抗利尿激素的释放,从而导致肾源性的水钠潴留。相反,"过度充盈"假说认为,肾病源性水肿时血管容量是增大的。这一假说的支持者认为,是由于肾脏内在的缺陷导致对钠排泄的下降,引起肾性水肿的钠潴留,从而导致血浆容量的增大。值得注意的是,这两种假说并非相互排斥的,因为血浆容积的变化可能取决于疾病的不同发展阶段。相对于血浆容量减少,对肾病性水肿血浆容量扩大情况下的治疗策略可能是不同的。实际上,当出现了循环血量减少的症状时,才应尝试输注白蛋白以扩大血浆容量。然而,限制饮食中钠的摄入对于血容量不足或肾排泄钠缺陷而引起的肾性水肿均有效。

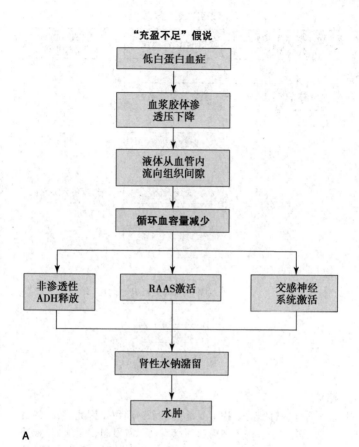

A

图 10.1 水肿形成的"充盈不足"和"过度充盈"假说机制。根据"充盈不足"假说(A),由于血浆胶体渗透压的下降导致的血容量不足,是导致肾脏对水钠潴留的关键。相对地,"过度充盈"假说(B)则假设肾病综合征引起的钠潴留是因机体对 ANP 的反应减弱,ENaC 激活,以及 $Na^+/K^+$ ATP 酶活性增强所致。由此产生的血容量不足会改变局部组织毛细血管壁的静水压,导致过度充盈性水肿。ADH,血管升压素;ANP,心房钠尿肽;cGMP,环磷酸鸟苷;ENaC,上皮细胞钠离子通道;RAAS,肾素血管紧张素醛固酮系统

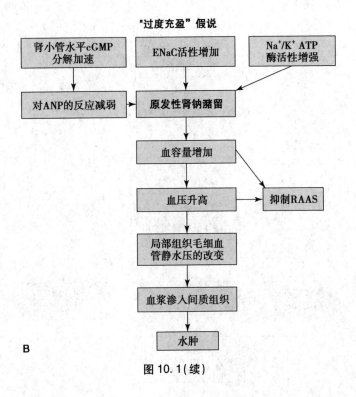

图 10.1(续)

### 建议

肾病综合征的水肿主要是由于水钠潴留。因此,治疗的目标是创造一个水钠负平衡的环境。患者需限制饮食钠(目标是1.5~2g/d)和液体(<1.5L/d)的摄入,并配合利尿剂的使用。建议对水肿的治疗应缓慢进行,以每日体重下降 0.5~1.0kg 为宜,因为过于激进的利尿可能会导致电解质紊乱、急性肾脏损伤,以及血液浓缩而并发的血栓栓塞症状。

## 矿物质和维生素

在肾病综合征中观察到的铁、铜、锌等循环水平异常可能与血浆蛋白从尿中丢失有关,血浆蛋白携带这些二价的阳离子排泄或通过其他某种方式调节它们的代谢。例如,蛋白尿患者的铁结合蛋白转铁蛋白从尿中排泄后导致的血浆铁浓度降低,这可能是肾病综合征患者并发缺铁性贫血的一种潜在机制。值得注意的是,滤过的转铁蛋白所释放的铁可以催化氧自由基的产生,最终导致肾小管间质的损伤。因此,对肾病患者进行补铁以治疗缺铁性贫血应该更慎重。促红细胞生成素从尿中流失也会导致肾病综合征贫血。

体内约95%的铜与铜蓝蛋白结合,当铜蓝蛋白从尿中大量丢失时会导致血清铜水平的降低。但是这并不会使肾病综合征患者产生相应的临床表现,因此铜补充不是必需的。

白蛋白是主要携带锌的蛋白质,如果白蛋白从尿液中大量丢失会引起锌的消耗。肾病综合征患者的锌缺乏可能与肠道吸收的减少以及从尿液中的丢失两者有关。锌的消耗对肾病综合征的疾病进展目前尚不清楚。值得注意的是,对于患有类固醇反应性肾病综合征的儿童,补充锌(推荐摄入量为10mg/d)12个月可以减少其复发率。这一结论可以归因于锌在预防呼吸道感染中所起的作用,因为呼吸道感染是复发最主要的诱因。

肾病综合征患者往往表现出维生素 D 代谢的紊乱。维生素 D 的活性代谢产物 1,25-二羟维生素 D$[1,25-(OH)_2D]$的血清浓度下降或在正常范围内。更重要的是,血清 25-羟维生素 D$[25-(OH)D]$的水平才是评估维生素 D 营养状况的最佳生物标志,其在肾病综合征患者中往往降低。继发于蛋白尿的维生素 D 结合蛋白从尿中丢失,也会导致血清 25(OH)D 的下降。25-(OH)D 缺乏可能会进一步导致低钙血症、甲状旁腺功能亢进以及骨密度降低。这种情况还会因为反复应用糖皮质激素而变得更为复杂,尤其是在儿科患者中,糖皮质激素可能会对骨骼健康产生不利影响。基于这种考虑,在最近的一项随机对照研究显示,给予泼尼松治疗 12 周的特发性肾病综合征患儿联合补充维生素 $D_3$(1 000IU/d)和钙(500mg/d),可显著改善其骨密度。

## 建议

对于存在严重转铁蛋白尿和缺铁性贫血的患者,应用口服铁剂补充应谨慎,因为游离铁可能会导致肾小管的损伤。皮下注射重组促红细胞生成素可用于治疗肾病综合征中促红细胞生成素缺乏性贫血。然而,纠正改善蛋白尿是逆转这些并发症的最理想的方法。当存在锌缺乏时,应进行口服补充。若使用糖皮质激素治疗超过 3 个月的患者,应每日口服补充钙剂和维生素 D,以改善骨密度。

# 结论

对于肾病综合征患者,综合的营养治疗策略应包括控制蛋白质和脂肪的摄入总量和质量,限制饮食中的钠摄入,并保证充足的能量和其他营养素摄入,如矿物质和维生素等。然而,从长远来看,这些饮食建议的实际执行过程与理论可能相去甚远。因此,主要的目标是提高患者对饮食指导的依从性,同时降低患者营养损害的发生风险。可以通过采取各种手段来实现这一目标,包括咨询有经验的营养师、制订个性化的饮食策略以及加强健康教育等。与此同时还要定期监测营养状况,以评估患者对饮食计划的依从性,并尽快发现营养不良。

**（李春蕾 译　刘岩 审）**

## 推荐阅读

Arun S, Bhatnagar S, Menon S, et al. Efficacy of zinc supplements in reducing relapses in steroid-sensitive nephrotic syndrome. *Pediatr Nephrol* 2009;24:1583–1586.

Bell S, Cooney J, Packard CJ, et al. The effect of omega-3 fatty acids on the atherogenic lipoprotein phenotype in patients with nephrotic range proteinuria. *Clin Nephrol* 2012;77:445–453.

Bellizzi V, Cupisti A, Locatelli F, et al. Low-protein diets for chronic kidney disease patients: the Italian experience. *BMC Nephrol* 2016;17(1):77. doi:10.1186/s12882-016-0280-0.

Cravedi P, Ruggenenti P, Remuzzi G. Proteinuria should be used as a surrogate in CKD. *Nat Rev Nephrol* 2012;8:301–306.

Denburg MR. Skeletal manifestations of renal disease in childhood. *Curr Opin Nephrol Hypertens* 2016;25:292–300.

Ferraro PM, Ferraccioli GF, Gambaro G, et al. Combined treatment with renin-angiotensin system blockers and polyunsaturated fatty acids in proteinuric IgA nephropathy: a randomized controlled trial. *Nephrol Dial Transplant* 2009;24:156–160.

Kidney Disease Improving Global Outcomes (KDIGO) Glomerulonephritis Work Group. KDIGO clinical practice guideline for glomerulonephritis. *Kidney Int* 2012;2(Suppl 2):139–274.

Perico N, Remuzzi A, Remuzzi G. Chapter 53: Mechanisms and consequences of proteinuria. Skorecki K, Chertow GM, Marsden PM, Taal MW, Yu ASL. In: *Brenner and Rector's The Kidney*. 10th ed. Philadelphia, PA: Elsevier Saunders; 2015:1780–1806.e8.

Vaziri ND. Erythropoietin and transferrin metabolism in nephrotic syndrome. *Am J Kidney Dis* 2001;38:1–8.

World Health Organization. *Protein and Amino Acid Requirements in Human Nutrition: Report of a Joint WHO/FAO/UNU Expert Consultation*. Geneva, Switzerland: WHO Press; 2007. Report 935.

# 第 11 章

## 进展性慢性肾脏病的营养干预

Fitsum Guebre-Egziabher, Denis Fouque

人体可完全代谢和储存脂类和碳水化合物类,故肾脏代谢的最重要的食物源性化合物是蛋白质及其氮衍生物。在平衡状态下,从食物中吸收的每克氮都会迅速通过尿液排出。这个特征可方便我们通过尿液中排出的尿素氮(或尿素)量来监控蛋白质的摄入量。在健康成人中,随着蛋白质的摄入量增加尿氮排出量也会增加,而当饮食中蛋白质不足时,尿素氮的排出量则明显降低。因机体每日均有不受摄入蛋白质影响的不可避免的氮损失,所以这种调节能力是有限的。例如,氮可以通过粪便、汗水、头发和指甲损失,在肾病患者,这种损失估计约为 $0.031mg/(kg \cdot d)$。

蛋白质的需求可以通过标准方法来测定,例如用氮平衡方法或标记的氨基酸代谢率。这些方法可以了解身体氮代谢、健康成年人和 CKD 患者最佳的蛋白质摄入量水平。通过这些数据,可以为不同程度的肾脏病患者设计不同的安全饮食方案。

蛋白质摄入量会影响蛋白尿的程度(图 11.1)。蛋白尿已被确定为 CKD 进展的重要独立危险因素,任何将尿蛋白降低到最低水平的方法都是有价值的。接下来我们将讲述有关蛋白质摄入对肾功能带来的潜在影响,不同肾功能水平的 CKD 患者的最佳饮食蛋白摄入水平,以及这种饮食的监测方法、潜在不良反应,有关在 CKD 不同阶段采用低蛋白饮食干预的大量临床实验和荟萃分析结果。

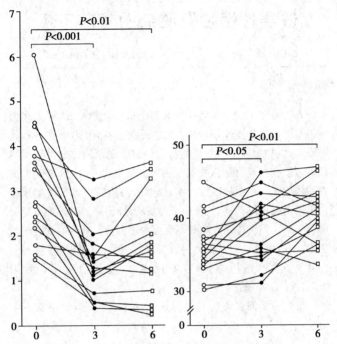

图 11.1    15 位 CKD4 期的患者给予极低蛋白饮食 [0.3g/(kg·d)] 治疗后 3 个月和 6 个月的尿蛋白减少 (**左图**),同时血清白蛋白增加(**右图**)情况(From Aparicio M, Bouchet JL, Gin H, et al. Effect of a low-protein diet on urinary albumin excretion in uremic patients. Nephron 1988;50;288-291,with permission. )

## 蛋白质代谢和肾脏疾病

典型的西方饮食含有约为膳食指南推荐的蛋白质摄入量的两倍。营养过剩与肾血流动力学改变相关,特别是在蛋白质和氨基酸摄入量较高的情况下。目前,尚不清楚脂肪或碳水化合物是否直接影响肾功能或肾疾病。但有充分的证据表明,高蛋白质摄入会迅速增加肾小球滤过率(GFR)以及尿白蛋白排泄量。长期来看,蛋白质摄入量同样可以影响肾小球硬化程度,减少蛋白质负荷可以缓解甚至阻止实验性肾瘢痕形成的进展。过高动物性蛋白质的摄入对肾功能下降的影响是多方面的。来源于氨基酸或及其他代谢产物引起的体液或局部调节因子的大量增加也许可为这些改变提供理由,包括胰高血糖素、胰岛素、胰岛素样生长因子-1、血管紧张素Ⅱ、前列腺素和激肽以及来源于胃肠道某些氨基酸消化带来的尿毒症毒素的潜在升高等都与这种改变有关。此外,膳食蛋白质在进行消化的同时,也会带来磷、酸负荷、钠的摄入增加。钠潴留也可由蛋白质高滤过引起,主要通过激活近端肾小管钠-氨基酸共转运蛋白来完成。限制蛋白质可以通过减少肾小球内压和血流量,消除5/6切除肾脏后的血流动力学变化。

肾小球蛋白质转运可引起高代谢和氧化应激,而低蛋白饮食(low protein diet,LPD)可减少氧消耗和丙二醛的产生。蛋白质吸收的特性也可能影响肾的功能反应。据报道,素食主义者的GFR比杂食者要低。有假说认为动物来源的蛋白质产酸的量要高于植物性来源的蛋白质。而给CKD大鼠饲喂酪蛋白或大豆蛋白,其蛋白尿和肾组织学损害比素食来源的蛋白饲喂大鼠更加严重。在人体的研究也显示进食植物来源的蛋白质食物的CKD患者能更好地维持其GFR。

生长因子和促纤维化因子的水平,比如转化生长因子-β(TGF-β)、纤维连接蛋白、纤维蛋白溶酶原激活物抑制剂-1(plasminogen activator inhibitor-1,PAI-1)可受LPD调控,从而减少尿蛋白和肾损伤。最后,白蛋白尿本身具有致病作用,可促进肾小管间质瘢痕增生与细胞凋亡,LPD可减少肾小球毛细血管压力和尿白蛋白,增加抗纤维化、抗细胞凋亡的保护作用。

## 膳食蛋白质及能量的最佳摄入水平

西方饮食中每日约含有蛋白质$1.4g/(kg \cdot d)$;女性每日蛋白质摄入量比男性低35%~50%,因为她们的体重相对较轻;老龄化也影响蛋白质的摄入量,70岁时蛋白质的摄入量会自然降低15%。世界卫生组织(WHO)及粮农组织(Food and Agriculture Organization,FAO)于2007年公布的最佳蛋白质摄入中位数为$0.66g/(kg \cdot d)$。根据人群分布的97.5百分位数被认为是安全摄入水平,蛋白质需要量为$0.83g/(kg \cdot d)$。这一平均和安全摄入水平均比1985年的推荐值[$0.6g/(kg \cdot d)$]高10%。然而,蛋白质的需求呈现高斯(Gaussian)分布,这就解释了为什么有的患者的摄入量低于平均的蛋白质推荐摄入量值也能维持较好的氮平衡。最后,有关蛋白质需要量的评估是在曾接受热量控制在至少$35kcal/(kg \cdot d)$的健康成年人或肾病患者中进行的研究,如果健康成人或CKD患者的热量摄入减少,则这种饮食方案可能不适用。有趣的是,未进行维持性血液透析的 CKD 患者与健康成年人比起来,其基础代谢率和能量需求并没有什么不同,同时若给予蛋白质 0.6g/(kg·d),也可维持氮平衡。在 2012 年,美国肾脏基金会的肾脏病预后质量倡议(Kidney Disease Outcome Quality Initiative,K/DOQI)推荐糖尿病和非糖尿病患者的蛋白质摄入量应为 0.8g/(kg·d),同时 GFR<30mL/(min·1.73m²) 的患者必须进行合适的教育,对于存在 CKD 进展风险的成人患者的蛋白质摄入量避免超过 1.3g/(kg·d)。当开始维持性透析治疗时,这些建议的方案需要随之改变。但是,当肾功能降低时,如处于 CKD 3 期(eGRR<30mL/min)时,其能量和蛋白质的摄入会自发地下降,常常低至能量为 21kcal/(kg·d),蛋白质为 0.85g/(kg·d)。值得注意的是,等量蛋白质摄入的情况下,蛋白质中 70% 来自植物性蛋白质的膳食,相比蛋白质中 70% 来自动物性蛋白质的膳食,前者提供的能量更多。由于肾功能下降时,能量摄入也可能随之降低,因此当膳食能量不足时,就会发生蛋白质代谢缺陷。显然,CKD 患者在饮食方法上需要得到指导,以达到最佳适度的低蛋白摄入以及充足的能量摄入。

## 慢性肾脏病患者限制蛋白质饮食的代谢改变

### 限制蛋白饮食的性质

文献显示,如果能量和必需氨基酸(essential amino acid,EAA)的摄入需求能得到满足,健康成年人和 CKD 患者的蛋白质摄入量可以适应低至 0.3g/(kg·d)。为避免营养不足,建议补充 EAA 或酮酸(KA),而酮酸可以合成相应的 EAA。如果没有进行这些补充,则在保障蛋白质中至少 50% 以上为高生物价蛋白质(主要来自动物),能量摄入量达到推荐标准[如年龄<65 岁,则 35kcal/(kg·d);年龄>65 岁则为 30~35kcal/(kg·d)] 的情况下,给予蛋白质摄入量低至 0.6g/(kg·d) 也是安全的。如果给出较低的蛋白质摄入量处方,则需注意补充(EAA 或 KA)以避免 EAA 缺乏。潜在的好处是,当透析机会受限时,低蛋白摄入可延缓 CKD 的进展和减轻尿毒症症状,并推迟开始维持性透析的时间或延长生存期。

### 蛋白质代谢的适应

若将 CKD 3~4 期患者的膳食蛋白摄入量减少 40%[即从 1.1g/(kg·d)减少到 0.7g/(kg·d)],则约在 3 个月期间就会发生适应性的反应(如减少全身亮氨酸的流量和氧化),同时可保持身体成分不变。这种适应性的反应也在一个实行超过 16 个月的更加严格的蛋白质限制饮食[0.35g/(kg·d)+KA 补充剂]治疗研究中观察到。同样,在肾病综合征的 CKD 患者中,当他们的蛋白摄入量从 1.85g/(kg·d)降至 1.0g/(kg·d)后也能观察到这种适应性变化。对肾病 CKD 患者进行的研究表明,当他们的蛋白质摄入量从 1.20g/(kg·d)减少至 0.66g/(kg·d)时,LPD对于患者更有益;同时氨基酸代谢得以改善,尿蛋白大幅度减低的同时也可升高血清白蛋白浓度。因此,在保证充足的能量补充情况下,CKD 患者可以正确地调整其蛋白质代谢。

## 葡萄糖代谢

在 CKD 进程中,胰岛素抵抗是很常见的,血糖控制可以随着营养的调整而改善。经过 3 个月的 LPD 后,患者的胰岛素敏感性得以改善,同时可以降低空腹血清胰岛素或胰岛素的需要量、血糖值以及减少内源性葡萄糖生成。尽管这些益处的作用机制尚不清楚,但其结果却令人鼓舞。

## 控制慢性肾脏病——矿物质和骨代谢紊乱

由于动物性蛋白质与磷紧密相关(1g 蛋白质含有约 13mg磷),因此限制蛋白饮食的同时也限制了磷的摄入量,故其排泄量也减少。当给予补充酮酸时,由于其含有钙,因此也补充了额外的钙。低磷摄入和钙剂补充降低了血清甲状旁腺激素(parathor-mone,PTH)的水平,并可改善肾性骨营养不良情况,这已在实施LPD+KA 12 个月的研究中得以证实。鉴于近期研究报告认为在晚期 CKD 患者中补充过量的钙会产生不利影响,因此使用含钙酮酸补充剂时必须谨慎。

## 改善血脂

动物性蛋白质摄入量减少(如肉类和乳制品),一般可使饱和脂肪酸的摄入量相应减少,从而改善整体血脂水平。例如,将蛋白质的摄入在 3 个月内从 1.0g/(kg·d)减少到 0.7g/(kg·d)可导致血清脂蛋白 AI 和载脂蛋白 AI/载脂蛋白 B(Apo-AI/Apo-B)比率增加,可降低一般人群中的心血管病的患病风险。同样,在一个为期 6 个月的 LPD 实验中发现其可减少患者红细胞丙二醛,提高多不饱和脂肪酸水平,尤其是 C22:4 和 C22:5,从而限制了氧化应激反应。

## 纠正代谢性酸中毒

在补充了 KA 的极低蛋白质饮食(VLPD)患者中发现,其酸中毒得以纠正和碳酸氢盐的需求也减少,这种效应也可能与摄入的蛋白质的性质有关。

## 降低蛋白尿和减少肾损伤

减少饮食中的蛋白质摄入量可以减少尿蛋白(图 11.1),而蛋白尿是 CKD 进展的一个独立的危险因素,任何逆转蛋白尿的方法都是有意义的。在人类中减少蛋白质的摄入是否能保护肾脏免受进行性损伤仍不清楚。首先,饮食方面的实验研究在蛋白质摄入上有很大差异,显然临床上应用饮食方案不允许这么大的差异;其次,食物中的蛋白质与其相关的其他因素如磷、钠、能量和水,都可能会影响肾功能;最后,实验研究可以进行单一因素干预,但在临床实践中,患者通常会接受多个进行肾保护的干预措施,这些措施可能会掩盖饮食的单一效用。除了使用血管紧张素转换酶抑制剂(ACEI)、AT1 受体阻滞剂或者两者联合使用外,LPD 也可对肾脏病的进展有额外的保护作用,并可能延缓终末期肾脏病(ESRD)的发生。

## 低热量风险

如果没有得到适当的指导,限制蛋白质饮食可能导致能量摄入过低。然而,如果有相应的监督,能量摄入通常会大于 30kcal/(kg·d),且在长期 LPD 治疗下,身体成分也不会改变。然而,临床试验也发现即使在相当低的能量摄入下,用双能 X 射线吸收法(dual-energy X-ray absorptiometry,DEXA)或者人体测量等监测患者长期的营养状况,也没有发生显著的变化。此外,在维持透析患者进行多年 LPD 治疗后,其生存率与其他治疗方案者相类似。

# 营养摄入量的监测

蛋白质摄入量可以通过两个途径监测:①饮食记录中的摄入情况;②无 ESRD 患者尿液中的尿素排泄量,或蛋白氮呈现率(protein nitrogen appearance,PNA),以前被称为蛋白分解代谢率(protein catabolic rate,PCR)。在 CKD 患者中有两个公式常规用来评估氮和蛋白质摄入量：

公式 1：氮摄入量(g/d) = UNA(g/d) + 0.031×体重(kg)

公式 2：氮摄入量(g/d) = 1.20×UNA(g/d) + 1.74

这里的体重为患者的无水肿体重(表 11.1)。

摄入量等于饮食处方标准摄入量的±20% 即表示为对 LPD 的依从性好。在良好设计的对照研究中，患者蛋白质的摄入量倾向于超过处方标准摄入量的 10%～20%，而其中仅有 40%～70% 的患者达到处方标准摄入量。因此，对于 CKD 患者的营养治疗的支持还需要不断的努力。

能量的消耗可通过间接能量测定仪、Harris-Benedict 公式，或身体活动量调查问卷进行可靠地评估。最佳的能量摄入量为 35kcal/(kg·d)，大于 60 岁患者则为 30～35kcal/(kg·d)，但能量摄入量只能通过饮食询问或记录来估测。我们估计患者必须进行至少 4 次咨询，才可确保患者理解 LPD 的目标和要求、最佳的能量摄入量以及如何充分地做好家庭饮食记录。患者随访的通用系统可见表 11.2。

**表 11.1** 通过每日稳定的尿氮排泄量来估算一位使用蛋白质 0.6g/(kg·d)饮食方案的 80kg 成年患者的膳食蛋白质摄入量

---

患者的 UNA = 5.2g/d，蛋白质含 16% 的氮
(氮摄入量×6.25 = 蛋白质摄入量)

公式 1：UNA + 0.031×80kg = 5.2 + 2.48 = 7.68g 氮

DPI = 7.68g×6.25 = 48g

所以，DPI/kg = 48g/80kg = 0.60g/(kg·d)

或者

公式 2：1.2×UNA + 1.74 = 6.24 + 1.74 = 7.98g 氮

DPI = 7.98×6.25 = 49.9g

所以，DPI/kg = 49.9/80 = 0.62g/(kg·d)

---

蛋白质摄入量不超过处方标准摄入量的 20% 是可以接受的(对于这名患者，UNA 为不超过 6.3g/d)。

DPI，膳食蛋白质摄入量；UNA，尿氮表现率。

(From Masud T, Manatunga A, Cotsonis G, et al. The precision of estimating protein intake of patients with chronic renal failure. Kidney Int 2002;62: 1750-1756, with permission.)

**表 11.2** CKD 3B~4 期和 ESRD 前 CKD 5 期患者的营养随访和营养咨询表

| 时间间隔 | 执行内容 | 执行结果 |
|---|---|---|
| 开始每 6 个月进行,随后每 12 个月 | 营养咨询 | 制订治疗计划;按患者的口味和经济水平制订饮食方案 |
| | 3 日家庭饮食记录 | 记录能量摄入;确保患者充分理解饮食方案和从尿素氮估算其饮食依从性的方式 |
| | 24h 尿素氮 | 估计蛋白质摄入量 |
| 每 12 个月 | 身体质量指数 | |
| | 人体测量(可选) | |
| | 主观全面评定(可选) | |
| 每 6~12 个月 | 血清白蛋白 | |
| | 血清前白蛋白 | |
| | 血清胆固醇 | |
| | C 反应蛋白 | |

如果 GFR<15mL/min,营养调查应该进行得更加频繁,特别是在有其他疾病叠加的情况下;如果随诊显示营养状况或者实验室指标没有得到改善,应考虑开始透析治疗。

CKD,慢性肾脏病。

# 进展性慢性肾脏病患者的最佳蛋白质摄入量证据

很多研究致力于明确蛋白质摄入水平及其潜在的对肾脏有害或者保护作用的关系,但在解释这些试验结果时,往往需要综合考虑。

## 评估肾组织损伤和肾功能

对量化人类肾损伤的一个重要提醒是,重复组织学分析并不实用。此外,评估肾功能的很多方法随着时间的推移是很难持续的,因为肾功能的指标(例如,血清肌酐、1/血清肌酐、尿肌酐清除率或者以肌酐为基础的公式推算的 GFR)和蛋白质摄入量之间相互干扰。事实上,膳食中的蛋白质摄入会随肌酸和肌酐摄入量的变化而变化并干扰肾功能的评估。同时,血清肌酐和肌酐清除率也受到多种药物的影响,例如西咪替丁,可干扰肾小管排泄肌酐。更重要的是,膳食蛋白质指数(dietary protein index,DPI)的巨大变化可以迅速改变 GFR。减少 DPI 开始可能降低 GFR 10%~20%,直到达到一个新的平衡。因此,必须观察 3~4 个月才可确定蛋白质摄入量对 GFR 变化的影响对延缓肾衰竭进展有利。

## 方法学的注意事项

临床研究的一个重要方面就是依赖方法学的质量、设计和实验报告。目前存在一些作为评价试验、提供证据、制定临床指南的标准:A 级证据是经过最高质量、大型、随机、对照试验(randomized controlled trials,RCT)和荟萃分析获得(1 级或 2 级)。B 级证据是从前瞻性对照临床试验得出的(3 级)。C 级证据,排名最低,是从回顾性研究、病例报告或者专家意见得出的信息(4 级或 5 级)。我们广泛搜索自 1974 年以来发表的文献,排除了超过 50 篇低质量的文章(规模太小或者没有对照),留下 11 个随机对照试验和 5 个荟萃分析,适合用来评估饮食中的蛋白质对肾功能变化的影响。

## 主要随机临床试验和荟萃分析的结果
### 随机临床试验

Rosman 等对 247 名蛋白饮食限制的患者进行了 4 年的观察研究,其中患者的 GFR 为 30~60mL/min 时蛋白质摄入量为 0.90~0.95g/(kg·d);患的 GFR 为 10~30mL/min 时蛋白质摄入量减少到 0.7~0.8g/(kg·d);对照组蛋白质没有给予限制。结果显示,经过两年多的饮食限制,GFR 的损失速度明显放缓。经过 4 年后,蛋白限制更严格的患者生存率得到明显的改善(进行蛋白质限制的人群有 60% 未进入透析,而未进行蛋白质限制的人群,仅有 30% 未进入透析;P<0.025)。经过很短一段时间的训练,患者即可很好地坚持 LPD,并能长期坚持。值得注意的是,蛋

白质饮食限制并没有造成患者营养不良。

Ihle 等对 72 例晚期肾病患者进行了 18 个月的研究。患者被随机分配至给予非限制蛋白质的饮食组或蛋白质 0.4g/(kg·d) 的限制饮食组,由尿中的尿素估计得出实际蛋白质摄入量为 0.8g/(kg·d) 或 0.6g/(kg·d)。结果显示,只有没有进行蛋白限制的对照组 GFR 下降了,同时该组患者进入透析治疗的数量明显较多(P<0.005)。而 LPD 组患者的 GFR 没有下降。身体成分分析发现,LPD 组仅体重有所下降,但其他人体测量指标或者血清蛋白水平在两组间均无变化。作者得出结论,认为适量减少蛋白质的摄入量可发挥有益的作用。

Williams 等用超过 18 个月的时间研究了三种不同的干预措施对 95 名 4~5 期 CKD 患者的影响。患者被随机分配给予 0.6g/(kg·d) 蛋白质+800mg 磷饮食组(LPD 组);或 1 000mg/d 磷饮食+磷结合剂,但无具体蛋白质限制的饮食(低磷组);或没有蛋白质及磷限制的饮食。饮食的依从性通过尿尿素及饮食回顾估计,三组蛋白质平均摄入量分别为 0.7、1.02、1.14g/(kg·d),磷平均摄入量分别为 815、1 000、1 400mg/d。在蛋白质和磷限制组中观察到了轻微的体重丢失(LPD 组及低磷组分别为−1.3kg 及−1.65kg)。在三组中均未发现肌酐清除率随着时间的推移发生差异。三组间的死亡率以及开始透析治疗的情况无差异。由于研究的规模太小以及使用肌酐清除率来估算 GFR,极大地限制了此研究的价值。

意大利北部合作研究小组对 456 名 GFR<60ml/min 的患者开展了一项随机对照研究,并随访了两年。患者分别被给予蛋白质 1g/(kg·d)(对照组)或 0.6g/(kg·d)(LPD 组),两组患者均供给至少 30kcal/(kg·d) 的能量。主要结局测试指标为"肾存活率",以开始透析或者血清肌酐翻倍来定义。结果显示对照组的蛋白质摄入量为 0.9g/(kg·d),低蛋白组的摄入量则为 0.78g/(kg·d),组间重叠比较大。对照组与 LPD 组之间只有轻微的差异,较少的 LPD 组患者达到了肾脏终点(P=0.059)。

Malvy 等给患者更严格的蛋白限制饮食[0.3g/(kg·d)]+必需氨基酸或酮酸补充[(Ketosteril, 0.17g/(kg·d)],和给予 0.65g/(kg·d) 蛋白质饮食的患者进行了比较研究。有 50 名患有严重肾脏疾病的患者(肌酐清除率≤20mL/min)参与了此研究直至透析或者肌酐清除率<5mL/(min·1.73m²)。对包括晚

期肾脏疾病的患者[GFR 为 15mL/(min·1.73m$^2$)]来说,蛋白质摄入量为 0.65g/kg·d 者,肾死亡的"半衰期"为 9 个月;而如果给予最严格的蛋白质饮食限制,则可延长到 21 个月。给予极低蛋白饮食超过三年的患者,体重可减少 2.7kg;而给予 0.65g/(kg·d)蛋白质摄入量的患者,并没有发生体重减轻或身体成分的变化。

Mirescu 等研究了 53 例非糖尿病 CKD 4 期、有中度蛋白尿的患者,给予 VLPD[0.3g/(kg·d)]饮食加上酮酸补充(Ketosteril,1 片/5kg·d)的患者,并与那些蛋白质摄入量为 0.6g/(kg·d)的患者进行比较和评估。VLPD 组患者的血清碳酸氢盐、血钙增加,而血尿素氮、血磷减少。与低蛋白组相比(27%;P = 0.01),VLPD 组的患者明显更少(4%)进入透析治疗。

Cianciaruso 等报道了 423 名 4~5 期 CKD 患者,分别随机给予 0.8g/(kg·d)或 0.55g/(kg·d)的蛋白质摄入,并随访 18 个月的研究结果。实际蛋白质摄入量由尿素氮估计得出分别为 0.92g/(kg·d)和 0.72g/(kg·d)。212 例蛋白质限制组患者中有 9 例出现肾死亡;而 211 名蛋白质摄入为 0.8g/(kg·d)的患者中,有 13 例出现肾死亡(P 无统计学差异)。大多数代谢参数和/或药物作用在更低蛋白摄入组有所改善。

MDRD 研究测试了低蛋白质摄入及严格控制血压对肾脏疾病进展的影响,超过 800 名患者纳入研究[A 研究:GFR 为 25~55mL/(min·1.73m$^2$),B 研究:GFR 为 13~24mL/(min·1.73m$^2$)]。A 研究中患者的蛋白质摄入量为 1g/(kg·d)或更多,并控制血压平均为 105mmHg;而 LPD 组给予 0.6g/(kg·d)蛋白质,并控制血压平均为 92mmHg。B 研究中患者分别给予 0.6g/(kg·d)蛋白质或者 0.3g/(kg·d)蛋白质+补充 KA,并设定血压控制目标的水平与 A 研究相同。平均随访时间为 2.2 年,A 研究中实际蛋白质摄入量分别为 1.11g/(kg·d)及 0.73g/(kg·d)(n = 585);B 研究中实际蛋白质摄入量分别为 0.69g/(kg·d)及 0.46g/(kg·d)(n = 255)。A 研究,两组 GFR 下降没有显著差异;B 研究,蛋白质摄入为 0.6g/(kg·d)的组,其 GFR 比 0.46g/(kg·d)的组下降更快(P = 0.07)。

A 组的前 4 个月观察到,蛋白质限制更严格的一组[0.73g/(kg·d)]的 GFR 下降幅度更大。这种差异是由蛋白质限制后、肾小球血流动力学的生理减少所致,因此,其与蛋白质摄入量更高的一组[1.11g/(kg·d)]比起来,实际 GFR 下降的速度更缓慢一些。如果初始血流动力学的影响被消除(即 4 个月后开始,直到第 3 年),GFR 下降的斜率在蛋白质严格限制组会显著较低,肾存活率也有所改善($P=0.009$)。这些分析支持降低 CKD 患者蛋白质摄入可适度受益。MDRD 研究的长期评估显示进入 VLPD 的患者并没有获得更多的肾功能进展延缓时间,但死亡率却增加了,但这项研究的局限是缺乏对照组的随访。

最近,Garneata 等报道了一项 207 例非糖尿病 CKD 患者的单中心研究[eGFR<30mL/(min·1.73m²)且肌酐-蛋白质比<1g/g]。患者被随机分配到常规低蛋白饮食组[0.6g/(kg·d)]或 SVLPD [0.3g/(kg·d)植物蛋白质+补充酮类似物(Ketosteril)1cp/5kg (体重)]组,随访 15 个月。结果显示 SVLPD 组主要终点事件减少(肾脏替代治疗或初始 eGFR 降低>50%),并纠正了大多数代谢异常,通过主观全面评定法评价的营养状况也未发现其对营养状况有不利影响。饮食的依从性很好(只有 3%的选定受试者离开了研究),但仅有 44%的初始研究对象在 3 个月后纳入进行这种饮食依从性的研究当中。由于研究中对传统的蛋白质限制饮食和素食进行了比较,故不能排除这些效果可能与摄入蛋白质的种类有关。

## 荟萃分析

为了阐明以上问题,研究者进行了一系列荟萃分析(图 11.2)。分析标准为肾死亡(即死亡、需要开始透析,或在研究期间 GFR 下降)。检索了自 1974 年以来发表的文献,最后的分析中仅纳入随机对照试验和随访在一年以上的研究。2000 名患者中(1500 名 LPD 组和 998 名对照组或较大蛋白质摄入组),有 281 例出现肾死亡(低蛋白饮食组为 113 例,较大蛋白质摄入量组为 168 例),低蛋白质饮食组风险比低(RR 0.68,95%CI 0.55~0.84,$P=0.0002$)。当使用荟萃分析来评估 LPD 对 GFR 的影响时,Kasiske 报道,在 1900 多名患者中,蛋白质摄入量较低的患者可获得 0.53mL/(min·年)的 GFR 获益($P<0.05$)。

糖尿病患者限制蛋白质的效果不是很明确。实际上,一些临床试验包含差别较大的 CKD 分期和尿蛋白程度、不同类型的蛋白质饮食并且持续时间较短的参与者,且不能统计肾死亡例数。它们还涉及很多替代标准,如微量白蛋白尿、蛋白尿和肌酐清除

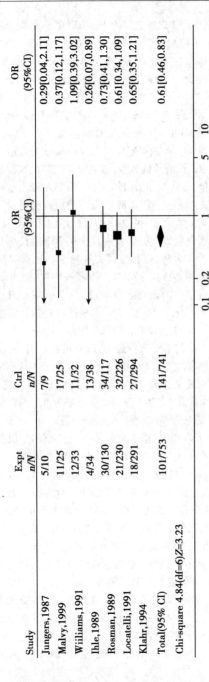

**图 11.2** CKD 患者低蛋白饮食的治疗的荟萃分析结果。正方形代表每个试验的比值比(治疗组/对照组)。菱形代表 7 个试验结合后的总结果。95% 的置信区间(CI)用平行的横线表示。总的"共同"的比值比(OR)= 0.61(95% CI 0.46,0.83),*P*= 0.006

(From Fouque D,Laville M,Boissel JP. Low protein diets for chronic kidney disease in non diabetic adults. *Cochrane Database Syst Rev* 2009;(3):CD001892,with permission.)

率的减少量等。此外，在许多以前的试验中，ACEI 并不是均衡分布的，组与组之间的血压控制区分也不是非常严格。Zeller 等在 36 名胰岛素依赖型糖尿病患者(insulin-dependent diabetes mellitus, IDDM)中，随访了至少一年的时间(平均随访 35 个月)，研究了蛋白质摄入量为 1g/(kg·d)与 0.6g/(kg·d)的作用差别。其结果显示，实际蛋白质摄入量为 1.08g/(kg·d)和 0.72g/(kg·d)。研究者在 LPD 组观察到 GFR 下降减少(碘钛酸盐法)(P<0.02)，但仅在患者为 GFR>45mL/min 的亚组中发现。Hansen 等报道了在 IDDM 患者中进行的最长的随机试验，给患者常规蛋白饮食或 0.6g/(kg·d)蛋白质摄入，持续随访四年。实际蛋白质摄入量在整个试验期间为 1.02g/(kg·d)和 0.89g/(kg·d)，两组蛋白质摄入量差异轻微但有统计学意义。两组间的蛋白尿没有差异，但肾死亡率在适度限制蛋白质饮食的患者中减少了 36%。校正心血管疾病因素后进行 Cox 分析，差异变得更有意义(P=0.01)。Koya 等进行了一项随机试验，对 2 型糖尿病患者进行为期五年的随访。限制饮食中膳食记录的蛋白质摄入量为 0.9g/(kg·d)，对照组为 1.1g/(kg·d)(P<0.000 1)，24h 尿氮排泄量估计的蛋白质摄入量没有差异，饮食干预没有肾脏保护作用。Pedrini 等在一项关于糖尿病患者亚组的荟萃分析表明，LPD 的受试者中，结合微量白蛋白尿增加和肾功能下降的综合标准改善了 44%(P<0.001)。Robertson 等对改良或限制蛋白质饮食 RCT(9 项研究)和治疗前后对比的 3 项研究(观察 1 型和 2 型糖尿病患者的肾功能至少 4 个月)进行了系统评价，发现减少蛋白质摄入与 1 型和 2 型糖尿病患者的 GFR 下降相关(但无显著差异)，但也和蛋白质摄入水平和饮食依从性相关。Pan 等对 8 项 RCT 试验进行了荟萃分析，评估了 LPD 对 1 型和 2 型糖尿病肾病的影响，尽管 $HbA_{1c}$ 和蛋白尿降低，但未能显示限制蛋白质饮食对肾功能的任何有益作用。Pan 等研究很难从这些结果中得出有力的结论，因为他们选择的糖尿病患者主要为具有微量白蛋白尿、蛋白尿和肾病综合征的 1 级和 2 级 CKD 患者，大多数研究仅限于 6~12 个月的干预，可能不足以观察特别针对蛋白尿程度较高的患者的益处。此外，可在 GFR 较高的受试者中观察到的 GFR 降低，可能与血流动力学变化有关。超过 50%的 LPD 受试者的蛋白质摄入量高，为 0.7~1.1g/(kg·d)。另一项系统评价和 RCT 荟萃分析(招募 779 名患者的 13 项研究)评估了低蛋白饮食对糖尿病肾病患者肾功能的影响，显示 GFR 的显著改善[5.8mL/(min·

$1.73m^2$）］，在不同的糖尿病类型、GFR 类别和干预期间的亚组都保持一致。然而，这种改善仅适用于按饮食要求的受试者。最近对 15 项饮食干预至少一年、1 965 名受试者的 RCT 进行的荟萃分析显示，仅在 1 型糖尿病受试者中显示出蛋白质限制对 CKD 进展的有益作用。其中限制组的蛋白质摄入量为 $0.83g/(kg \cdot d)$，对照组为 $1.07g/(kg \cdot d)$。

## 结论

肾功能受损的患者必须调整饮食，以避免发生 CKD 并发症。根据令人信服的证据表明，3 和 4 期 CKD（即 GFR 为 60～15mL/min）患者的蛋白质摄入量应从典型的西方饮食的标准降至 0.6～$0.8g/(kg \cdot d)$。应通过为患者提供常规支持和营养原则教育以及饮食指导使膳食满足不同个体的需求，增加依从性，并维持患者正常身体成分。

（刘敏 译　刘岩 审）

## 推荐阅读

Fouque D, Laville M. Low protein diets for chronic kidney disease in non diabetic adults. *Cockrane Database Syst Rev* 2009;(3):CD001892.

Garneata L, Stancu A, Dragomir D, et al. Ketoanalogue-supplemented vegetarian very low-protein diet and CKD progression. *J Am Soc Nephrol* 2016;27:2164–2176.

Goodship TH, Mitch WE, Hoerr RA, et al. Adaptation to low-protein diets in renal failure: leucine turnover and nitrogen balance. *J Am Soc Nephrol* 1990;1:66–75.

Ikizler TA, Greene JH, Wingard RL, et al. Spontaneous dietary protein intake during progression of chronic renal failure. *J Am Soc Nephrol* 1995;6:1386–1391.

Kasiske BL, Lakatua JD, Ma JZ, et al. A meta-analysis of the effects of dietary protein restriction on the rate of decline in renal function. *Am J Kidney Dis* 1998;31:954–961.

Kidney Disease Improving Global Outcomes. 2012 Clinical Practice guideline for the evaluation and management of chronic kidney disease. *Kidney Int Suppl* 2013;3:19–62.

Klahr S, Levey AS, Beck GJ, et al; Modification of Diet in Renal Disease Study Group. The effects of dietary protein restriction and blood-pressure control on the progression of chronic renal disease. *N Engl J Med* 1994;330:877–884.

Nezu U, Kamiyama H, Kondo Y, et al. Effect of low-protein diet on kidney function in diabetic nephropathy: meta-analysis of randomised controlled trials. *BMC Open* 2013;28:pii:e002934.

Rughooputh MS, Zeng R, Yao Y. Protein diet restriction slows chronic kidney disease progression in non-diabetic and in type 1 diabetic patients, but not in type 2 diabetic patients: a meta-analysis of randomized controlled trials using glomerular filtration rate as a surrogate. *PLoS One* 2015;10:e0145505.

# 第 12 章

## 血液透析患者的营养需求

T. Alp Ikizler

接受维持性血液透析(maintenance hemodialysis, MHD)的终末期肾病(ESRD)患者是慢性肾脏病(CKD)患者中出现蛋白质-能量消耗(protein-energy wasting, PEW)风险最高的人群。由于 PEW 的程度与主要不良临床预后之间的强相关性,因此在 MHD 患者中开展预防和治疗 PEW 是迫切而必要的。多种因素会影响 MHD 患者营养和代谢状态,这些因素不仅包括晚期肾脏病的影响,还包括血液透析治疗本身的因素。故很有必要形成一个减少蛋白质和能量消耗的综合防治策略,从而建立一个防止蛋白质和能量进一步丢失的治疗方法(图 12.1)。

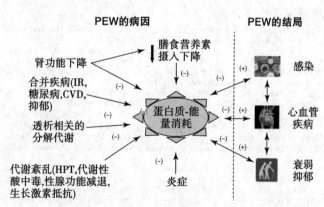

**图 12.1** 慢性肾脏病 PEW 的病因和后果的概念模型。CVD,心血管疾病;HPT,甲状旁腺功能亢进;IR,胰岛素抵抗;PEW,蛋白质-能量消耗。(Modified with permission from Ikizler TA, Cano NJ, Franch H et al. Prevention and treatment of protein energy wasting in chronic kidney disease patients: a Consensus Statement by the International Society of Renal Nutrition and Metabolism. *Kidney Int* 2013;84:1096-1107.)

## 维持性血液透析患者的蛋白质-能量消耗的诊断

表 12.1 总结了有关在 MHD 患者中诊断 PEW 的营养指标和指导进行营养治疗的应用情况。详细的关于 PEW 的诊断见第 2 章。本章仅讨论与 MHD 相关的问题。

表 12.1　肾衰竭时推荐的监测营养状况和指导营养治疗一览表

| 简单评价指标（每月） | 表现 | 可能的干预措施 |
|---|---|---|
| 体重 | 持续下降或<85%IBW | 怀疑 PEW 并进行更多详细的营养评估 |
| 血清白蛋白 | <40g/L | 考虑预防性的测量 |
| 血清肌酐 | 较透析前相对降低 | 在这一点上无需特殊干预 |
| **详细营养评估** | **表现** | **可能的干预措施(简单)** |
| 血清前白蛋白 | <0.3g/L,和/或 | 饮食处方:DPI≥1.2g/(kg·d),能量摄入:30~35kcal/(kg·d) |
| 血清转铁蛋白 | <2g/L,和/或 | 增加透析剂量至 Kt/V>1.4 |
| IGF-1 | 200μg/L,和/或 | 使用生物相容性膜 |
| LBM 和/或脂肪组织 | 非期望下降 | 增强上消化道动力药物 |
| 主观全面评定 | 恶化 | 考虑适时开始 CDT |
| **重复详细营养评估(上次评估后2~3个月)** | **表现** | **可能的干预措施(调整至综合方法)** |
| 血清前白蛋白 | <0.30g/L,和/或 | 营养补充:口服、肠内置管喂养、IDPN(需要医疗机构批准) |

续表

| 重复详细营养评估(上次评估后2~3个月) | 表现 | 可能的干预措施(调整至综合方法) |
|---|---|---|
| 血清转铁蛋白 | <2g/L,和/或 | 合成因子: |
| IGF-1 | 200μg/L,和/或 | 同化激素 |
| 血清肌酐 | 较透析前相对降低 | rhGH(实验阶段) |
| 瘦体重和/或脂肪组织 | 非期望下降 | 食欲刺激素:醋酸甲地孕酮(Megase);胃饥饿素(ghrelin)(实验阶段) |
| C反应蛋白 | >10mg/L | 抗炎治疗(实验阶段) |

CDT,慢性透析治疗;DPI,膳食蛋白质摄入;IBW,理想体重;IDPN,透析中肠外营养治疗;IGF-1,胰岛素样生长因子-1;PEW,蛋白质-能量消耗;rhGH,重组人生长激素。

(Adapted from Pupim LB,Cuppari L,Ikizler TA. Nutrition and metabolism in kidney disease. Semin Nephrol 2006;26:134-157,with permission.)

## 内脏蛋白储备的评估

血清白蛋白曾经是在评估 MHD 患者营养状况中被广泛应用的营养标志物之一。这主要是与血清白蛋白指标容易在临床中获得以及白蛋白与住院和死亡风险增加有强相关关系有关。可惜,有很多非营养因素会影响血清中白蛋白的浓度,如肝脏疾病会导致其合成降低,而组织损伤如创伤、烧伤和腹膜炎也会增加白蛋白经毛细血管渗漏、胃肠道和肾脏的丢失。随着容量负荷的增加,血清白蛋白会降低,而在 MHD 患者中普遍存在容量超负荷的状态。血清白蛋白(负性急性时相反应蛋白)也受其他因素影响,如炎症、感染和创伤等会降低白蛋白的合成,导致血清白蛋白的浓度急速降低。因此,血清白蛋白浓度的下降能更好地反映疾病和炎症的严重程度,而不是其营养状况。但由于在所有不同分期的 CKD 患者中,低白蛋白血症是高度预测临床不良预后的良好指标,因此其仍然被认为是一个反映患者营养状况异常的可靠筛查指标。

血清转铁蛋白是另一个潜在的营养标志物,但其浓度会受到铁储备、炎症状态和细胞外容量变化的影响。因此,当单独使用时,并不是一个良好的反映营养状态的指标。尽管对膳食营养素的摄入反应良好,但血清前白蛋白的浓度会因为肾功能下降而升高。此外,前白蛋白是一种负性急性时相反应蛋白,因此在用于监测 MHD 患者的营养状态时仍存在一定疑问。既然血清白蛋白和前白蛋白一样是一种负性急性时相反应蛋白,因此有必要去检测 C 反应蛋白,因为当血清白蛋白或前白蛋白的浓度低下或从正常范围下降超过一定时间后,C 反应蛋白也是一种急性时相反应蛋白和炎症指标。

## 人体成分的评估

通过评估机体不同组分(水、脂肪、骨骼、肌肉和内脏器官)可评估人体组成和体细胞蛋白的储备。去脂组织(主要由肌肉构成)是体细胞蛋白组织的主要部分。一般来说,MHD 患者体内可保持一定的体细胞蛋白储备,但当存在分解代谢性疾病时,就会出现去脂组织的消耗。我们可采用人体成分评估技术来诊断蛋白质的消耗和监测营养治疗的效果。单纯的人体测量可为长期治疗提供指导,生物电阻抗分析法(bioelectrical impedance analysis,BIA)和双能 X 线吸收法(dual-energy x-ray absorptiometry,DEXA)常基于研究目的而使用,因为这两种方法被认为受机体水分改变的影响较大,而机体水分改变在 MHD 中是非常常见的。

## 营养状况的综合指标

基于人体成分的变化和膳食摄入的评估的诊断性测量已包含在总体营养状况的主观全面评定(subjective global assessment,SGA)方法中,尤其是其在评估大量患者的营养状况时常被采用。最常用的综合指标包括主观全面评定(SGA)或将 SGA 经过修改或扩展的版本如综合营养指数(composite nutritional index,CNI)和营养不良炎症评分(malnutrition-inflammation score,MIS)。这些测量方法仅能提供一个总体评估,因为它们评估营养状况是从一个比较大的范围来评估的,如病史、症状和体格测量数据。美国肾脏病基金会肾脏病预后质量倡议(NKF K/DOQI)中推荐使用改良的 SGA 应用于接受 MHD 治疗的患者每 6 个月进行一次评估。然而,基于其本身为主观性评估的特性,同时缺乏对内脏蛋白储备的测量数据,以及对营养状况的细微改变的相对不敏感性也极大地限制了 SGA 的应用。营养不良炎症评分(MIS)是将 SGA 的组成部分和营养状况(如 BMI)及炎症指标(如血清白蛋白、总铁结合力等)结合在一起的指标,并非反映营养状况的直接

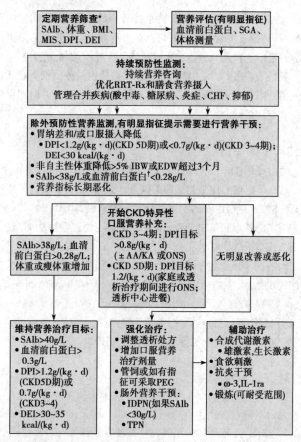

**图 12.2** 慢性肾脏病患者的营养管理和支持流程。SAlb,血清白蛋白(溴甲酚绿法);BMI,身体质量指数;MIS,营养不良炎症评分;DPI,膳食蛋白质摄入;DEI,膳食能量摄入;血清前白蛋白;SGA,主观全面营养评定;RRT-Rx,肾替代治疗处方;CHF,充血性心力衰竭;CKD,慢性肾脏病;PEW,蛋白质能量消耗;ONS,口服营养补充;PEG,经皮内镜下胃造瘘;IDPN,透析中肠外营养;TPN,全肠外营养;IL-1ra,白细胞介素 1 受体拮抗剂。(Reprinted with permission from Ikizler TA, Cano NJ, Franch H, et al. Prevention and treatment of protein energy wasting in chronic kidney disease patients: a Consensus Statement by the International Society of Renal Nutrition and Metabolism. Kidney Int 2013;8:1096-1107.)

The figure contains the following text:

定期营养筛查*
SAlb、体重、BMI、MIS、DPI、DEI

营养评估(有明显指征)
血清前白蛋白、SGA、体格测量

持续预防性监测:
持续营养咨询
优化RRT-Rx和膳食营养摄入
管理合并疾病(酸中毒、糖尿病、炎症、CHF、抑郁)

除外预防性营养监测,有明显指征提示需要进行营养干预:
• 胃纳差和/或口服摄入降低
  • DPI<1.2g/(kg·d)(CKD 5D期)或<0.7g/(kg·d)(CKD 3~4期);DEI<30 kcal/(kg·d)
• 非自主性体重降低>5% IBW或EDW超过3个月
• SAlb<38g/L或血清前白蛋白†<0.28g/L
• 营养指标长期恶化

SAlb>38g/L;血清前白蛋白>0.28g/L;体重或瘦体重增加

开始CKD特异性口服营养补充:
• CKD 3~4期:DPI目标>0.8g/(kg·d)(±AA/KA 或ONS)
• CKD 5D期:DPI目标1.2/(kg·d)(家庭或透析治疗期间进行ONS;透析中心进餐)

无明显改善或恶化

维持营养治疗目标:
• SAlb>40g/L
• 血清前白蛋白>0.3g/L
• DPI>1.2g/(kg·d)(CKD5D期)或0.7g/(kg·d)(CKD3~4)
• DEI>30~35 kcal/(kg·d)

强化治疗:
• 调整透析处方
• 增加口服营养治疗剂量
• 管饲或如有指征可采取PEG
• 肠外营养干预:
  • IDPN(如果SAlb<30g/L)
  • TPN

辅助治疗:
• 合成代谢激素
  • 雄激素,生长激素
• 食欲刺激
• 抗炎干预
  • ω-3,IL-1ra
• 锻炼(可耐受范围)

*至少每3个月1次,推荐每月筛查1次。
†仅用于无残存肾功能的ESRD患者。

指标,而是反映并发疾病和功能状况的指标。我们相信如果需要使用 SGA 或 MIS 的话,建议结合其他参数,如体重、身高别体重、皮褶厚度以及包括血清白蛋白浓度(SGA)在内的其他估计蛋白储备的指标一起使用。

有关 MHD 患者的营养状况的关键点是必须对这些患者的营养状况进行常规监测以便早期发现营养紊乱的情况。此外,常规监测必需评价营养干预的反应及激励和改善患者对饮食治疗的依从性。总之,我们建议在临床状况稳定的患者中常规每 3 个月进行一次随访性测量包括体重、nPNA 以及血清白蛋白、前白蛋白、胆固醇等。那些存在可能发展为 PEW 风险的或已存在 PEW 的 MHD 患者应每 6 个月进行一次体格测量、膳食回顾和 SGA 等评估,但该策略的作用并未做仔细评价。图 12.2 描述了接受 MHD 患者的营养状况评估和管理的流程图。

## 维持性血液透析患者的蛋白质-能量消耗的流行病学情况

事实上,在评价 MHD 患者营养状况的每个研究中均报道这些患者存在有不同程度的营养状况异常。可惜,在不同的研究中使用的诊断工具不同,因此 MHD 患者的 PEW 的实际流行情况变异很大,变化范围为 20% ~ 60%。尽管有证据显示在血液透析开始后 3 ~ 6 个月内营养参数可得到改善,但也存在证据显示 MHD 人群中 PEW 可达 40% 或以上,这似乎又提示在经过 MHD 治疗后 PEW 的发病率在上升。

这些发现的实用性在于其实际应用的每一个营养指标均和 MHD 患者的住院率和死亡风险具有相关性。最近的流行病学数据也表明,通过营养干预改善了这些营养指标后,患者的生存率也得到了改善。

## 接受维持性血液透析治疗患者蛋白质-能量消耗的病因

导致晚期肾脏疾病 PEW 的机制前文已有描述,但在接受 MHD 的患者中并不能将之归结于任何单一因素(图 12.1)。尽管如此,对所有代谢紊乱来说,其共同途径均与蛋白质的分解代谢相对大于其合成代谢有关。在 MHD 患者中,虽然关于饮食能量的摄入和营养和代谢异常的发展相关的机制并没有取得共识,但能量摄入不足和与 PEW 相关的异常之间仍存在一定的相关性。

## 接受维持性血液透析治疗患者的膳食营养摄入

对于 CKD 患者会随肾功能的逐渐丢失而减少其蛋白质和能量摄入的观察已得出某种结论,即膳食营养素的减少会促进尿毒症本身引起的蛋白质分解代谢。这一结论一度受到质疑,因为即使在晚期 CKD 的患者中,氮平衡研究显示,这些患者中存在蛋白质合成和分解代谢同时降低的现象,而这种现象可单纯由酸中毒或其他分解代谢性疾病引起。而蛋白质合成与分解的双向改变结果引起的净氮平衡和健康成人对照人群并无区别。在急性疾病或应激情况未受控制时则会导致蛋白质分解加速,同时在蛋白质合成方面并没有得到充足的补偿性增加。比如,进行 MHD 的住院患者若进食蛋白和能量不足,由于不能调整蛋白的转化率从而导致细胞蛋白储备的丢失。

透析治疗本身也会促进蛋白质的额外丢失。近来对蛋白质合成和分解的测量很清楚地证明了透析的分解效应。透析时,整体体蛋白和肌肉蛋白的稳态均被破坏,同时一个连续的观察发现在整体体蛋白水平其蛋白合成降低而蛋白分解却增加。也有证据显示净肌肉蛋白的分解明显增加。尤其要注意的是,这些非期望的效应在透析结束后仍然会持续至少 2 小时。

## 系统性炎症是晚期慢性肾脏病患者分解代谢的促进因素

流行病学研究表明,在晚期 CKD 患者中的高炎症标志物水平的发生率很高。代谢和营养对慢性炎症的反应很多(见下文)且酷似 PEW,这种情况在晚期 CKD 患者中很常见,包括蛋白分解代谢的增强。这加剧了在 ESRD 患者中有关炎症和蛋白储备丢失之间“因与果”关系的疑问。炎症,更加准确的名称为系统性炎症反应综合征,是一个结合生理、免疫和代谢效应的综合体,主要发生于机体对各种刺激物如组织损伤或疾病进程的反应。某些细胞因子如白细胞介素(interleukin, IL)-1、IL-6 和肿瘤坏死因子-$\alpha$(tumor necrosis factor-alpha, TNF$\alpha$)是这些效应潜在的调节介质。因此,限制它们的生物活性非常重要,但在炎症反应正在发生的情况下,则不能有效进行控制,其不良反应也可能非常高。

### 接受维持性血液透析患者的慢性炎症病因

在晚期 CKD 患者中,炎症的病因与多种因素有关(图12.3)。例如,在 CKD 未接受 MHD 的患者中,肾脏疾病的进展与

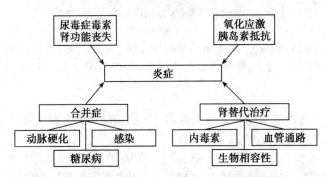

**图 12.3** 导致晚期肾脏疾病患者慢性炎症状态的几种可变和非可变因素

炎症反应相关。其次,中期至晚期 CKD 的氧化应激负荷的增加可促进晚期糖基化终产物(advanced glycosylation end products, AGE)的形成。AGE 与 AGE 受体(receptor for advanced glycation end products,RAGE)的相互作用促进了单核细胞产生 IL-6,并间接导致了肝脏中 C 反应蛋白的过量生成。

在晚期 CKD 中,除促炎症复合物的堆积外,血液透析过程与炎症级联反应的激活有关,该反应会伴随 C 反应蛋白、IL-6 和纤维蛋白原的合成增加。炎症级联反应的激活可促进血液暴露与透析膜和/或脂多糖从使用的非无菌透析液中通过透析膜的反向泄漏。事实上,已有研究表明使用超纯的、无内毒素的透析液可降低患者血液中的促炎症细胞因子的浓度。在进行 MHD 的患者中感染的发生也较常见,而这会引起明显的炎症,尤其是常见于使用血液透析导管透析的患者。

**炎症反应对代谢和营养的作用**

促炎症细胞因子被认为在 MHD 患者的肌肉分解代谢中的作用不可或缺。在给动物注射 TNF-α 后可促进肌肉蛋白的分解,但将肌肉暴露于 TNF-α 中却不能引起蛋白分解。这提示这一相互作用过程非常复杂。厌食或营养素摄入受限是对炎症的代谢反应的很好证据。IL-1 和 TNF-α 可通过其对中枢神经系统饱食中枢的作用来引起厌食。同样,这也是一个复杂的过程,因为前列腺素也参与了其中,预防性使用抗炎症药物可阻断细胞因子的厌食效应。激素的降解与系统性炎症存在密切关系。这包括生长激素和胰岛素样生长因子-1(insulin like growth factor 1,IGF-1)轴的破坏并导致合成代谢降低,瘦素浓度上升(一种潜在的厌食因子)。值得注意的是,当存在营养物质摄入降低的同时合并蛋白质分解增加或合成代谢降低会导致氮平衡全面恶化,这会使 MHD 患者更加易于出现肌肉组织分解加速和总体营养状况不良。

## 胰岛素抵抗和缺乏是晚期慢性肾脏病患者的分解代谢的促进者

继发于糖尿病(diabetes mellitus, DM)的 CKD 患者比非糖尿病患者具有更高的 PEW 发病率,而 DM 是美国 ESRD 的首要原因。胰岛素抵抗和/或胰岛素缺乏的程度似乎在这一过程中发挥着最关键的作用(见第 20 章中关于肌少症性肥胖的补充论述)。

当并发炎症时,胰岛素减少或胰岛素敏感性的降低可引起肌肉蛋白的丢失。多个在体内和体外的研究证实胰岛素的代谢效应延伸到碳水化合物代谢之外;尤其是胰岛素缺乏会促进蛋白质分解,而给予胰岛素后可抑制蛋白质的分解。在可利用的氨基酸充足的情况下,胰岛素也可调节蛋白质的合成。这些反应过程均通过胰岛素受体底物-1(insulin receptor substrate-1, IRS-1)相关的 $PI_3K$ 的活性途径来调节。胰岛素的缺乏激活了泛素-蛋白酶体系统(ubiquitin proteasome system, UPS)和半胱天冬酶-3 的活性,从而导致肌肉蛋白的分解。目前认为这些途径的调节异常是具有糖尿病或胰岛素抵抗的 MHD 患者观察到的肌肉分解代谢的主要原因。有几项研究证实在 MHD 患者中,2 型糖尿病患者与非糖尿病患者相比较,2 型糖尿病患者的肌肉蛋白分解更强。这种异常表现为有 2 型糖尿病 MHD 患者在进行透析的第 1 年内瘦体组织的丢失明显高于非糖尿病的 MHD 患者。在非严重肥胖者中,在进行 MHD 的患者中仍然可检测到胰岛素抵抗,同时发现胰岛素抵抗与肌肉蛋白分解增加成强相关关系,甚至在控制好炎症之后也是如此。

## 接受维持性血液透析患者的透析剂量和蛋白质-能量消耗的进展

透析不足可导致厌食和味觉敏感性减退,同时在透析不足与膳食蛋白摄入量减退之间存在一定的关联。CKD 5 期患者在开始透析 3~6 个月后蛋白质的摄入会明显改善,这一现象并不奇怪。因为当透析剂量低于可接受的水平(单一池 Kt/V<1.2)时会出现尿毒症性厌食,而当透析剂量达到充分透析剂量时,食欲则会增加,同时提高总体营养状况。

### 代谢和激素紊乱可导致接受维持性血液透析患者出现蛋白质-能量消耗

代谢性酸中毒是进展性 CKD 患者常见的一种异常情况,通过增加蛋白质的分解代谢尤其是肌肉中的分解代谢而促进 PEW。此外,酸中毒促进氨基酸的氧化(以亮氨酸氧化表示)而增加 MHD 患者的蛋白质需要量。即使对低血清碳酸氢根浓度进行稍微纠正,也可通过纠正必需氨基酸和经泛素-蛋白酶体系统途径下调肌肉蛋白水解而改善患者的营养状况。如同其他促进肌肉蛋白分解代谢的异常情况一样,代谢性酸中毒大部分是通过抑制肌肉中的胰岛素/IGF-1 信号途径实现的。当前,我们建议 MHD 患者透析前血清碳酸氢根水平应高于 22mmol/L。

在 ESRD 患者中,甲状旁腺激素的浓度增加可作为蛋白质分解代谢的一个提示因素,尽管在人类中这种反应的证据很少。此外,在 MHD 患者中存在甲状腺激素激活的代谢异常,尤其是出现低血清甲状腺激素和三碘甲腺原氨酸浓度的情况。由于相似的改变类似于长期营养不良患者中发现的一样,这提示甲状腺激素对营养不良(和可能对晚期 CKD)的反应是对降低的能量摄入的一种适应性不良反应。目前尚无纠正甲状腺激素水平从而改善 MHD 患者的营养状况的实验记录。最后,生长激素和 IGF-1 轴的异常也可能是接受 MHD 患者 PEW 进展的重要因素。例如,给予生长激素可改善 CKD 儿童的生长。生长激素可促进有益反应如增强蛋白合成,减少蛋白分解,同时增加脂肪动员和糖异生。给予重组人生长激素可使 MHD 患者产生净合成代谢效应。

## 接受维持性血液透析患者的营养支持

预防和治疗接受 MHD 患者的 PEW 的策略是复杂的。没有一个单一的治疗方法可减轻 PEW 的多种不良后果。表 12.2 列举了有关预防和治疗有 PEW 的 CKD 患者的方法和进行 MHD 的患者的一些特殊性治疗方法的概览。

**表 12.2** 在慢性疾病状态下推荐的营养和抗炎症干预措施

**营养干预**

慢性肾脏病(3~5 期非透析)

- 严密监测和营养咨询(尤其是对进行限制蛋白饮食的患者)
- 除努力尝试纠正外,对晚期慢性肾衰竭存在明显蛋白质-能量消耗者启动透析治疗或肾移植

慢性透析患者

- 持续饮食咨询
- 合理充足的饮食蛋白和能量摄入(饮食蛋白和能量分别为:>1.2g/(kg·d)和>30kcal/(kg·d)
- 最佳透析剂量
- 对不能满足饮食要求的慢性透析患者进行营养支持*
  - 口服营养补充
  - 管道喂养(如果医疗条件合适)
  - 进行透析中肠外营养补充
  - 结合营养补充进行抗阻训练
- 合成代谢激素*
- 食欲刺激素(未被证实或处于实验阶段)*
  - 醋酸甲地孕酮、屈大麻酚、褪黑素、沙利度胺和胃饥饿素
- 生长因子(实验阶段)
  - 重组人生长激素

**抗炎症干预 ***

- 抗细胞因子靶向治疗
  - IL-1 受体拮抗剂
  - TNF-α 阻滞剂
- 鱼油
- 己酮可可碱
- 他汀类药物
- 噻唑烷二酮类药物
- 血管紧张素转换酶抑制剂类药物
- 抗阻训练

* 可同时应用于非透析慢性肾脏病患者。
IL-1,白细胞介素 1;TNF-α,肿瘤坏死因子-α。

## 营养管理总览

MHD 患者的营养管理方法为结合各种防治方法来防止蛋白质和能量消耗的综合性策略。可惜的是，就某些治疗方法来说，仅有流行病学资料显示其有效。对已存在 PEW 的 MHD 患者来说，标准治疗方法包括充足的透析、治疗代谢性酸中毒、调整饮食因素和治疗感染。某些因素包括纠正液体超负荷和治疗合并症如糖尿病、心血管疾病等因素和营养状况的联系并不是如此紧密。相反，必须及早发现慢性炎症的症状，同时必须采取一切措施来消除所有炎症反应，尤其是在使用中心静脉导管时要注意。

## 口服营养补充

蛋白质和能量摄入降低易导致 PEW，而这种情况可通过膳食补充来增加营养物质的摄入从而得以改善，尤其是在透析期间补充时。MHD 患者的营养补充应尽一切可能通过口服途径来补充，但如果不可行时，可通过肠外营养补充。MHD 患者进行短期和长期口服营养补充均可获益，尤其是在透析前后进行补充，包括透析中的补充。比如，经口喂养可使整体和肌肉蛋白平衡获得明显改善。现在已有研究表明，在 MHD 患者中给予长期口服营养补充可获得有益效应。简而言之，有关临床结局的监测应包括临床情况（生活质量、并发症和死亡率）、生化数据（血清白蛋白和电解质水平）、营养数据（膳食摄入和体格测量）等。有研究发现给予肠内营养补充后可使总体摄入（能量和蛋白质）增加及使血清白蛋白浓度平均升高 2.3g/L，同时未出现电解质（血清磷和钾）方面的不良反应。这些实践研究的结果提示口服营养补充是有效的，尤其是在透析期间补充时，同时是实用、便利和易耐受的。

## 透析中肠外营养

虽然胃肠道途径总是作为营养补充的首选途径，但当患者不能耐受口服或经肠途径提供营养时，通过肠外途径补充营养物质，尤其是在透析过程中提供（透析中肠外营养，intradialytic parenteral nutrition，IDPN），也是安全、有效和便利的。有几项研究但并非所有结果提供的证据显示在使用 IDPN 后可明显改善患者的营养状况。可惜，大部分研究的样本量比较小，同时没有将

MHD 患者进行适当的分层,而且实施的时间也比较短。FINE 研究的结果提供了有关在存在 PEW 的 MHD 患者中长期使用营养补充效果的深刻观察。在该研究中,186 例存在 PEW 的 MHD 患者被随机分配到接受透析中肠外营养(一年)加标准口服营养补充 500kcal/d 和 25g/d 蛋白质组中,并和那些仅接受口服营养补充的 MHD 患者进行比较。营养目标是将能量和蛋白质摄入分别达到推荐量的标准 $30 \sim 35kcal/(kg \cdot d)$ 和 $1.2g/(kg \cdot d)$。主要的结局,两年死亡率在两组间是相似的(对照组为 39%,IDPN 组为 43%),提示当口服营养补充可行的情况下,口服营养补充和 IDPN 效果相当。当血清前白蛋白增加时,患者的两年死亡率和住院率均降低。

该项大规模研究首次对营养治疗和预后的改善与积极反应之间提供了前瞻性的证据。其他关于口服或结合口服-肠外营养途径提供营养补充在 MHD 患者死亡率方面的研究结论,如果患者补充相同数量的蛋白质和能量,均是一致的。除了缺乏合适的对照组外,这些结果提示营养补充可改善存在 PEW 的 MHD 患者的营养标志物,这一结论与 NKF K/DOQI [ $>1.2g/(kg \cdot d)$ 和 $>30kcal/(kg \cdot d)$]推荐的一致。尽管这些结果提示营养干预可提高 MHD 患者的生存率,但在解释这一结论时必须非常小心,因为该研究缺乏非干预组,同时营养改善情况仅反映的是一种趋中回归现象(regression-to-the-mean phenomenon),即这是一种假象,实际上可能并没有得到改善。将 FINE 研究中的两年总体死亡率(42%)与欧洲登记数据发表的死亡率相比较,经使用血清白蛋白 35g/L 调整后,总体死亡率可获得 15% 的改善。这一生存率的获益和其他推荐的高风险 MHD 患者的治疗方法的结果并不一致。

## 药物干预治疗维持性血液透析患者的蛋白质-能量消耗(PEW)

### 生长激素

生长激素和其主要调节者 IGF-1,具有不同的合成代谢属性。除了在儿童 CKD 患者中使用生长激素获益的报道外,在 MHD 患者中短期使用生长激素可产生合成代谢效应。大部分即使不是长期研究也提示使用生长激素治疗的 MHD 患者的瘦体组织明显升高。例如,在一项包括 139 名患者的研究中发现,生长激素可使患者的瘦体组织增加且具有明显的统计学意义。同样,其他死亡率的标志物［同型半胱氨酸、转铁蛋白、高密度脂蛋白（HDL）和生活质量（quality of life，QOL）］获益改变也具有明显的统计学意义。最后，与使用安慰剂对比，生长激素治疗可产生血清白蛋白升高的趋势。

## 食欲刺激素

可刺激食欲的药物包括如醋酸甲地孕酮（megestrol acetate）、屈大麻酚（dronabinol）、赛庚啶（cyproheptadine）、褪黑素（melato-nin）、沙利度胺（thalidomide）和胃饥饿素（ghrelin）等。大部分这些药物在存在 PEW 的 MHD 患者中并没有进行系统的研究，但曾在其他分解代谢患者中应用过。例如，醋酸甲地孕酮，一种甾醇类孕激素，可使乳腺癌患者食欲和体重增加。在老年男性患者中，近期发现醋酸甲地孕酮的促进食欲和体重增加的效应是通过减少 IL-6 和 TNF-α 水平产生抗细胞因子效应而实现的。食欲增加伴随着体重增加，主要是由于脂肪而不是瘦体组织的增加。此外，醋酸甲地孕酮可产生一些不良反应，如性腺功能减退、阳痿和增加血栓栓塞风险。在 MHD 患者中，醋酸甲地孕酮可促进食欲和引起血清白蛋白的轻微上升，但仍需大规模前瞻性研究来证实将这些药物应用于 MHD 患者或 CKD 患者是否能提供附加的营养治疗效果。我们也了解到目前缺乏长期系统地评价在 MHD 患者中使用其他如屈大麻酚、赛庚啶、褪黑素、沙利度胺的食欲刺激和体重增加的效应。

## 同化激素（合成代谢激素）

据报道，给予 MHD 患者苯丙酸诺龙后患者的人体成分、体力活动能力明显得到改善。此外，四头肌横断面区域明显增加（磁共振成像）和 DEXA 测量发现瘦体组织也明显增加。奇怪的是，结合抗阻训练和苯丙酸诺龙并不能增加该药物的疗效。

## 运动可促进维持性血液透析患者合成代谢

在普通人群中，运动可维持和/或改善运动能力和耐力。此外，在老年患者中，抗阻训练能增加肌肉组织、力量、食欲和减轻肌肉无力和虚弱（见第 21 章）。抗阻训练能增加氧耗，但这种反应是否仅发生在肌肉蛋白处于正平衡时仍未知。在健康成人中,进行抗阻训练可使肌肉合成和分解速率均增加,如果在进行抗阻训练的同时结合营养补充,合成代谢可增加,而肌肉降解则稍微下降。短期(如单个透析期间)的代谢研究提示当运动结合透析中通过口服或肠外补充营养可增加 MHD 患者的净蛋白平衡,但 MHD 患者透析期间进行抗阻训练的长期评估仍未显示明显的营养效果。无论如何,当考虑在 MHD 患者中采取运动方法时,运动对生活质量和身体功能的有益效果应值得考虑。我们建议在运动期间,应补充足够的营养,除非患者考虑进行减重控制。

## 抗炎症干预

抗炎症干预的目的主要是减轻 ESRD 患者营养状况的改变(见表 12-2),包括 IL-1 受体拮抗剂(IL-1ra)、己酮可可碱(pentoxifylline)、鱼油和抗阻训练。己酮可可碱,一种阻断 TNF-α 释放的药物,可经静脉途径给予 CKDN4~5 期患者。这不仅可改善患者的蛋白质降解,也可改善同时给予平衡型复方氨基酸的合成效果。虽然己酮可可碱并不能明显影响 TNF-α 的水平,但可降低 TNF-α 可溶性受体,因而达到阻断 TNF-α 的效应。在一项进行超过 12 周的抗阻训练研究中发现,CKD3~4 期患者经运动后可同时改善患者的整体蛋白平衡和炎症标志物情况。

除己酮可可碱和抗阻训练外,抗阻训练、沙利度胺、IL-1 受体拮抗剂、TNF-α 受体阻断剂、鱼油、他汀类药物、血管紧张素转换酶抑制剂(ACEI)、过氧化物酶增殖体激活受体-γ(PPAR-γ)拮抗剂和某些抗氧化剂也曾经被推荐为 MHD 患者的抗炎措施。给予 IL-1ra 治疗超过 4 周后,在统计学上可明显改善患者的高敏 C 反应蛋白和 IL-6 水平,并具有改善血清白蛋白和前白蛋白的趋势。在 MHD 患者中结合 γ-生育酚(γ-tocopherol)和二十碳五烯酸进行治疗 3 个月以上,可使其 IL-6 和白细胞计数明显降低。一个小型研究也证明在给予高剂量的鱼油 3 个月后,可明显抑制骨骼肌蛋白的降解,但并没有获得净蛋白平衡增加的效益。当然,这些结果提示将来还需通过大规模的研究去证实其在 PEW 或系统性炎症的 MHD 患者中应用各种不同抗炎制剂的效果。

(谭荣韶 译 刘岩 审)

## 推荐阅读

Cano NJ, Fouque D, Roth H, et al. Intradialytic parenteral nutrition does not improve survival in malnourished hemodialysis patients: a 2-year multicenter, prospective, randomized study. *J Am Soc Nephrol* 2007;18:2583–2591.

Deger SM, Hung AM, Ellis CD, et al. High dose omega-3 fatty acid administration and skeletal muscle protein turnover in maintenance hemodialysis patients. *Clin J Am Soc Nephrol* 2016;11:1227–1235.

Fouque D, Kalantar-Zadeh K, Kopple J, et al. A proposed nomenclature and diagnostic criteria for protein–energy wasting in acute and chronic kidney disease. *Kidney Int* 2008;73:391–398.

Hung AM, Ellis CD, Shintani A, et al. IL-1beta receptor antagonist reduces inflammation in hemodialysis patients. *J Am Soc Nephrol* 2011;22:437–442.

Ikizler TA, Cano NJ, Franch H, et al. Prevention and treatment of protein energy wasting in chronic kidney disease patients: a consensus statement by the International Society of Renal Nutrition and Metabolism. *Kidney Int* 2013;84:1096–1107.

Lim VS, Ikizler TA, Raj DS, et al. Does hemodialysis increase protein breakdown? Dissociation between whole-body amino acid turnover and regional muscle kinetics. *J Am Soc Nephrol* 2005;16:862–868.

Pupim LB, Majchrzak KM, Flakoll PJ, et al. Intradialytic oral nutrition improves protein homeostasis in chronic hemodialysis patients with deranged nutritional status. *J Am Soc Nephrol* 2006;17:3149–3157.

Siew ED, Ikizler TA. Determinants of insulin resistance and its effects on protein metabolism in patients with advanced chronic kidney disease. *Contrib Nephrol* 2008;161:138–144.

Stratton RJ, Bircher G, Fouque D, et al. Multinutrient oral supplements and tube feeding in maintenance dialysis: a systematic review and meta-analysis. *Am J Kidney Dis* 2005;46:387–405.

# 第 13 章

## 腹膜透析患者的营养

Jie Dong

腹膜透析(peritoneal dialysis,PD)是终末期肾脏病(ESRD)患者中最常用的家庭透析方式。大量研究表明,营养不良是较高的住院率、较低的患者和 PD 技术存活率、较差的 PD 患者的生活质量的独立预测因素。PD 患者与血液透析(hemodialysis,HD)患者蛋白质-能量消耗(protein-energy wasting,PEW)的患病率类似,都高达 18%~56%,这是因为营养不良的机制持续存在于慢性肾脏病(CKD)的各个阶段。全面的营养管理和使用适当的干预措施对预防 PEW 是必要的,其目的在于改善患者的整体营养状况。值得注意的是,由于 PD 治疗本身的过程与 HD 有很大不同,这就导致 PD 患者发生 PEW 的机制、营养状态的评估方法以及预防 PEW 的干预措施与 HD 患者相比,可能会有很大差异。

本书的第 2 章和第 3 章已经综合性回顾了 CKD 患者中 PEW 的状况,第 12 章则针对 HD 患者的 PEW 进行了全面综述。本章将重点关注 PD 患者的特定营养因素,并简要讨论 PD 患者的代谢综合征(metabolic syndrome,MS)情况。

## 腹膜透析患者蛋白质-能量消耗的评估

进展期 CKD 患者营养状况评估的基本概念也适用于 PD 患者,本文在此不赘述。鉴于 PEW 与 PD 治疗有相关性,本文仅讨论 PD 患者的血清白蛋白和人体成分情况。

### 血清白蛋白

低蛋白血症是 CKD 患者低生存率的有力预测因素,包括 PD、HD 和移植患者。在 PD 患者中,容量超负荷和蛋白质丢失情况尤为显著,尤其是腹膜高转运患者,同时全身或局部炎症的患者也存在这样的情况。这就能解释为什么和 HD 患者相比,PD 患者有较高的低蛋白血症患病率。据报道,患者从 PD 转为 HD 后,血清白蛋白水平升高了 3~4g/L。还有的报道中高腹膜通透性的 PD 患者血清白蛋白浓度下降,被巧妙地称为医源性"肾病"综合征。尽管低蛋白血症普遍存在,但一项观察性研究报道,

HD 患者与 PD 患者的死亡风险阈值不同,即血清白蛋白浓度分别低于 4.0 和低于 38g/L。对于两种治疗方式下的血清白蛋白情况,PD 患者的总体死亡风险低于 HD 患者。这提示着血清白蛋白水平和肾内科医师进行临床评估和干预密切相关,并且判断治疗质量的标准应随不同透析方式而进行调整。

# 人体成分

## 人体成分评估

　　人体成分由脂肪组织和非脂肪组织组成。非脂肪组织包括瘦体重(lean body mass,LBM)和骨矿物质组织。LBM 是全身水、骨骼肌质量和器官无脂肪部分的总和。人体成分的每个部分都具有重要的生理作用。LBM 反映肌肉蛋白储存,这是判断患者预后的重要营养指标和预后指数。

　　生物电阻抗分析(bioelectrical impedance analysis,BIA)测量的 LBM 数值通常受容量状态的影响。此外,对正在灌注透析液的 PD 患者进行 BIA 测量可能会高估 LBM。人体测量(anthropometry)是一种简单且无创的方法,可以测量四个或更多部位的皮肤皱褶厚度来评估脂肪量。然而,低精度、高观察者间和观察者内变异也影响着人体测量学的结果和从这些数据得出的方程。肌酐动力学法可通过测量血清、24h 透析液和尿液样品中的肌酐来计算 LBM。有研究表明,从肌酐动力学估计的 LBM 可独立预测 PD 患者的全因死亡率。然而,几项研究结果表明,从肌酐动力学估计的 LBM 具有广泛的变异性并且可能低估了实际 LBM。这种方法受到 24h 尿液和透析液收集质量、膳食蛋白质摄入量以及肌酐降解和消除的影响。

　　与 HD 患者相比,PD 患者 LBM 和脂肪量的分布可能存在差异。一项纳入 491 例 PD 患者的研究对两者的人体成分情况进行了比较,研究中根据国家、年龄、性别和透析年龄将 HD 患者与 PD 患者相匹配,通过 BIA 测量的结果发现,PD 患者有较高的瘦组织指数和容量超负荷量。另一项研究表明在维持性透析的第 1 年,相对于 HD 患者,PD 患者通过双能 X 线吸收法(dual-energy x-ray absorptiometry,DEXA)测定的总体脂含量和通过 CT 测定的内脏脂肪含量增长最快。造成这些差异的潜在原因不明。另一项研究表明,新入 PD 患者在 6 个月内体重增加,包括内脏和皮下脂肪量上升,但这与葡萄糖吸收并不相关。就 PD 患者的身体成分临床预后价值而言,LBM 比脂肪质量更为重要。

# 腹膜透析患者的蛋白质-能量消耗

与非透析的 CKD 和 HD 患者相似,在 PD 患者中 PEW 通常与其相关疾病状况本身和合并症有关,并且会导致不良预后。与 HD 相比,PD 对患者代谢平衡产生保护或者危害的因素具有特异性。这些因素将在下面详细讨论。

## 代谢性酸中毒

众所周知,代谢性酸中毒通过增加肌肉蛋白质分解代谢和刺激必需氨基酸的氧化导致 PEW。因为 PD 模式是一种持续性的肾脏替代疗法,PD 患者通常具有更好的酸碱平衡情况。在一项纳入 10 400 名 PD 患者的大型研究中,结果提示血清碳酸氢盐水平大于 22mmol/L 是最佳营养状态的推荐阈值,其中 75% 的 PD 患者与 60% 的 HD 患者达到了这个阈值。

## 残余肾功能

PD 疗法被认为是更适合保存残余肾功能(residual renal function,RRF)的方式。低 RRF 是不利临床结局的独立危险因素,其中包括心血管事件和死亡。从营养角度来看,大量研究表明 RRF 在营养状态中起着重要的作用。保留着 RRF 的患者具有相对较低的静息能量消耗,较轻的全身炎症状态和较高的尿毒症毒素清除率,与没有 RRF 的 HD 患者相比,保存 RRF 的患者可能蛋白质分解代谢更少。但应该注意的是,对于因肾病综合征程度的蛋白尿而导致大量蛋白从尿路流失的患者,RRF 的存在可能使蛋白质分解代谢加重。

### 心理社会应激与生活质量

人们已知抑郁等社会心理问题会导致食欲下降和营养状况下降,并且在维持性透析患者的生活质量和临床预后方面也发挥着重要的作用。之前的研究表明 PD 治疗对心理状态和身体健康的影响较小。一些文献报道 PD 患者与 HD 患者相比,具有更好的生活质量。

### 容量状态

容量超负荷可导致维持性透析患者心血管死亡和全因死亡的风险增加。来自全球 135 个中心的 1 092 名长期 PD 患者的一项研究表明,大多数患者从 PD 开始时就已经容量超负荷。文献报道与 HD 患者相比,PD 患者容量超负荷情况更为普遍。PD 患者容量超负荷难以控制的原因主要与患者钠和液体摄入控制的依从性差有关,这可能是由于口渴感较强和医患交流频率较低所致。对于那些长期透析和多次腹膜炎发作的患者,超滤失败也是容量超负荷的原因。

容量超负荷可导致免疫激活和通过细菌或内毒素易位增加细胞因子的产生,这可能会导致持续的全身性炎症反应。在一项横断面研究中,结果显示容量超负荷与 PD 患者营养不良、炎症和动脉粥样硬化的标志物相关。另一项纵向研究表明,容量状态的改善与主观全面评定(subjective global assessment, SGA)评分的改善相关,而容量状态的恶化与握力的降低以及 SGA 营养不良的较高患病率相关。

## 食欲和胃排空

胃肠道症状普遍存在于 PD 患者中。早期饱腹感、食欲减退和胃排空延迟是患者最常见的主诉。据报道,与健康对照相比,PD 患者具有较低的饥饿峰值、较少的进餐前后饱腹感改变率以及较低的营养摄入量。除 ESRD 患者胃肠道症状的常见生理学基础外,PD 患者出现胃肠道症状还有其他一些潜在原因。腹腔作为 PD 治疗的主要媒介,充满含葡萄糖的液体。每日来自葡萄糖交换产生的能量可以达 $200\sim1\,000$kcal,并且占 PD 患者每日总能量摄入的 30%。这种连续的腹膜内葡萄糖暴露降低了血浆中胃饥饿素的水平,后者是胃内内分泌细胞分泌的一种食欲刺激物。因此,接受 PD 的患者可被视为持续"进食者"。此外,腹内压增加可能导致饱腹感和胃肠蠕动紊乱。在 PD 患者的一项小型研究中发现胃排空的半衰期与 LBM 和身体质量指数成负相关。对胃排空延迟患者使用促胃肠动力剂后,患者的营养状况有了改善。

## 蛋白质和氨基酸丢失

虽然在 PD 过程中,尿毒症毒素、钾和磷可从腹膜毛细血管中被清除,但蛋白质,氨基酸和一系列维生素也会从透析液中丢失。PD 患者每日损失的总蛋白质平均值约为 5g。蛋白质损失的差异取决于患者和治疗相关因素。体表面积大、高转运率、局部或全身炎症状态和内皮功能差的患者蛋白质丢失较多。更长的留腹时间、更高的透析剂量和超滤也可导致更多的蛋白质从腹膜透析液中损失。

# 预防和治疗腹膜透析患者的蛋白质-能量消耗

## 蛋白质和能量摄入量

国际肾脏营养和代谢学会(International Society of Renal and Nutrition metabolism,ISRNM)建议,PD 患者的蛋白质和能量摄入目标分别为:至少 $1.2g/(kg \cdot d)$ 和 $30 \sim 35kcal/(kg \cdot d)$(理想体重)。每日的蛋白质摄入量至少有 50% 为高生物学价蛋白质。英国饮食协会建议的目标较低,为 $1.0 \sim 1.2g/(kg \cdot d)$(理想体重),同时摄入足够的能量。欧洲指南建议维持性透析患者的蛋白质摄入量 $\geqslant 1.0g/(kg \cdot d)$。

## 饮食咨询

饮食咨询始终是帮助患者增加营养摄入量的第一步。目前缺乏研究调查来了解饮食咨询对营养素摄入的影响。一项小型随机对照临床试验(RCT)表明,两种不同的饮食干预方法未能改变 PD 患者 4 个月内的饮食摄入量或营养参数。

值得注意的是,透析饮食方案是限制性最强的饮食之一,这些限制可能使许多患者感到沮丧并导致较差的坚持性和依从性。在饮食咨询期间,我们应始终保持营养状况和限制之间的平衡。例如,虽然随着蛋白质摄入量增加的同时,磷的摄入量会不可避免地增加,所以我们不建议患有高磷血症的患者不适当地减少蛋白质摄入量。而应特别注意特定蛋白质来源的磷含量(膳食磷与蛋白质比率)和含磷添加剂/防腐剂的食用限制,特别是加工食品。膳食钠摄入量与营养摄入量平行。目前,没有令人信服的数据表明,干预研究中透析患者饮食中钠摄入量的增加与临床预后的情况有关,尤其是 PD 患者。鉴于此,我们不鼓励以严格限制总体膳食营养素摄入量为代价,来限制膳食钠。显然,临床工作者应该针对特定的患者开发相应的饮食,特别是那些具有潜在的钠潴留风险(如超滤失败和心脏病)患者的饮食。

## 营养补充剂

如果在饮食咨询的情况下患者仍未达到每日蛋白质和能量需求,则应考虑营养补充剂。方法包括通过给予口服补充和经鼻胃管补充肠内营养。口服补充是一种简单而廉价的方法,可作为首选。一项随机对照试验表明,以鸡蛋白蛋白为成分的补充剂显著改善了 PD 患者 6 个月随访期的一些营养参数,而两项单独的 RCT 仅显示对营养状态的轻度改善或无影响,指标包括血清白蛋白或标准化蛋白分解代谢率。值得注意的是,营养补充的临床获益取决于患者的依从性和胃肠功能。对于食欲不佳或不能接受补充剂的味道的患者,可尝试通过鼻胃管行肠内喂养,但效果未经证实。不建议对 PD 患者进行经皮内镜下胃造口术,因为腹膜炎的发病率非常高。

## 基于氨基酸的透析液

作为提供营养素的可行选择,氨基酸透析液(amino acid dialysate, AAD)可以帮助 PD 患者改善其营养状况,特别是对那些不能耐受口服或肠内营养补充剂的人。使用 1.1% 氨基酸溶液的 6h 留腹可使得大约 16g(72%~78%)的氨基酸被吸收,这大于使用常规葡萄糖溶液时通过腹膜的氨基酸损失。

三项短期研究表明 AAD 对净蛋白质平衡有益。长期随机对照试验未显示 AAD 在 PEW 患者中具有确凿的疗效。这些对照性试验的局限性如下:样本量不足、营养指标不精确和饮食监测不一致。

## 透析充分性

长期以来,人们一直认为充分透析可以改善尿毒症症状。透析剂量和营养剂量之间的这种因果关系仅在那些新开始 PD 或维持性透析的患者中能被观察到。ADEMEX(ADEquacy of PD in Mexico,墨西哥腹膜透析患者的充分性)试验未显示随机分配到高腹膜肌酐清除率组[60L/(周·1.73m$^2$)]的受试者的营养标志物有额外改善。

## 生物相容性腹膜透析液

研究者们已经对 PD 中生物相容性透析液的潜在临床获益进行了大量研究,但没有得到一致结果。三种生物相容性 PD 透析液[中性 pH,低葡萄糖降解产物(glucose degradation product, GDP),1.5% 葡萄糖溶液;含 1.1% 氨基酸的溶液;含 7.5% 艾考糊精(icodextrin)的液体]对全身炎症反应没有影响。在 152 名患者的相对较大样本中进行的 RCT 观察到,低 GDP 的 PD 液显著降低了内皮功能障碍标志物的水平,但在 12 个月的随访中没有显著降低 C 反应蛋白的水平。总体而言,生物相容性 PD 液体的营养获益尚无定论。

## 抗炎治疗

抗炎剂可包括抗氧化治疗、抗消耗治疗、具有多效抗炎作用的药物和靶向抗细胞因子治疗。小样本的 PD 患者试验研究中有一些令人鼓舞的发现。一项超过 8 周的 RCT 报道,口服 $N$-乙酰半胱氨酸治疗可降低 15 名患者的白细胞介素 6(IL-6)水平。一项为期 6 个月的随机对照试验表明,益生菌可显著降低血清内毒素、促炎细胞因子肿瘤坏死因子 $\alpha$(TNF-$\alpha$),IL-5 和 IL-6 水平,并增加抗炎细胞因子(IL-10)水平。一项双盲、对照和交叉试验显示,普伐他汀可显著降低血清 CRP 水平,同时降低总胆固醇和低密度脂蛋白胆固醇。另一项随机对照试验表明,瑞舒伐他汀治疗 6 个月可显著降低血清 CRP 水平。一项随机交叉试验观察到,经过 12 周吡格列酮的治疗,PD 患者血清 CRP 显著降低,空腹血糖和胰岛素抵抗的稳态模型评价指数(HOMA-IR)下降。一项为期 24 周的随机对照试验发现,接受罗格列酮联合胰岛素治疗的糖尿病 PD 患者的 CRP 水平和胰岛素剂量明显低于仅接受胰岛素治疗的患者。总体而言,有合理的证据表明,PD 患者的炎症环境可以通过多种策略得到改善,但这些干预措施的总体临床营养获益有待确定。

## 其他新型治疗方案

研究者们已经在 PD 患者体内研究了使用外源性激素以逆转蛋白质分解代谢的可能性。重组人生长激素(recombinant human growth hormone,rhGH)和重组人 IGF-1(rhIGF-1)是有前途的药物,因为它们在小型短期研究中都显示出促进蛋白质合成代谢作用。在营养不良的 HD 和 PD 患者中进行的 RCT 显示,给予 4 周的 rhGH 可显著增加体重,并且每日蛋白质摄入量随着血清 IGF-1 水平的增加而增加。一项前瞻性交叉试验表明,自行注射 rhGH 7 天的患者尿素、透析液氮排泄率和蛋白质分解代谢率显著降低。研究提示,在 6 名营养不良的 PD 患者中注射 rhIGF-1 也在数小时内出现明显的正氮平衡,且整个 20 日的治疗期间可维持一个持续下降的氮排泄水平。

临床稳定 PD 患者的随机对照试验表明,通过肌内注射给予雄激素,即癸酸诺龙,患者人体测量指标[体重、身体质量指数、肱三头肌皮褶厚度、上臂围(mid-arm circumference, MAC)和上臂肌围(mid-arm muscle circumference, MAMC)]和 6 个月内的营养生化标志物(血清总蛋白、白蛋白、前白蛋白和转铁蛋白)均有所改善。在干预组中,血清尿素氮、尿素净排泄和蛋白质氮当量均显著降低。此外,IGF-1 浓度的升高与血红蛋白、血细胞比容、MAC 和 MAMC 的增加之间存在着显著正相关性。

关于食欲刺激剂,研究者们已经在 PD 患者中研究了醋酸甲地孕酮的功效。在一项纳入了 32 名 PD 患者的研究中,2/3 接受甲地孕酮治疗的患者食欲增加,血清白蛋白和体重也增加,同时没有出现不良反应。在另一项观察性研究中,26 例低白蛋白血症 PD 和 HD 患者每日服用醋酸甲地孕酮,持续 2 个月后,人体测量结果和白蛋白浓度显著提高。但是在服用这种药物时,应密切观察不良反应,包括性腺功能减退、阳痿和血栓栓塞风险增加。

胃饥饿素是一种可以改善营养状态的潜在治疗药物。胃分泌的这种激素可以通过刺激食欲和抑制炎症反应来改善营养状态。在对 9 名营养不良的 PD 患者进行的随机、双盲、交叉研究中,与安慰剂相比,干预组患者在餐前皮下注射单剂量生长素释放肽显著增加了绝对能量摄入。研究期间没有发生明显的不良事件。然而,在维持性透析患者中并没有使用胃饥饿素治疗的长期研究。

## 代谢综合征

MS 是由代谢和血流动力学异常构成的综合征。MS 的组成包括肥胖症或腹部肥胖症、高血压、糖尿病或胰岛素抵抗和血脂异常。

CKD 患者的 MS 患病率非常高,其中 PD 患者有 1/2～2/3 患有 MS。一项流行病学队列研究表明,总体生存率、心血管生存率和技术生存率在存在或无 MS 的患者中无统计学差异,且与调整后的糖尿病状态的诊断标准也无关。然而,另一项研究发现,与没有 MS 的 PD 患者相比,MS 且非糖尿病 PD 患者的总体存活率比无心血管事件患者要差。

PD 患者与 HD 患者相比是否更可能出现 MS,目前尚无定论。PD 患者的脂肪量不一定高于 HD 患者的脂肪量。据报道,非糖尿病 PD 患者的胰岛素抵抗与肥胖有关,而不是与葡萄糖负荷或腹膜转运有关。类似地,对于 PD 患者,新发糖尿病的预测因素是年龄较大、肥胖和炎症,而不是葡萄糖吸收和腹膜转运。

这些发现可以解释，与 HD 患者相比，PD 患者没有额外的新发糖尿病风险。

尽管如此，使用节约葡萄糖的治疗策略以尽可能地减少 PD 患者的葡萄糖负荷是合理的。如果基于葡萄糖的 PD 透析液是唯一可用的产品，那么我们必须限制高糖透析液的使用，以实现维持血容量所需的腹膜超滤。这包括限盐饮食和应用利尿剂使有 RRF 的患者排出更多的水分和钠离子。一项包含饮食、运动和监测在内的体重管理计划，可使 16% 的肥胖患者的体重减轻，这表明改善身体功能情况是治疗 PD 患者的可行策略。

（刘云 译　谭荣韶 审）

## 推荐阅读

Cheng LT, Tang W, Wang T. Strong association between volume status and nutritional status in peritoneal dialysis patients. *Am J Kidney Dis* 2005;45:891–902.

Dong J, Li YJ, Lu XH, et al. Correlations of lean body mass with nutritional indicators and mortality in patients on peritoneal dialysis. *Kidney Int* 2008;73:334–340.

Dong J, Li Y, Yang Z, et al. Low dietary sodium intake increases the death risk in peritoneal dialysis. *Clin J Am Soc Nephrol* 2010;5:240–247.

Ikizler TA, Cano NJ, Franch H, et al.; International Society of Renal & Metabolism. Prevention and treatment of protein energy wasting in chronic kidney disease patients: a consensus statement by the International Society of Renal Nutrition and Metabolism. *Kidney Int* 2013;84:1096–1107.

Kalantar-Zadeh K, Tortorici AR, Chen JL, et al. Dietary restrictions in dialysis patients: is there anything left to eat? *Semin Dialy* 2015;28:159–168.

Li FK, Chan LY, Woo JC, et al. A 3-year, prospective, randomized, controlled study on amino acid dialysate in patients on CAPD. *Am J Kidney Dis* 2003;42:173–183.

Mehrotra R, Duong U, Jiwakanon S, et al. Serum albumin as a predictor of mortality in peritoneal dialysis: comparisons with hemodialysis. *Am J Kidney Dis* 2011;58:418–428.

Sanchez-Villanueva R, Bajo A, Del Peso G, et al. Higher daily peritoneal protein clearance when initiating peritoneal dialysis is independently associated with peripheral arterial disease (PAD): a possible new marker of systemic endothelial dysfunction? *Nephrol Dialy Transplant* 2009;24:1009–1014.

Szeto CC, Kwan BC, Chow KM, et al. Metabolic syndrome in peritoneal dialysis patients: choice of diagnostic criteria and prognostic implications. *Clin J Am Soc Nephrol* 2014;9:779–787.

van Biesen W, Claes K, Covic A, et al. A multicentric, international matched pair analysis of body composition in peritoneal dialysis versus haemodialysis patients. *Nephrol Dialy Transplant* 2013;28:2620–2628.

Wang AY, Sea MM, Ip R, et al. Independent effects of residual renal function and dialysis adequacy on actual dietary protein, calorie, and other nutrient intake in patients on continuous ambulatory peritoneal dialysis. *J Am Soc Nephrol* 2001;12:2450–2457.

Wynne K, Giannitsopoulou K, Small CJ, et al. Subcutaneous ghrelin enhances acute food intake in malnourished patients who receive maintenance peritoneal dialysis: a randomized, placebo-controlled trial. *J Am Soc Nephrol* 2005;16:2111–2118.

# 第 14 章

## 肾移植患者的营养管理

Melissa B. Bleicher, Deirdre Sawinski,
Simin Goral

成功的肾移植可以为接受移植者提供生活上的自由体验。除了免于维持性透析的严格要求之外,患有晚期 CKD 的接受移植者通常可从严格限制"肾脏"的饮食中解放出来。然而,较少的饮食限制,以及改善的整体健康感和食欲改善,可导致患者移植后体重显著增加。此外,接受肾移植者还面临着一系列新的饮食挑战,包括移植后糖尿病、新的潜在的代谢异常和营养需求,这些在移植后的短期和长期都有所不同。伴随着这些挑战,一些患者在移植后从未实现"正常"的肾功能,并且大多数患者会随着时间的推移,最终发生同种异体移植肾功能下降。鉴于这些动态因素,那些肾脏移植受者的照护者有必要了解这一人群的适当营养指南。

## 肥胖

### 移植前肥胖

近年来,肾移植患者中肥胖的患病率显著上升[轻度肥胖身体质量指数(body mass index, BMI)为 $30\sim35kg/m^2$, 2006 年为 14%,2011 年增加至 20%]。在基于数据库登记的分析结果中,研究者们发现在 1995—2006 年,随着患者肥胖程度的增加,接受肾移植的可能性逐渐下降。同样,在这项特殊研究中,随着各类肥胖增加的同时,器官被旁路移植的可能性也增加。在对美国肾脏数据系统(U. S. Renal Data System, USRDS)进行的另一项回顾性分析中,研究者们发现,在年龄为 18~70 岁的 ESRD 的 702 456 例事件中,BMI 与移植途径的关联因男性和女性而异,这表明肥胖可能是导致男女性别之间获得移植差异的原因。在可移植肾脏短缺的情况下,医学界有责任分配这种资源,以便最大限度地为整个社会带来益处,而不仅仅是个体或一小群人。对于移植时 BMI 对患者和同种异体移植结果的任何不良影响,文献中数据相互矛盾,这使得晚期 CKD/ESRD 患者治疗肥胖的决策非常困难。尽管回顾性设计存在局限性,但 USRDS 和移植受体科学登记数据库的大型流行病学研究表明，移植对肥胖的维持性透析人群能带来生存获益。就同种异体移植物而言，尽管移植物延迟功能恢复(delayed graft function, DGF)的发生率较高，但肥胖移植受者(BMI 30 至 40kg/m²)仅有轻微增加的移植物损失风险，并且与 BMI 正常的受者相比存活率相似(18.5 至 24.9kg/m²)。亚组分析结果显示，任何供体来源的移植与年龄≥50 岁的肥胖患者和糖尿病患者的生存获益相关，但当 BMI≥40kg/m² 时，结果显示生存获益较低，而对于 BMI≥40kg/m² 的黑人患者，则无生存获益提示。研究显示，BMI>40kg/m² 的患者 DGF 发生概率几乎是术后伤口并发症的 3 倍。器官共享联合网络(United Network for Organ Sharing, UNOS)数据集的回顾性分析结果显示，以 BMI>50kg/m² 为特征的超级肥胖移植受者的住院时间显著增加，DGF 发生率上升，与 BMI<50kg/m² 的患者相比，这类患者围手术期 30 日死亡率高 4.6 倍，同时，患者和移植物存活率更低。在最近的一项回顾性研究中，研究者们探讨了移植前 BMI 对肾移植术后长期同种异体移植结果的影响[器官获取和移植网络(Organ Procurement and Transplantation Network, OPTN)数据库，2001—2009年]。在未调整和调整的模型中，人们发现移植前 BMI 水平的增加与同种异体移植失败相关，也和全因移植物损失的累积发生率上升独立相关。但是作者无法确定较低的 BMI 是否与同种异体移植失败的风险独立相关。

虽然许多专家认为 BMI 本身并不是衡量身体成分和肥胖相关风险的完美指标，但目前许多肾移植项目都使用某种目标 BMI 作为移植候选资格的选择标准。虽然各中心的实践指导各不相同，但 35~45kg/m² 的 BMI 通常是移植候选人可接受的上限。除了 BMI 之外，临床工作者们还提出了诸如腰围、瘦肌肉质量和体重分布等参数作为指导移植候选者选择的指标，尽管这些指标目前尚未在临床实践中使用。

减重手术(weight loss surgery, WLS)治疗肥胖似乎是一种改善移植途径的可行策略，尽管目前发表的研究很少。一项相对较小的研究明确了有 72 名做了减重手术的患者和 1991—2004 年在等候名单上的 29 名患者；在等候名单上接受减重手术治疗的患者中有 69% 在手术后可继续进行移植。然而，尽管 WLS 可能是移植前候选人群体重减轻的有效手段，但肾病学界需要明确体重减轻是否对这些患者有益，因为透析人群中存在肥胖悖论。我们需要更多的研究来观察饮食和运动或 WLS 对移植前体重的影响以及临床预后。

## 移植后肥胖

体重增加在移植后期很常见。在第 1 年内平均体重增加 8% ±10%，之后略微增加。体重增加对患者和同种异体移植物存活的影响仍不清楚。一项回顾性分析显示，体重无显著增加和移植后低 BMI 与肾功能恶化和慢性同种异体移植物功能障碍发生率增加有关。相比之下，两项回顾性研究发现，肾功能（通过 Cock-croft-Gault 方程测量）更好的患者在移植后体重增加更多。体重增加不足是否为其他与急性或慢性炎症状态相关的混杂因素的标志，还是体重本身的直接作用尚不清楚。类似地，研究者们已充分确定体重增加与不利代谢环境的风险增加密切相关，包括胰岛素抵抗、糖尿病、缺血性心脏病、移植物存活率降低、高血压和高脂血症，这些都在移植后高度流行。一项针对 96 名患者的前瞻性观察性研究表明，作为移植后体重增加的移植前预测因子包括：年轻者，较高的碳水化合物消耗量，较高的躯干脂肪百分比，对精神健康生活质量较高的认知度。除年龄外，其余均为可干预的危险因素，并可作为移植期间的靶向干预措施进行研究。

多种因素可使移植后体重增加（表 14.1）。一些研究表明，移植后体重增加可能更常见于年轻者、女性、收入较低、移植前肥胖、非裔美国人种族、无急性排斥反应、肾功能恢复较好以及接受活体捐赠移植的患者。免疫抑制治疗对移植后体重增加的影响特别引人关注，因为这是医师可能介入以试图影响体重变化的一个领域。在过去的二十年中，大多数移植后患者一直保持着三

**表 14.1　移植后体重增加的因素**

厌食因素的消失和食物味道的改善
失去慢性肾脏病的饮食限制
年龄较小者
女性
低收入状态
移植前肥胖
非洲裔美国人
活体捐献者的移植
免疫抑制剂的作用

联疗法,包括低剂量泼尼松,钙调神经磷酸酶抑制剂(calcineurin inhibitor,CNI)和抗增殖剂。移植领域的许多人认为,基于过量外源性皮质类固醇的生理效应,慢性类固醇治疗对新发糖尿病,高脂血症和移植后体重增加有不良影响。一项回顾性分析纳入95例移植术后患者,旨在评估接受标准三联免疫抑制治疗的患者和完全不使用类固醇的患者或类固醇早期停药患者在移植后第3年时体重增加的差异。两组间移植后体重增加的百分比无显著差异($P=0.27$)。相比之下,另一项纳入328名患者,旨在明确慢性类固醇用药与移植后体重增加之间关联的回顾性分析发现,虽然所有患者在移植后第1年体重增加,但类固醇停药和类固醇维持组之间存在显著差异。一项纳入386名患者的随机、双盲、安慰剂对照临床研究,比较了早期皮质类固醇停药和慢性低剂量皮质类固醇治疗组临床预后,结果令人惊讶:两组患者之间出现死亡、移植物损伤或中度/重度排斥或肾功能下降这些主要复合终点的比率无统计学差异。类固醇停药分别和较低的血清甘油三酯以及较低的移植后体重($5.1kg$ 比 $7.7kg$,$P=0.05$)存在正相关,但与移植后新发糖尿病的发生率没有关联。同样,在单中心回顾性分析中发现持续使用 CNI 或者从 CNI 转换到西罗莫司的疗法与较少的移植后体重增加相关。总的来说,这些研究表明引起移植后体重增加是多因素的。除却药理学风险因素,一项小型研究以19名非糖尿病肾移植受者和9名符合身高、年龄和瘦体重配对条件的健康男性为研究对象,比较了两组的日常能量消耗及其构成(睡眠,基础和吸收代谢率)。研究人员发现,体重增加者的能量消耗较少且能量摄入量较高,而非体重增加者的休息和睡眠能量消耗增加,从而使他们没有出现体重增加。研究人员假设体重增加组中较高的 β 受体拮抗剂使用量可能是这种效应的一部分。有趣的是,这些患者在移植后没有服用类固醇药物。

在美国,同种异体移植物损失的最常见原因是在移植物仍有功能的状态下继发于心血管疾病(cardiovascular diseases,CVD)导致的突发死亡。在一般人群中,人们已经确定肥胖和与肥胖症增加相关的合并症可增加 CVD 和死亡的风险。虽然这在肾移植人群中尚未得到前瞻性证实,但可合理推测,尽可能地将所有能改变的心血管危险因素包括肥胖降到最小,可改善患者和同种异体移植物的存活。移植后维持或减轻体重的策略包括改变生活方式、限制热量、增加体力活动、药物治疗和手术。一项前瞻性研究评价减重计划中通过生活方式和药物治疗在激励超重、肥胖和严重肥胖的接受移植患者中的疗效,结果表明在超重激励组在与医疗保健专业人员会面 40 分钟、回顾 3 日食物日记并进行人体测量后体重增加较少,但没有给予他们任何饮食建议。虽然这个小组样本量太小以至于无法得出任何结论,但这些令人鼓舞的结果表明,只需让患者意识到他们的饮食习惯并让他们意识到移植后体重会增加,尽管没有给予任何进一步的积极干预,也可能会产生重大影响。

手术,无论是胃束带、袖状胃切除术还是胃旁路手术,对于减重来说仍然是一种最具侵入性的选择。Hadjievangelou 及其同事对 112 名肾移植受者 WLS 结果进行的荟萃分析发现,手术干预后一年内患者体重减轻 30%～75%。百分比呈现如此广泛的变异性归因于样本量小和术者使用了不同类型的减重手术。这些研究(三个前瞻性病例系列和一个多中心回顾性研究)均未将结果与非移植对照进行比较。因为移植术后 30 日内有一个排斥反应期,于是可能与 WLS 后免疫抑制剂的生物利用度相关的问题引起了关注。虽然在一项针对 5 名接受 WLS 治疗的患者的研究中,临床工作者们没有必要对免疫抑制药物进行剂量改变,但是在另一项对 8 名患者进行的研究中,有 3 名需要调整他克莫司剂量。在一项针对 10 名接受腹腔镜袖状胃切除术的患者进行的回顾性单中心研究中,2 例患者出现了需要再次手术的严重并发症。随访期间没有患者出现移植物损失或死亡,但在第 1 年结束前有 50% 患者失访。总之,目前,有限的证据表明这些手术在移植后相对安全可行,短期预后虽然有差异但结果是正面的。WLS 对移植物和患者存活的长期影响仍然未知。接受 WLS 治疗的患者需要密切随访并频繁测量 CNI 水平,特别是在术后早期以及体重稳定之前。

应该与所有肥胖的移植候选人详细讨论减重问题。用于减重的外科技术正在迅速发展和改进。肥胖的移植候选人应该在可行时参加减重计划。肥胖患者移植的时机取决于诸多因素,包括移植中心对此类患者的手术经验、使用活体还是死亡的供体肾脏、移植受者在该地区的等待时间,以及为实现计划体重减轻目标而采用干预措施的可行性。以饮食和运动来改变生活方式对于实现和支持移植后持续减重至关重要。应该注意的是,高蛋白质摄入量(Ornish 和 Atkins)和高脂肪摄入量(Atkins)饮食可能不适合肾移植受者。该主题值得进一步的临床研究以促进最佳实践建议的形成。

# 高血糖症

肾移植术后葡萄糖代谢异常已被认为是常见的并发症,并且可能对同种异体移植物和患者的长期预后产生不利影响。移植术后高血糖症(transplant-associated hyperglycemia,TAH)已被提议作为专业术语,其中包括新发糖尿病(new-onset diabetes mellitus,NODM)、空腹血糖受损和葡萄糖耐量降低。移植术后 NODM 的发生率在 2%~53%。虽然缺乏移植后人群的前瞻性随机对照干预试验数据,但在一般人群中有大量证据支持严格的血糖控制对控制微血管和可能出现的心血管事件有临床获益。

TAH 的发病机制复杂且有诸多因素作用。简而言之,TAH是胰岛素分泌不足、胰岛素分解代谢增加和靶器官胰岛素抵抗之间失衡的最终结果。通常,在移植前,患者可能存在一定程度的葡萄糖耐量下降,但并未被发现,这是因为肾脏可降解胰岛素,而肾功能丧失时可导致胰岛素代谢减少;功能良好的同种异体移植物将恢复正常的胰岛素代谢,于是这种不平衡就在肾移植后显露出来了。使用从空腹和葡萄糖耐量试验期间测量的胰岛素和葡萄糖水平,可计算出胰岛素敏感性指数,该指数提示移植后胰岛素敏感性恶化,则表明胰岛素敏感性在 TAH 中起主要作用。在移植后的最初几个月,通常当类固醇和 CNI 剂量最高时,TAH 的发病率最高。TAH 的不可改善的风险因素包括高龄、男性、非白种人、家族史和多囊肾。可改变的风险因素包括丙型肝炎病毒(hepatitis C virus,HCV)感染、肥胖、缺乏身体运动、体重增加和免疫抑制剂治疗方案(表 14.2)。

表 14.2　移植相关高血糖的因素

| 不可改变的风险因素 | 可改变的风险因素 |
| --- | --- |
| 高龄 | 丙型肝炎病毒感染 |
| 男性 | 肥胖 |
| 非白种人 | 身体运动缺乏 |
| 家族史 | 体重增加 |
| 多囊肾病 | 使用免疫抑制剂 |

葡萄糖代谢受损的筛查方法往往因移植中心而异。筛查应在初始移植评估期间开展,通过询问全面的医学和家族史以及空腹血糖进行评估。在等待移植之时,正常空腹血糖(葡萄糖<5.55mmol/L)或空腹血糖受损(5.55mmol/L<葡萄糖<6.99mmol/L)的患者应每年或每两年进行一次口服葡萄糖耐量试验(oral glucose tolerance test,OGTT)以随访筛查。OGTT 的筛查将确定那些患有孤立餐后高血糖和糖尿病的患者,这些疾病往往被晚期 CKD 继发的胰岛素代谢减少所掩盖。因此,应将这些新诊断的糖尿病患者或前驱性糖尿病患者转诊给糖尿病专家,以进行强化教育和初始治疗。移植前评估还将鉴别 HCV 阳性患者,在当代,已有高效直接作用的抗病毒药物可用于 HCV 治疗,因此我们期待肾移植后将 HCV 根除以降低 TAH 的风险。

在移植术后可立刻出现高血糖症且较常见。这是因为术后大多数患者都接受着某种形式的诱导治疗,其中包括高剂量皮质类固醇,这与手术的应激压力一起被认为是移植后第 1 周血糖控制受损的主要原因。使用针对 CD25 的白细胞介素 2 受体的单克隆抗体以诱导免疫抑制,与更高的 TAH 发病率相关。在手术后 1 周内,类固醇的剂量逐渐减少或完全撤回,可使高血糖不再出现。

维持性免疫抑制剂通常包括低剂量泼尼松、CNI、抗增殖剂或雷帕霉素,这是 TAH 的另一个促成因素。根据移植相关文献的推论表明,低剂量维持性糖皮质激素治疗对长期葡萄糖代谢的影响微乎其微。一项大型前瞻性随机对照试验比较了环孢素和他克莫司对血糖的影响,结果显示他克莫司与移植后 6 个月 TAH 风险显著增加和空腹血糖受损有关,并且两种药物的疗效无差异。据报道,西罗莫司比环孢素更具致糖尿病性,这样对于希望使 TAH 风险变得最小的移植医师来说,使用西罗莫斯的吸引力较小。

糖尿病教育应在出院前开始,每位高血糖患者应检测空腹和餐后 2h 葡萄糖浓度。出院后一如既往,治疗应含有改善生活方式的强化教育,包括每日中等强度的运动,如每日步行至少30min;限制热量摄入和增加能量消耗以减轻体重,以及饮食调整。目前推荐的饮食应该将每日碳水化合物摄入量限制在 130~180g,作为 1 800~2 000kcal 饮食的一部分,必须完全避免浓缩甜品。随着生活方式的改变,也可能需要药物治疗。在移植后短期时间内,外源性胰岛素仍然是治疗高血糖的首选;当每日糖皮质激素的剂量和每日热量摄入量都不同时,用"浮动刻度"每 6h 给予速效胰岛素可以最安全和快速地实现血糖管理。一旦术后应激压力消退并且患者的饮食和类固醇剂量开始稳定,临床工作者们则需要计算累积胰岛素需求,并联合使用基础胰岛素和速效胰岛素。通常,以每日胰岛素需要量的 1/3~1/2 作为基础长效胰岛素给药,而剩余的胰岛素在每餐之前作为速效胰岛素给药。当 24h 胰岛素需求量低于每日 20IU 时,可以考虑将胰岛素转变为口服药物。由于血糖管理在移植后早期是复杂和动态的,移植受者会发现自己服用了许多新药,所以移植医师与内分泌医师合作将有助于实现安全有效的血糖控制,并有机会开始血糖教育,且移植前和生活方式相关的改变可能在这个过程中会有所帮助。

肾移植受者在其同种异体移植物的整个使用期间仍然具有增加的 TAH 风险,因此,建议在该群体中继续进行糖尿病筛查。对于那些出院时没有高血糖的患者,国际共识指南建议移植后第 1 个月每周评估一次空腹血糖,然后每 3 个月评估一次。TAH 的长期管理类似于一般人群的管理。尽量使患者减少在可导致糖尿病的免疫抑制剂中的暴露,如糖皮质激素、CNI 和西罗莫司,以改善血糖控制。辅助使用霉酚酸以减少他克莫司的使用,从而降低 TAH 的发生率。长期肾移植受者的降糖药物选择与 CKD 人群类似,偶尔需要调整剂量以防止肾功能恶化。磺脲类药物可直接刺激胰腺 β 细胞分泌胰岛素,从而改善空腹和餐后血糖控制。格列吡嗪是第 2 代磺脲类药物,主要由肝脏代谢,因此可用于晚期肾脏疾病。然而,因为患者在同种异体移植失败的情况下仍然存在着增加的低血糖风险,所以通常需要调整剂量。增加胰岛素敏感性药物噻唑烷二酮类,例如罗格列酮和吡格列酮,以及增强胰岛素分泌的格列奈类,例如瑞格列奈和那格列奈,是非常有效的口服药物。它们与 CNI 代谢没有任何明显的相互作用,被认为对肾移植受者的治疗既安全又有效。二甲双胍可通过肾小管排泌清除,临床上有在晚期肾功能损害的情况下出现乳酸性酸中毒的病例报告,限制了它在严重的同种异体移植物功能障碍情况下的使用。胰高血糖素样多肽-1( glucagon-like peptide-1,GLP-1)受体激动剂( 例如艾塞那肽),能用最小的降血糖潜能以葡萄糖依赖性方式刺激胰岛素分泌。另外,它们可以通过减缓胃排空来抑制食欲。临床工作者们需在免疫抑制剂治疗起始时即开始监测其水平。钠-葡萄糖共转运蛋白 2 抑制剂,例如卡格列净( canagliflozin)和达格列净( dapagliflozin),可阻断肾脏中葡萄糖的重吸收,并增加葡萄糖排泄和降低血糖水平。不幸的是,这些新药的常见副作用有阴道酵母菌感染和尿路感染。所以在使用这些药物时,临床工作者需非常严密地监测移植患者的情况,因为目前没有肾移植受者中这类药物安全性的数据。

# 高脂血症

　　移植后的高脂血症是由遗传和环境因素引起的多因素结果。与免疫抑制治疗、饮食控制、移植后蛋白尿、慢性同种异体移植物功能障碍和移植后体重增加相比,血脂异常和长期存在的高脂血症导致的血管疾病、长期透析支持或糖尿病的血管病是不可改变的临床因素。据报道,肾移植后血脂异常的患病率在 16% ~ 60%。尽管高甘油三酯血症是透析患者中更常见的脂质代谢异常情况,但移植与总胆固醇和低密度脂蛋白(low-density lipoprotein,LDL)胆固醇的升高有关。一级亲属中具有明显血脂异常家族史以及载脂蛋白 E 的多态性可预测移植后血脂异常,并可能有助于预先明确高脂血症风险增加的患者。

　　移植后,患者暴露于不同的免疫抑制剂,如类固醇、CNI 和西罗莫司似乎会影响移植后血脂异常的发生率和严重程度。抗代谢物免疫抑制性药物,例如霉酚酸酯和硫唑嘌呤,与血脂异常的变化情况无关。

　　肾脏病预后质量倡议(Kidney Disease Outcomes Quality Initiative,KDOQI)工作组于 2004 年发布了一项针对肾移植受者血脂异常的广泛指南。这些建议后来得到了 KDIGO 2013 年临床实践指南的认可,该指南可用于治疗肾移植受者。这些指南将移植受者分出了心血管风险最高的类别,建议采用改变生活方式和药物治疗相结合的方法,监测和治疗血脂异常,以达到目标 LDL<2.6mmol/L(表 14.3)。

**表 14.3　移植后高脂血症的治疗**

| |
|---|
| 饮食 |
| 　总脂肪摄入量仅占总能量的 25% ~ 30% |
| 　饱和脂肪<总热量的 7% |
| 　膳食胆固醇<200mg/d |
| 降低 LDL 的方法 |
| 　摄入 25 ~ 30g/d 可溶性膳食纤维 |
| 　摄入 2g/d 植物甾烷醇/固醇 |
| 　　如果需要,使用他汀类药物 |
| 减重 |
| 增加身体活动量 |

　　LDL,低密度脂蛋白。

　　许多小型前瞻性观察研究评估了饮食调整对肾脏受者高脂血症的影响,但效用有限。目前,推荐的移植后饮食应包含全麦、高纤维(25~30g/d)、低血糖指数碳水化合物和单不饱和脂肪。总脂肪摄入量应仅占每日能量的 30%~35%。人们已经在肾移植人群中以单中心临床试验的方法研究了高脂血症的饮食管理。一项研究将移植后患者随机分配到改良的地中海式饮食和标准的中欧低脂饮食组中进行了比较。研究者鼓励治疗组的患者每餐吃新鲜蔬菜,并将动物蛋白质限制在小于 50g/d。随访 6 个月后,治疗组患者的总胆固醇和甘油三酯水平下降,而对照组未见变化。另一项研究评估了改良的美国心脏协会(American Heart Association,AHA)制订的一步饮食(step one diet)方案在降低稳定肾移植患者血脂方面的有效性;患者遵循这种饮食 12 周后,总胆固醇、LDL 和甘油三酯均降低。

　　研究者们已经发现一般人群服用含有 ω-3 多不饱和脂肪酸(包括 α-亚麻酸、二十碳五烯酸和二十二碳六烯酸)的鱼油有益于预防 CVD。一项荟萃分析纳入 15 个临床研究,对接受 CNI 治疗同时服用鱼油的 733 名肾移植受者进行分析后发现,与安慰剂组相比,鱼油对患者或移植物存活率以及急性排斥率或 CNI 毒性发生率并没有显著影响。服用鱼油对患者的舒张压和 HDL 胆固醇有临床获益,但是对血脂的影响与低剂量他汀类药物治疗相比没有显著差异。鱼油的使用与患者或同种异体移植物存活率,以及急性排斥或 CNI 毒性发生率的差异无关。目前,现有临床数据不足以向全球肾移植受者推荐常规服用鱼油。

　　最近的一项关于在肾移植中应用氟伐他汀(Lescol,来适可)的大型评估研究结果表明,在该患者人群中他汀类药物氟伐他汀既安全又有效。该研究对于检测心血管事件显著减少的一级预防研究的效力不足,但他汀类药物治疗可使心源性死亡和非致死性心肌梗死的次要终点事件减少 35%。进一步的事后分析证明了早期开始使用他汀类药物治疗的最大益处。最近对 22 项研究进行的荟萃分析显示,他汀类药物可能会降低主要心血管事件和心血管死亡率,但对全因死亡率的影响不确定。他汀类药物治疗对肾移植受者出现卒中、肾功能和药物毒性结果的影响不确定。由于存在异质性,他们无法直接比较不同他汀类药物治疗方案的数据。他汀类药物治疗的累积益处可能超出降脂的范围,可能包括减少肾脏间质纤维化、蛋白尿和炎症反应,但是这需要进一步研究。瑞舒伐他汀是一种较新的他汀类药物,当使用较高剂量时,有报道显示患者出现急性肾损伤,血清肌酐升高一倍,并出现蛋白尿。目前,尽管证据有限,但 KDIGO 指南建议将他汀类药物用于 30 岁以上的肾移植受者。关于贝特类药物的使用,有报道称联合使用他汀类药物和贝特类药物,会使血清肌酐升高以及增加横纹肌溶解症的风险。此外,对于估算肾小球滤过率(eGFR)< 30mL/(min·1.73m²) 的患者,禁用非诺贝特。在甘油三酯升高的移植患者中是否需要使用贝特类药物需要进一步的研究。胆汁酸螯合剂,如考来烯胺或考来维仑,通常不推荐用于移植受者,因为它们会干扰免疫抑制药物的吸收。对他汀类药物不耐受的患者可选择依折麦布(依泽替米贝)。由于 CNI 和他汀类药物之间存在潜在相互作用,会通过细胞色素 P450 系统减慢两者的分解代谢,所以移植受者使用他汀类药物应从低剂量用起,并且必须根据脂质代谢特征和症状谨慎增加剂量。

## 蛋白质代谢

移植术后短期内会出现继发性负氮平衡,部分与手术应激、伤口愈合所需蛋白质增加以及在使用脉冲剂量类固醇诱导免疫抑制中刺激肝糖异生增加有关。研究人员已经证明,人们可以通过增加患者的膳食蛋白质摄入量来防止产生负氮平衡,特别是在移植后的前 4 周。目前推荐的术后蛋白质摄入量在 1.3~1.5g/kg (理想体重)。对于患有明显移植前蛋白质能量消耗的患者,将其饮食中蛋白质摄入量调整到较高范围是明智的。为了对抗糖原异生,每日热量摄入必须使蛋白质足以用于合成代谢需要。在移植后的前几周,普通患者的每日热量需求应在 35kcal/kg(理想体重)内。将肥胖患者的每日热量供给限制在 25~30kcal/kg(理想体重)可以临床获益,以避免患者移植后体重过度增加。在给予高剂量糖皮质激素期间摄入足够的蛋白质已被证明可以最大限度地减少一些类固醇引起的不良反应,包括库欣综合征样外观和类固醇诱导的肌病。

虽然蛋白质摄入量的增加在移植后立即有益,但最佳的长期膳食中蛋白质的摄入量并不太明确。使用相对低剂量的类固醇不会强烈影响蛋白质分解代谢。众所周知,高蛋白饮食可导致肾小球高滤过和慢性同种异体移植物功能障碍。围绕着肾单位数量不足和慢性高滤过度损伤这两点,一些临床工作者认为限制蛋白质摄入有利于延长同种异体移植物的功能。通过肌酐清除率和肾脏闪烁扫描测量,一项研究考察了稳定肾移植受者的饮食情况对肾功能的影响:坚持摄入含有蛋白质 0.8g/(kg·d)、钠(3g/d)和脂肪(<30%摄入总热量)食物的患者与没有坚持此种饮食的患者相比,后者的同种异体移植物功能下降。在缺乏证据支持任何具体临床建议的情况下,临床工作者建议移植后患者膳食蛋白质摄入量应控制在 1g/(kg·d) 范围内,类似于 CKD 2 期和 CKD 3 期患者。

## 骨与矿物质代谢

CKD 与一系列骨病有关,包括高转运型骨病如纤维性骨炎,低转运型骨病包括骨软化和动力性骨病,以及混合性尿毒症性骨营养不良。继发性甲状旁腺功能亢进也与 CKD 患者的血管与软组织钙化、心血管死亡率上升和神经系统疾病有关。由于之前存在的移植前骨病以及诸多移植相关因素,移植后骨病呈现多样化也并不奇怪。特定病理过程的诊断具有挑战性,因为骨活检仍然是金标准。在一篇描述移植受者骨活检病理特征的综述中,高转运性骨病是最常见的,47%的患者患有轻度或中度纤维性骨炎;约 12%的患者患有混合性骨病;9%患有低转运性骨病,包括动力性骨病和骨软化症;在没有与肾性骨营养不良相关的病理学报告的情况下,23%的患者被其他方法检测出有骨量减少;并且只有 9%具有正常的骨形态。通常使用非侵入性双能 X 射线吸收测定法(DEXA)扫描来评估骨病。然而,在 CKD 和肾移植人群中对该检查进行解释非常困难,因为它没有提供关于微结构或皮质或骨小梁体积的任何信息。此外,标准的 DEXA 可能混淆腰椎和上覆于腹主动脉的钙化,这似乎会增加矿化评分。包括微磁共振成像在内的较新技术,正在成为区分高转运性骨病和低转运性骨病的更好的非侵入性检查方法。

移植后骨代谢的改变情况与如下因素的复杂相互作用有关:同种异体移植物功能、甲状旁腺功能、移植后免疫抑制情况、维生素 D 合成以及维生素 D 受体的多态性、钙和磷酸盐代谢。一般来说,由于移植后肾功能更好,甲状旁腺增生会慢慢消退,除非患者出现三发性甲状旁腺功能亢进。虽然有患者血清钙水平往往会落在移植前正常范围的下限,但最常见的是移植后血钙上升,偶尔会导致轻度高钙血症和低磷血症。这种变化是因为甲状旁腺激素(parathyroid hormone,PTH)水平升高。同样,低磷血症在肾移植后很常见,在移植后早期可出现在高达 93%的患者中。虽然它通常在移植后的最初几个月内消退,但在某些患者中,低磷血症可能持续多年。最初,临床工作者们把低磷血症归因于继发性甲状旁腺功能亢进导致的 PTH 水平升高,以及三发性甲状旁腺功能亢进导致的持续性低磷血症。最近的研究已经使这些关联脱钩,因为在没有 PTH 升高的情况下仍旧可能会存在肾脏磷酸盐消耗。支持这些关联脱钩的其他因素是,在同种异体移植物存在功能和低磷血症的情况下,血清钙化醇水平仍然会下降,而低磷血症是刺激体内钙化醇合成的有效因素。已知 FGF-23 可诱导肾磷酸盐消耗并抑制 25-羟维生素 D 的 1α-羟基化。研究者们对 27 名活体肾移植受者的纵向研究证实了移植时过量 FGF-23 与移植后肾磷酸盐排泄和血清磷酸盐水平之间的关联。在移植后期间应监测患者的血清磷酸盐水平,尽管需要摄入含磷足够的膳食,临床工作者仍应考虑对持续性低磷血症患者的进行外源性补充。然而,过量补充可能会加剧现有的继发性甲状旁腺功能亢进,因此应该给予最低的必需补充剂量。

肾移植后,持续性甲状旁腺功能亢进可引起的高钙血症,如何最好地解决这一问题,一直是临床工作者们激烈辩论的主题。虽然甲状旁腺次全切除术是确定的治疗方法,但患者通常不愿意再接受一次手术,特别是当西那卡塞(钙敏感受体调节剂)可以提供相应治疗时。在一项前瞻性研究中,30 名移植受者被随机分为甲状旁腺次全切除术组和西那卡塞组来治疗持续性高钙血症。所有甲状旁腺次全切除术患者和 66% 的西那卡塞患者在随访 12 个月后达到了正常的血清钙水平。重要的是,只有甲状旁腺次全切除术与股骨颈骨密度增加有关,如果患者需要西那卡塞治疗 14 个月或更长时间,那么两种治疗成本相似。然而,两种治疗均没有改变血管钙化。基于肾血流动力学机制,研究者们已经有一些担忧:西那卡塞和甲状旁腺切除术可使肾功能下降。在这项特殊研究中,两组在随访的 12 个月内均出现 GFR 下降;尽管西那卡塞组的变化较大,但差异无统计学意义。与一般人群和透析人群相比,移植后骨病的主要问题在于骨折风险增加。治疗移植后骨营养不良的选择包括使用双膦酸盐、维生素 D 类似物、降钙素和激素替代疗法。一项 Cochrane 系统评价发现,与安慰剂相比,无个体化干预与骨折风险降低相关。与维生素 D 补充剂相比,双膦酸盐在减少骨矿物质密度损失方面具有更大的功效。然而,由于这些研究没有对患者进行骨活检,并且低转运型骨病在这一人群中并不罕见,这使得许多专家对使用双膦酸盐犹豫不决,因为双膦酸盐可对破骨细胞介导的骨吸收的起抑制作用,并且作用持续时间远远超过药物给药时间,以及没有骨矿物质密度的损失也不一定意味着患者有结构稳定的健康骨骼。

肾移植后维生素 D 缺乏极为常见。在一项前瞻性研究中,只有 12% 的肾移植受者有正常的血清维生素 D 水平,并且维生素 D 缺乏在非裔美国人患者中更常见。肾移植人群维生素 D 缺乏是多因素作用的结果;肾功能受损和 FGF-23 水平升高可降低肾小管 1α-羟化酶活性,而且免疫抑制可增加维生素 D 分解代谢,以及移植医师建议严格避免阳光,以降低罹患皮肤癌的风险。指南建议肾移植受者应通过膳食来源或营养补充剂保证自己每日摄入 1 000~1 500mg 元素钙和 5~15μg 维生素 D,除非他们有明显的高钙血症。富含维生素 D 的食物包括油鱼、肝脏、鸡蛋和加入了维生素与矿物质的牛奶,这些食物可能无法良好地代表美国人的平均饮食,因此需要补充营养。

维生素 D 对肾移植受者除维持骨骼作用之外还具有其他潜在的重要的作用;它是先天性和适应性免疫的重要调节因子。单核细胞具有维生素 D 受体,而 1α-羟化酶是 25(OH)D 转化为 1,25(OH)D$_2$ 的必需品。已有研究显示维生素 D 可抑制 CD4 和 CD8 T 细胞活性并促进调节性 T 细胞(Treg)的分化,同时通过树突细胞和炎性趋化因子调节抗原呈递;这些对免疫系统的作用可能为同种异体移植物创造更有利的环境。在临床实践中,移植后维生素 D 缺乏症已被证明与 DGF 和急性排斥反应的风险增加有关。两项关于肾移植受者维生素 D 补充情况的前瞻性研究已经开展:肾移植受者维生素 D 补充(Vitamin D Supplementation in Renal Transplant Recipients,VITALE)研究将肾移植受者随机分为低剂量(12 000IU)和高剂量(100 000IU)维生素 D 补充剂组,并将随访后续患者糖尿病、心血管疾病和癌症的发病。VITA-D 研究将患者随机分配到安慰剂组和每日 6 800IU 维生素 D$_3$ 组,并评估同种异体移植物功能、急性排斥反应和感染情况。这两项研究即将发表的结果将提供重要临床见解,即维生素 D 的补充是否可以对患者有超出骨折预防之外的获益。

## 肠道菌群和肾脏

人体肠道中的微生物可使某些不可消化的食物得到分解和降解,合成维生素,并在调节人们的免疫系统中发挥作用,从而减少过敏反应。在 CKD 的患者中,尿毒症毒素和肠壁水肿改变了肠道生态系统的组成,导致肠屏障功能障碍,并使内毒素、活细菌和细菌代谢物向体循环发生转移；这导致全身炎症和 CVD 的加速。致病性和保护性微生物之间的不平衡被称为生态失调，并可将免疫细胞和信号转移到远处，如被移植的器官之处。抗生素的使用、在同种异体抗原中的暴露、免疫抑制药物的使用和移植后CKD 可显著影响移植受者肠道中微生物的组成。最近，人们对使用益生元(能够诱导微生物生长或活性的不易消化的食物成分，例如阿拉伯树胶纤维补充剂)和益生菌(活微生物)产生了极大的兴趣，这些成分可以改变肠道的细菌组成并保持均衡的肠道生态系统。目前，这是 CKD 和移植人群中的一个新兴研究领域。在对 26 名肾移植受者的研究中，在移植后的 3 个月，研究人员连续收集肾移植受者的粪便标本以明确肠道细菌的组成。肾移植后肠道微生物群发生了显著变化，表现为移植受者在移植后体内存在大量的肠球菌，包括泌尿肠球菌。使用结肠镜对供体粪便(异源)或患者自身粪便(自体)进行粪便微生物群移植(fecal microbiota transplantation，FMT)，可在普通人群中治疗复发性艰难梭菌感染。FMT 也在两个实体器官移植受者中被证实是安全和有效的，其中一个是肺移植，另一个是肾移植，目的是治疗难治性艰难梭菌结肠炎，并且没有观察到感染性并发症。免疫抑制患者中益生菌补充剂的安全性尚未确定。在一组造血细胞移植受者中，研究报道使用益生菌可引起菌血症，尽管发生概率很低。最近研究者们对 9 项研究进行了综述，这些研究共纳入 735 名患者，临床工作者对易患尿路感染的患者使用了益生菌，然而与安慰剂或不治疗相比，益生菌的使用并没有显示出显著的临床获益。在有更多的研究/数据来了解肠道微生物群变化对移植后预后的影响之前，以及在了解任何干预措施在这一高风险患者中的安全性和治疗价值之前，我们无法提供确定的临床建议。

## 结论

表 14.4 总结了移植后短期和长期治疗的推荐饮食。前文中关于肾移植受者营养和代谢异常的主题在讨论中反复出现，即大多数治疗缺乏前瞻性随机干预研究和长期随访来评估临床获益。我们相信所有肾移植受者都应接受教育并得到不断的鼓励和激励，并且通过坚持健康饮食和定期锻炼来保持健康的生活方式。

表 14.4　推荐肾移植受者的营养摄入量

**移植后第一个月和急性排斥治疗期间**

| | |
|---|---|
| 蛋白质 | 1.3~1.5g/(kg·d) |
| 能量 | 30~35kcal/(kg·d) |

**一个月之后**

| | |
|---|---|
| 蛋白质 | 1.0g/(kg·d) |
| 能量 | 足以达到并保持最佳体重 |

**长期**

| | |
|---|---|
| 碳水化合物 | 占能比 50% |
| 脂肪 | 不超过占能比的 30% |
| 胆固醇 | 不超过 300mg/d |
| 钙 | 1 000~1 500mg/d |
| 维生素 D | 5~15μg/d |
| 运动 | 至少 30min,5~6 次/周 |

（刘云　译　谭荣韶　审）

## 推荐阅读

Ahmad S, Bromberg JS. Current status of the microbiome in renal transplantation. *Curr Opin Nephrol Hypertens* 2016;25(6):570–576.

Bhan I, Shah A, Holmes J, et al. Post-transplant hypophosphatemia: tertiary 'hyperphosphatoninism'? *Kidney Int* 2006;70:1486–1494.

Bloom RD, Crutchlow MF. New-onset diabetes mellitus in the kidney recipient: diagnosis and management strategies. *Clin J Am Soc Nephrol* 2008;(Suppl 2):S38–S48.

Cashion AK, Hathaway DK, Stanfill A, et al. Pre-transplant predictors of one yr weight gain after kidney transplantation. *Clin Transplant* 2014;28(11):1271–1278.

Chadban S, Chan M, Fry K, et al. Caring for Australasians with Renal Impairment (CARI) guidelines: nutrition in kidney transplant recipients. Available at: http://cari.org.au/Transplantation/transplantation_guidelines.html.

Cruzado JM, Moreno P, Torregrosa JV, et al. A randomized study comparing parathyroidectomy with cinacalcet for treating hypercalcemia in kidney allograft recipients with hyperparathyroidism. *J Am Soc Nephrol* 2016;27(8):2487–2494.

Fellström B, Holdaas H, Jardine AG, et al. Effect of fluvastatin on renal end points in the Assessment of Lescol in Renal Transplant (ALERT) trial. *Kidney Int* 2004;66:1549–1555.

Gill JS, Lan J, Dong J, et al. The survival benefit of kidney transplantation in obese patients. *Am J Transplant* 2013;13(8):2083–2090.

Hadjievangelou N, Kulendran M, McGlone ER, et al. Is bariatric surgery in patients following renal transplantation safe and effective? A best evidence topic. *Int J Surg* 2016;28:191–195.

Heng AE, Montaurier C, Cano N, et al. Energy expenditure, spontaneous physical activity and with weight gain in kidney transplant recipients. *Clin Nutr* 2015;34(3):457–464.

Hill CJ, Courtney AE, Cardwell CR, et al. Recipient obesity and outcomes after kidney transplantation: a systematic review and meta-analysis. *Nephrol Dial Transplant* 2015;30(8):1403–1411.

Joss N, Staatz CE, Thomson AH, et al. Predictors of new onset diabetes after renal transplantation. *Clin Nephrol* 2007;21:136–143.

Lim AKH, Manley KJ, Roberts MA, et al. Fish oil for kidney transplant recipients. *Cochrane Database Syst Rev* 2016;18(8).

Modanlou KA, Muthyala U, Xiao H, et al. Bariatric surgery among kidney transplant candidates and recipients: analysis of the United States Renal Data System and literature review. *Transplantation* 2009;87(8):1167–1173.

Naik AS, Sakhuja A, Cibrik DM, et al. The impact of obesity on allograft failure after kidney transplantation: a competing risk analysis. *Transplantation* 2016;100(9):1963–1969.

Vaziri ND, Zhao YY, Pahl MV. Altered intestinal microbial flora and impaired epithelial barrier structure and function in CKD: the nature, mechanisms, consequences, and potential treatment. *Nephrol Dial Transplant* 2016;31(5):737–746.

# 第 15 章

## 慢性肾脏病的肠内和肠外营养:实践应用

Denise Mafra

蛋白质-能量消耗(protein-energy wasting,PEW)是慢性肾脏病(CKD)患者常见的并发症,对患者的预后产生不利影响。厌食症、急性或慢性疾病、对食物的机械性加工受损(如缺牙和假牙)、尿毒症、透析过程、精神疾病、透析过程中氨基酸的损失,以及其他使分解代谢增加或使合成代谢降低的因素共同导致 CKD 患者的 PEW。

此外,厌食导致的营养缺乏会引起肠道功能改变,包括肠黏膜的完整性和屏障功能受损,黏蛋白合成减少,上皮细胞增生和肠道微生物的改变。所有这些并发症都会影响 CKD 患者的免疫系统并引起与 PEW 相关的炎症。

当患者出现的 PEW 是由于膳食摄入能量和蛋白质不足时,应给予口服营养补充。然而,对于不能耐受经口进食口服营养补充剂的患者,可以考虑进行肠内营养管饲以达到营养素的推荐摄入量。如果患者不能耐受肠内营养,可以通过肠外营养或透析中肠外营养来治疗。

尽管如此,目前的临床指南尚未对诊断为 PEW 的 CKD 患者应用肠内或肠外营养的制剂类型、启用时间、持续时间形成共识。在本章中,我们将根据现有的一些研究和指南,探讨 CKD 患者肠内和肠外营养的实际应用。

## 口服营养补充

口服营养补充是出现 PEW 的 CKD 患者的首选措施。在透析患者中,当自发能量摄入 $< 30kcal/(kg \cdot d)$ 或蛋白质摄入 $< 1.0g/(kg \cdot d)$,则应开始进行营养干预。肾脏特异的补充剂可为透析患者提供高能量密度和蛋白质、低钠和低钾(约 400kcal,每 200ml 约含 16g 蛋白质)的口服补充配方,此外,还有应用于非透析患者的高热量低蛋白(约 400kcal,每 200ml 约含 8g 蛋白质)

的口服补充配方。

部分研究报道，口服营养补充可改善炎症状态和生物标志物，如白蛋白，改善生活质量和躯体活动功能，并降低住院率和死亡率。

口服营养补充的应用取决于患者的营养状况及其并发症。同时考虑补充剂量、补充剂的气味、味道、进行营养补充的持续时间以及嘱咐患者同时需要进食正餐也是十分重要的。为取得更好的补充效果，应分为每日 2~3 次进行口服营养补充，最好能优先选在餐后 1h、晚间或透析过程中补充。实际上，向透析患者提供透析中口服营养补充剂是降低 PEW 发生风险的有效策略。

在口服补充期间与肾病营养师的及时沟通对于增加患者的依从性是非常重要的。当患者得到医护人员的额外照护和随访关照时，他们的依从性也会相应得到改善。此外，少量的口服营养补充也可能改善患者的依从性。医护人员应根据患者对口味、风味和质地的偏好提供满足其需求的补充剂，提高患者对治疗的依从性。在患者方面，尤其是在发展中国家，一个潜在的障碍是这些补充剂对患者来说往往较为昂贵，这种情况下，肾病营养师可以通过其他健康的途径来设法增加他们饮食中的能量，如使用橄榄油、含坚果的蛋糕和面包、使用橄榄油制作的蛋清煎蛋卷、黄油、蛋糕以及曲奇饼干等（表 15.1）。透析过程中摄入富含蛋白质的食物或零食也可有效提高能量和蛋白质的摄入。

对于那些通过食物摄入和口服营养补充也不能满足其蛋白质能量需求、口服摄入不足超过 10 日以及患有严重 PEW 的患者，肠内营养被认为是营养治疗的首选。需要强调的是，医护人员不能任其发展至患者出现 PEW 才采取措施。

根据美国重症医学会和美国肠外肠内营养学会指南，早期进行胃肠道营养支持是一种积极的治疗策略，有利于患者的预后。

**表 15.1　慢性肾脏病血液透析患者营养食谱**

男性,58 岁,体重 55kg,身高 1.71m(BMI:18.8kg/m²)

体脂肪及上臂围下降;白蛋白:36g/L

能量:35×64kg(理想体重)= 2 240kcal/d

蛋白质:1.3×64kg=83.2g/d

| 食物分量 | 食物种类 | 能量(kcal) | 蛋白质(g) |
|---|---|---|---|
| | **早餐** | | |
| 50g | 面包(1份) | 125 | 4.0 |
| 8g | 黄油(2 小勺) | 60 | 0 |
| 100mL | 咖啡(1/2 杯) | 0 | 0 |
| 100mL | 全脂牛奶 | 55 | 3.2 |
| 12g | 糖(1 小勺) | 48 | 0 |
| 100g | 水果(1份) | 58 | 0.8 |
| 60g | 奶酪(1片) | 60 | 4.0 |
| | 举例:1 份面包加黄油和奶酪+加糖加奶的咖啡+苹果 | | |
| | 早餐总量 | 406 | 12 |
| | **小吃** | | |
| 100g | 水果(1份) | 58 | 0.8 |

续表

| 食物分量 | 食物种类 | 能量 (kcal) | 蛋白质 (g) |
| --- | --- | --- | --- |
| | **午餐*** | | |
| 25g | 绿色沙拉 ( 1 小勺 ) | 5.5 | 0.4 |
| 100g | 炖杂蔬 ( 4 大勺 ) | 30 | 1.4 |
| 20mL | 橄榄油 ( 4 小勺 ) | 170 | 0 |
| 150g | 米饭 ( 4 大勺 ) | 207 | 3.0 |
| 40g | 黑豆 ( 1/2 冰淇淋球勺 ) | 31 | 2.0 |
| 100g | 蛋白质 ( 1 份 ) | 180 | 22.0 |
| 100g | 水果 ( 1 份 ) | 58 | 0.8 |
| 10mL | 精炼油 | 90 | 0 |
| | 举例:生菜沙拉+红烧南瓜和胡萝卜+米饭+豆类+牛排+草莓 | | |
| | 午餐总量 | 771.5 | 29.6 |
| | **小吃** | | |
| 200mL | 口服营养补充 | 400 | 15 |

续表

| 食物分量 | 食物种类 | 能量（kcal） | 蛋白质（g） |
|---|---|---|---|
| | **晚餐*** | | |
| 25g | 绿色沙拉（1茶碟） | 5.5 | 0.4 |
| 100g | 炖杂蔬（4大勺） | 30 | 1.4 |
| 20mL | 橄榄油（4小勺） | 170 | 0 |
| 150g | 意大利面（5大勺） | 207 | 3.0 |
| 100g | 蛋白质（1份） | 180 | 22.0 |
| 100g | 水果（1份） | 58 | 0.8 |
| 10mL | 精炼油 | 90 | 0 |
| | 举例：1盘西蓝花菠菜沙拉+花椰菜+番茄牛肉意大利面+2薄片菠萝 | | |
| | 晚餐总量 | 740.5 | 27.6 |
| | 一日食物总量 | 2 376 | 85.0 |

* 若患者无法在晚餐时吃这样的全餐，则把晚餐换为另一种营养补充剂。BMI，身体质量指数。

# 肠内营养

肠内营养可以定义为营养素，可以是特殊的液体配方或糊状食物，通过管饲直接进入胃肠道，通常是胃或小肠。与肠外营养相比，肠内营养较便宜，感染并发症等发病率较低，并且最小的液体量下即可给予完全的营养物质，提供均衡营养，促进胃肠道的营养功能。

## 适应证

对非 CKD 患者的研究表明，当患者在 10 日内口服摄入量低于其需要量的 60% 时，则具有肠内营养指征。根据肾脏病预后质量倡议指南建议，应根据患者临床状况的严重程度、营养不良以及营养摄入不足的程度，摄入缺乏后的营养支持时间应为数日至 2 周。对于严重营养不良的血液透析（hemodialysis，HD）患者，如果出现自发摄入减少至 20kcal/（kg·d）或处于应激状态时，则应建立肠内营养。

因此，如患者临床症状越严重（如急性的分解代谢状态、精神病院或老人护理院中的无意识患者）、PEW 和营养缺乏越严重，则应尽早建立肠内营养途径。

住院患者可能会接受鼻饲营养直到急性病症缓解。在考虑营养支持之前，应该对患者进行全面的营养评估。尤其要注意老年 CKD 患者的营养评估。尽管 75 岁以上人群尿毒症的患病率在不断增加，但尚无研究对老年患者的营养需求和他们对营养支持的需求进行探讨。

在给患者开肠内营养处方时，要考虑的一个关键点是患者是否愿意接受鼻胃管喂养。医护人员应该充分向患者解释这种治疗方式的重要性和益处，因为他们通常认为这种治疗方式对他们来说是一种惩罚。

## 途径、实施及建议

肠内营养可以通过鼻胃管、鼻空肠管或通过经皮内镜胃造瘘进行。

在 CKD 患者中，肠内营养优先选择临时鼻胃管途径。对于胃排空障碍的患者（尤其是糖尿病肾病患者）或那些不能耐受经鼻胃管饲养以及存在高吸入风险的患者,宜优先选择幽门后喂饲(即置十二指肠空肠导管)或深空肠喂养。对于特殊的病例(肠内营养支持>4 周),应考虑经皮穿刺进入(胃造瘘术或空肠造瘘术)进行长期管饲。对于成人腹膜透析患者应禁用经皮穿刺途径,因为这会增加腹膜炎的发病率。

首先,在实施肠内营养前,患者应接受正式的营养评估,包括评估炎症状态,并制订营养支持计划。这一步骤对于评估患者 PEW 的严重程度和经口摄入不足是十分重要的。此外,该阶段的营养评估将成为将来患者营养状态追踪评价的基线。

对于透析治疗发生急性肾损伤(acute kidney injury, AKI)的患者,蛋白质摄入量应达到 1.2~2.0g/(kg·d),最高可达 2.5g/(kg·d),体重正常的患者应用平常体重,肥胖或重症患者应用理想体重,按 25~30kcal/(kg·d)计算其能量需要量。对于透析治疗病情稳定的 CKD 患者,蛋白质的推荐摄入量为 1.2~1.3g/(kg·d),能量的推荐摄入量为 30~35kcal/(kg·d)。与之相反,保守治疗的 CKD 患者应采用蛋白质摄入在 0.6g/(kg·d)的低蛋白饮食。

## 配方

口服营养补充配方可用作肠内营养配方。对于透析患者,经管饲的肠内营养应优先选用 CKD 特异性配方,应检查配方中磷和钾的含量。

乳清蛋白中不含磷。因此,优先选择含有 100% 乳清蛋白的补充剂。根据欧洲最佳医疗指南(European Best Practice Guidelines, EBPG),因为 CKD 患者维生素 A 的血浆水平往往会升高,因此不建议对 CKD 患者使用维生素 A 补充剂。此外,EBPG 还指出,除长期应用抗生素治疗或凝血功能改变的患者外,一般不需要额外补充维生素 K。理想的配方应该还有优质蛋白质(100% 乳清蛋白),并且最好是不含磷(P)、维生素 A(A)和钾(K)的配方——无 PAK 配方。对于透析腹膜患者,应优选高蛋白、低碳水化合物的配方。

如患者需要使用肠内营养支持超过 5 日,应首选 CKD 特异性配方,有一些即用型配方能满足透析患者的营养需求。这些配方含有较高的蛋白质含量(部分是以寡肽和游离氨基酸形式存在的高生物价蛋白质)和较高的能量密度(1.5~2.0kcal/mL),这种配方可以限制液体的入量。应注意常规监测血浆中钾、镁、磷、钙、白蛋白和肌酐水平,患者的水肿情况、血压、BMI、身体状况以及其他临床症状。

## 并发症

正如欧洲临床营养与代谢学会(European Society for Clinical Nutrition and Metabolism,ESPEN)针对重症患者(接受肠内营养的 CKD 患者)的指南所提出的,应监测患者对肠内营养的耐受性(根据患者对疼痛的抱怨情况和/或胃肠胀气、体格检查、排气以及粪便情况等判断)。这对非透析 CKD 患者十分重要,因为几乎所有患者的胃肠功能都有可能受到损害。肠内营养治疗期间可能出现的并发症有:胃排空和肠道蠕动功能障碍、消化吸收功能紊乱、胆汁和胰液分泌受损、肠道菌群改变、误吸、液体超负荷、反流性食管炎和过度喂养(根据目标能量和蛋白质输注百分比判断)等,因此应对患者进行风险监测。腹泻是肠内营养的另一常见并发症,指南建议不应单纯根据这一并发症自发中断肠内营养支持,但首先应该将感染性腹泻与渗透性腹泻区分开来。

通过完善的护士主导的肠内喂养方案,以及限定体积或自上而下喂养的良好输注方式,可以避免肠内营养并发症的发生。此外,尽量减少中断喂养次数,以及实施吸出胃内残余量的措施,可以增强营养治疗的效果。

使用胃肠蠕动促进剂、连续输注方式、氯己定漱口水、抬高床头、改变胃肠道喂养位置、控制糖尿病以及治疗糖尿病神经病变均可降低误吸风险并提高患者对肠内营养的耐受性。此外,使用含有混合纤维的配方对患者是有益的。还应引起注意的是,应该避免不恰当地停止肠内营养。

虽然有关 CKD 患者并发症及其肠内营养支持的相关数据不足,但已发表的研究表明,肠内营养可改善患者的预后。实际上,接受肠内营养的血透患者蛋白质和能量摄入均增加,血浆白蛋白水平得到改善。

肠内营养在食物摄入不足患者的营养管理中起着重要的作

用。然而,如存在肠内营养支持的禁忌证或肠内营养仍不能达到患者的摄入目标时,则应进行肠外营养。

# 肠外营养

对于进行手术的 CKD 患者进行肠外营养支持,可以促进其正氮平衡。然而,由于肠外营养支持存在电解质紊乱的风险,因此,建议监测患者电解质情况,尤其是在刚开始使用胃肠外营养支持的最初几周时。再者,肠外营养会增加感染性并发症的发生风险,并且需要更多的液体输入量以满足患者对能量和蛋白质的需求。此外,较之肠内营养,肠外营养的价格更高。

需要强调的是,肠外营养的对象仅应限于那些无法接受肠内营养支持的患者。指南建议,对于重症患者,如果 7～10 日的肠内营养支持仍不能满足患者 60% 以上的能量和蛋白质需求时,则应考虑使用肠外营养。

## 透析中肠外营养

透析中肠外营养是在血液透析期间通过体外回路提供肠胃外营养。透析中肠胃外营养是含有葡萄糖/右旋糖、氨基酸和脂肪乳剂的"三合一"溶液,但在许多研究中,仅使用氨基酸作为透析中肠外营养液。

透析中肠外营养也许能促进 CKD 患者的白蛋白合成和增加全身瘦体重。然而,大型营养干预研究(法国透析营养评估)对 PEW 患者进行调查后显示,口服营养补充与透析中肠外营养相比,对患者住院率或死亡率的影响相似。虽然肠外营养是一种安全有效的营养支持方式,但应仅限于不能使用口服营养补充或肠内营养支持的患者。

# 辅助治疗:好还是坏?

## 谷氨酰胺

最近的一项荟萃分析显示,富含谷氨酰胺的肠内营养显著降低了患者肠黏膜的通透性,但对住院时间没有明显影响。指南指出,不建议在危重患者的肠内营养配方中添加谷氨酰胺,而尚无对 CKD 患者的相关研究。

## 益生菌

理论上,益生菌补充是合理的,但是益生菌对普通重症监护室患者的益处还没有得出一致的结论。仍缺乏相关的干预试验证据证明益生菌补充对 CKD 患者的有益作用。

## 益生元

基于指南,可以对所有血流动力学稳定的患者常规使用可酵解的可溶性纤维(如低聚果糖和菊粉,10~20g/d)。

## 抗氧化维生素和微量元素

抗氧化维生素和微量元素可以改善患者预后,尤其是对于烧伤、创伤以及需要机械通气的重症患者。然而,在补充方面仍存在许多问题尚没有得到很好的标准化,如给予剂量、频率、持续时间以及补充途径等。此外,指南指出,进行维生素和微量元素补充时应考虑患者的肾功能情况。

# 结论

综上所述,大量的证据支持口服营养补充、肠内或肠外营养支持可以改善 CKD 患者的临床结局,并且 PEW 患者应选择最合适的营养支持途径(口服补充剂或肠内/肠外支持)。"膳食治疗"应为一线疗法,如果患者的日常膳食摄入不能满足其蛋白质和能量需求,应在 10 日内使用口服营养补充。如果患者不能耐受口服营养补充,应考虑肠内营养支持治疗使营养素的摄入达到推荐量。若患者出现某些并发症或肠内营养支持仍不能满足患者的目标摄入量时,则应选择肠外营养或甚至透析中肠外营养(图 15.1)。

目前,在 CKD 患者中使用肠内、肠外甚至口服营养补充剂的相关文献报道很少。亟需相关的研究和指南就营养支持对肾脏疾病的影响进行探讨。营养在 CKD 患者的管理中起着十分重要的作用,需要纳入未来的指南中。

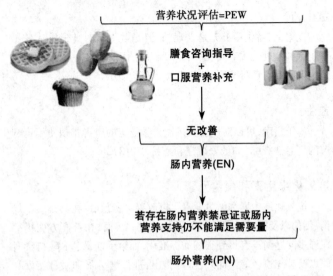

**图 15.1** 口服、肠内和肠外营养流程图。PEW,蛋白质-能量消耗

**(李春蕾 译　谭荣韶 审)**

## 推荐阅读

Ash S, Campbell KL, Bogard J, et al. Nutrition prescription to achieve positive outcomes in chronic kidney disease: a systematic review. *Nutrients* 2014;6:416–451.

Brown RO, Compher C; American Society for Parenteral and Enteral Nutrition Board of Directors. A.S.P.E.N. clinical guidelines: nutrition support in adult acute and chronic renal failure. *JPEN J Parenter Enteral Nutr* 2010;34:366–377.

Cano NJ, Aparicio M, Brunori G, et al. ESPEN guidelines on parenteral nutrition: adult renal failure. *Clin Nutr* 2009;24:401–414.

Cano N, Fiaccadori E, Tesinsky P, et al. ESPEN guidelines on enteral nutrition: adult renal failure. *Clin Nutr* 2006;25:295–310.

Cano NJ, Fouque D, Roth H, et al; French Study Group for Nutrition in Dialysis. Intradialytic parenteral nutrition does not improve survival in malnourished hemodialysis patients: a 2-year multicenter, prospective, randomized study. *J Am Soc Nephrol* 2007;18:2583–2591.

Ikizler TA, Cano NJ, Franch H, et al. Prevention and treatment of protein energy wasting in chronic kidney disease patients: a consensus statement by the International Society of Renal Nutrition and Metabolism. *Kidney Int* 2013;84:1096–1107.

McClave SA, Taylor BE, Martindale RG, et al. Guidelines for the Provision and Assessment of Nutrition Support Therapy in the adult critically ill patient: Society of Critical Care Medicine (SCCM) and American Society for Parenteral and Enteral Nutrition (A.S.P.E.N.). *JPEN J Parenter Enteral Nutr* 2016;40:159–211.

Sabatino A, Regolisti G, Karupaiah T, et al. Protein-energy wasting and nutritional supplementation in patients with end-stage renal disease on hemodialysis. *Clin Nutr* 2016. doi:10.1016/j.clnu.2016.06.007.

Sezer S, Bal Z, Tutal E, et al. Long-term oral nutrition supplementation improves outcomes in malnourished patients with chronic kidney disease on hemodialysis. *JPEN J Parenter Enteral Nutr* 2014;38:960–965.

# 第 16 章

## 微量元素和维生素

Norio Hanafusa，Joel D. Kopple

## 微量元素

### 概述

在慢性肾脏病和肾衰竭时，大部分微量元素在机体内的负荷和组织内的浓度会发生改变（表 16.1）。以下多种因素会引起这些改变：

表 16.1　慢性肾衰竭患者常见微量元素和维生素异常情况 *

| 微营养素 | 慢性肾衰竭效应 [†] |
|---|---|
| 锌 | 血清↓或正常 [‡]；RBC↑；CRF 和 HD 患者白细胞中↓；CPD 患者中正常 |
| 硒 | CRF、HD、CPD 患者血清↓ |
| 铁 | CRF、HD、CPD 患者：血清↓或正常；组织↓ |
| 铝 | CRF 患者血清正常或↑；HD、CPD 患者血清和组织↑ |
| 铜 | CRF、HD 患者血清正常或↑；CPD 患者中 N；RBC↓或正常 |
| 维生素 $B_1$ | CRF、HD、CPD 患者血清↓或正常 |
| 核黄素 | CRF、HD、CPD 患者血清↓或正常 |
| 维生素 $B_6$ | CRF、HD、CPD 患者血清↓或正常；CRF、HD 患者 RBC↓ |
| 维生素 $B_{12}$ | CRF 患者↑；HD、CPD 患者血清 N |
| 叶酸 | CRF、HD、CPD 患者血清↓或正常和 RBC 正常或↑ |
| 维生素 C | CRF、HD、CPD 患者血清↓或正常 |
| 维生素 A | CRF、HD、CPD 患者血清↑ |
| 维生素 E | CRF、HD、CPD 患者血清↓或正常或↑；HD、CPD 患者 RBC↓ |

&ast; 指 CRF 患者中未接受微量元素或维生素补充的人群。

[†] 在肾病综合征患者中许多微量元素和维生素会减少，因为这些营养物质结合蛋白的特性导致其在尿中丢失增加，而在血清中水平低下。

[‡] 这里的血清指血清或血浆。

↓，相对正常水平降低；↑，相对正常水平升高；CPD，慢性腹膜透析；CRF，慢性肾衰竭；HD，维持性血液透析；RBC，红细胞。

1. 微量元素主要通过肾脏排泄,当肾衰竭时则会引起蓄积。

2. 膳食摄入量可能会增加(如铝和铜)或减少(如铁、锌、硒)。

3. 微量元素如铁、锌、铜等微量元素与蛋白结合,在肾病综合征时会随尿蛋白一起大量丢失。

4. 某些药物会在肠道结合微量元素,理论上会导致微量元素的肠吸收量减少。如盐酸思维拉姆在体外可结合铜和锌。

5. 某些药物本身含有微量元素,如被摄入,会增加肠道内的吸收量。已有证据表明镧和铁等磷结合剂如碳酸镧、柠檬酸铁、蔗糖铁氢氧化合物(sucroferric oxyhydroxide)等会增加其中的微量元素的摄入。

6. 微量元素在透析治疗中可能会出现过度吸收或丢失,这主要取决于这些微量元素在血浆或透析液中的相对浓度及其与蛋白质或红细胞结合的程度,以及腹膜透析时随透析液丢失的蛋白质的数量。透析中的铜、锶、锌、铅的浓度必须控制在最低值,因为这些元素可大量与血浆蛋白或红细胞结合。表 16.1 显示了慢性肾衰竭患者常见微量元素的异常情况。

如果透析液中某些微量元素(如溴、碘、锂、铷、铯和锌,见表 16.2)的浓度足够低,血液透析或血液透析滤过(hemodiafil-tration,HDF)可将这些微量元素清除。原因是很多微量元素很易与血清蛋白结合,即使在透析液中有少量存在时,也可经血液逆浓度梯度被吸收。事实上,这些微量元素可通过在透析中给予治疗剂量来清除,正如在进行锌的治疗时所做的一样。这些观察为在维持性透析患者中使用强化纯净透析液提供了部分依据。有关数据表明,对流并不能清除更多额外的微量元素,至少是假如它们在血清中没有和蛋白结合时是不可以的。通过呼吸道吸入可增加微量元素的摄入,因为当人们暴露于某些工业生产环境中时会导致其吸入增加,如使用化肥、杀虫剂、除草剂或燃烧石油气时。

由于蛋白质-能量消耗可导致与微量元素结合的蛋白血清浓度降低,故这些微量元素如锌、镁和镍等血清浓度会下降。职业暴露或异食癖可导致某些微量元素的负荷增加。但目前慢性肾脏病患者的膳食改变对机体内微量元素库的改变效应仍不清楚。同时,通过口服和静脉途径为维持性血液透析和慢性肾衰竭患者补充铁剂或含铁的肠道磷结合剂已非常普遍。

表 16.2　慢性肾衰竭和进行维持性血液透析的患者的血清、血浆或组织中其他微量元素浓度和可能出现的临床表现一览

| | CRF | HD | CPD | 是否由透析引起 | 临床表现* |
|---|---|---|---|---|---|
| 溴（Bromine） | N | ↓ | ↓ | 是 | 睡眠改变 |
| 镉（Cadmium） | 肾脏↓,肝脏↑ | 肾脏↓,肝脏↑ | N | 是 | 生长发育迟缓、高血压、血清 PTH↓ |
| 铬（Chromium） | 血清正常或↑ | 血清正常或↑ | 血清正常或↑ | ? | 致癌 |
| 钴（Cobalt） | N | | ↑ | ? | ? |
| 铅（Lead） | ↑ | | ↑ | 否 | 高血压、胃肠道和神经系统病 |
| 镁（Manganese） | ↓ | ↓或正常 | ↓或正常 | 否 | 贫血、糖耐量受损 |
| 钼（Molybdenum） | N | | ? | ? | 关节病 |
| 镍（Nickel） | ↑ | ↑或正常或↓ | N | 是 | 心肌退化 |
| 铷（Rubidium） | N | ↑或正常或↓ | ↑ | 是 | 抑郁、中枢神经系统紊乱 |
| 硅（Silicon） | ↑ | ↑ | ↑ | 是 | 血清硅↑保护和对抗铝中毒 |
| 锶（Strontium） | ↑ | ↓ | ↓ | ? | 骨软化 |
| 锡（Tin） | ↓ | ↓ | ? | ? | ? |
| 钒（Vanadium） | N | ↓ | ? | 否 | 骨疾病、低血糖 |

\* 在普通人群中观察到的相关临床不良反应。
↓：与正常比降低；↑：与正常比升高；CPD，慢性腹膜透析；CRF，慢性肾衰竭；HD，维持性血液透析；N，与正常比无差异；?：不明；PTH，甲状旁腺激素。

目前,评价肾衰竭患者的微量元素负荷通常比较困难,因为结合这些微量元素的蛋白浓度降低时,这些微量元素的血清浓度同时降低,或在肾衰竭时这些结合蛋白的结合特性也会发生改变。同样,红细胞内的微量元素浓度并不反映组织内的真实水平。总之,在进行补充微量元素时,必须非常谨慎,原因是微量元素经尿排出的能力受损及透析清除能力较差,同时还有其与蛋白结合的特性,都会增加这些微量元素过量的风险。有关慢性肾脏病患者的微量元素的膳食需要量目前没有确定,原因在于进行确定这些微量元素营养需要量的研究比较困难,同时还存在鉴别诊断微量元素缺乏或过量的方法的敏感性和可靠性的问题。

## 铁

在慢性肾脏病患者中,铁缺乏非常普遍,尤其是接受血液透析的患者。引起晚期 CKD 患者铁缺乏的常见原因见表 16.3。铁的需要量往往在开始使用促红细胞生成素治疗时会增加,尤其是在血红蛋白升高期间。高的血清铁水平也与促红细胞生成素的高反应效应有关。有关 CKD 患者尤其是透析患者[如维持性血液透析(maintenance hemodialysis,MHD)和慢性腹膜透析(chronic peritoneal dialysis,CPD)]的血红蛋白的水平的管理,已成为大量研究和临床实践指南的主要问题。由于对红细胞生成刺激剂(erythropoiesis-stimulating agents,ESA)的反应有赖于铁的可利用

**表 16.3** 导致慢性肾衰竭患者或接受维持性
透析患者铁缺乏的因素

- 肠道黏膜细胞对铁的吸收下降和肠道铁吸收能力受损
- 胃肠道的明显或隐性出血丢失
- 检验抽血丢失
- 月经
- 大量蛋白尿(铁结合到尿蛋白所导致)
- 透析器中的血残留和在透析结束时残留在透析管道中的血丢失
- 结合在透析膜和透析管道上的铁丢失
- 红细胞生成刺激剂使得红细胞生成过程中的铁需要量增加,可消耗机体提供的非血红蛋白铁
- 血管通路管道、移植物和瘘中意外失血

度,这些众多的研究和指南必定包含有关铁摄入的内容。总的来说,如果作为评估血清总铁结合力饱和百分比的指标血清转铁蛋白饱和度(transferrin saturation,TSAT)≤20%~30%和血清铁蛋白浓度≤100~200μg/L时,这些指南建议应进行铁剂补充。但大多数指南对 TSAT 和铁蛋白两项标准中仅有一项符合时并没有给出清晰的指引。这些仅仅是指南,在实践中,所有病例的治疗均应在良好的临床判断基础上进行。

少数接受维持性透析的患者在口服铁补充剂的情况下可维持充足的血清铁水平。患者在补充铁剂时可尝试每日三次,每次餐后 1.5h 后口服硫酸亚铁 300mg。某些患者会出现厌食、恶心、便秘或腹痛等,此时这些个体应尝试其他铁剂,如富马酸亚铁、葡萄糖酸亚铁、乳酸亚铁、脂质体铁(liposomal iron)、焦磷酸铁(pyrophosphate)、多糖铁(polysaccharide-iron)等复合物。某些铁剂被用来作为磷的结合剂,会降低铁在肠道的吸收[如蔗糖铁氢氧化物(sucroferric oxyhydroxide)、柠檬酸铁(ferric citrate)]。后面提到的这些铁剂也可被吸收,可使某些接受 ESA 的透析患者的血清 TSAT 或铁蛋白维持在可接受的范围,因而可减少经静脉输注铁的需求。

如果通过口服铁剂不能达到维持血清 TSAT 和铁蛋白充足的目标水平或患者不能耐受口服铁剂,则这些患者需通过静脉补充铁进行治疗。由于经肌内注射铁可引起疼痛和皮肤染色,因此通常选择经静脉来补充铁,静脉补充铁剂可给予葡萄糖酸亚铁、蔗糖铁、葡萄糖醛酸铁、纳米氧化铁(Ferumoxytol)、羧麦芽糖铁(ferric carboxymaltose)、异麦芽糖酐铁(iron isomaltoside)或右旋糖酐铁等。右旋糖酐铁发生过敏反应的风险为稍微高些,过敏反应发生率为 0.6%~0.7%,因此很多医师宁愿选择其他铁剂。在血液透析液(如柠檬酸焦磷酸铁)中加入铁可减少透析过程中的铁丢失,因此,这种方式也可为铁缺乏的患者提供铁的补充。若出现铁过载(很少见)可通过单纯减少吸收来治疗,或通过使用去铁胺治疗,或在注射促红细胞生成素的同时反复放血来治疗。

## 铝

对于 CKD 5 期的患者或接受 MHD 的患者来说,其体内铝的增加曾被认为是进展性痴呆综合征(尤其是接受 MHD 的患者)、骨软化、上肢肌肉无力、免疫功能受损、贫血等的原因之一。尽管透析液的铝污染之前曾被认为是铝中毒的主要原因，但目前的水处理方法可完全将透析液中的所有铝去除。相反，含铝的磷结合剂的吸收可能是目前铝过量的一个主要原因，当然，现在使用含铝的结合剂时比较保守，除非必要否则很少使用。接受 MHD 或 CPD 的患者机体内增加的铁或铝负荷及铁中毒、铝中毒情况，可通过单纯给予去铁或铝的饮食或通过输注去铁胺（一种可被透析清除的二价阳离子螯合剂）来减轻。在使用去铁胺时应非常小心，因为去铁胺可促进铁丢失，同时会引起一些严重的感染，尤其是霉菌感染。

## 锌

在慢性肾衰竭（chronic kidney failure，CKF）患者中，尽管大部分组织内的锌含量在正常范围，但有报道指出在血清和毛发中的锌水平是降低的，而红细胞内锌含量是增加的。一些报道指出，在给予 CKD 和 MHD 患者锌补充剂后可改善味觉障碍（摄食较差）导致的外周神经传导速度减低、异常的血清胆固醇水平、低的精子数量、受损的性功能和辅助/抑制 T 细胞（CD4/CD8）比例等情况。但并没有其他研究证实这些发现。非 CKD 人群锌缺乏的主要表现为出现博氏线（Beau lines）（在指甲上出现横沟）、指甲白色斑点、甲沟炎、儿童出现生长发育障碍。肠道对锌的吸收不受给予 1,25-二羟维生素 $D_3$ 的影响。

对于 CKF 患者、终末期肾病患者（ESKD），尤其是接受 MHD 的患者，锌的膳食需要量目前仍不清楚。非透析的 CKD 患者，尿锌的排泄分数是增加的。但随着肾小球的滤过率（GFR）下降，尿锌的排泄是下降的。由于粪便中可丢失部分锌增加，这使得膳食锌的量增加乃至超过其每日允许的推荐膳食营养素供给量（RDA）。锌的需要量估计比较复杂是因为很多 CKD 患者、进行 MHD 和 CPD 的患者的膳食锌摄入量低于健康成人的 RDA（如通常女性为 8mg/d，男性为 11mg/d）。CKD 和 MHD 患者的锌摄入水平可能必须同时保证安全及患者能消化吸收。在某些复合维生素制剂中含有锌。如果采用锌的补充剂使血清锌达到了正常水平，则需谨慎监测血清锌的水平。在 MHD 患者中膳食锌补充剂和血清锌之间的关系似乎存在差异。

## 硒

硒对于硒依赖的谷胱甘肽过氧化物酶是必需的,其参与防御组织的氧化应激损害,对于肾衰竭的患者来说是一个非常重要的议题。硒大量结合蛋白,其结合含硫氨基酸形成硒代蛋氨酸和硒代半胱氨酸。一般来说,透析患者和 CKF 患者的血浆和血清中硒处于低水平,而 ESKD 患者的红细胞内硒水平则与之相反。硒的胃肠道吸收受损和透析过程中的硒丢失是导致硒低水平的主要原因。生活在高硒水平土壤地区的患者倾向于具有较高的血清硒水平。从 MHD 改为血液透析滤过方式似乎并不能降低血清硒(或锌)水平。

低硒水平可导致 MHD 患者的血浆谷胱甘肽还原酶活性的降低。但这些异常是否导致 CKD 和/或 MHD 或 CPD 患者出现临床异常表现仍然未知。成人无 CKD 人群硒缺乏可导致一种心肌病——克山病。有意思的是,在 MHD 患者中,有心肌病的患者血浆硒水平、血小板硒水平和谷胱甘肽过氧化物酶活性要低于无心肌病者。MHD 患者的低硒水平与红细胞和血小板的半衰期下降以及甲状腺状态的改变有关。在 CKD 或 ESKD 患者中,还不能鉴别硒缺乏和中毒综合征,因此并不推荐常规补充硒。

## 铜

研究认为多数 CKD 患者和 MHD 患者的血清铜和血浆铜蓝蛋白为正常水平(尽管炎症时铜蓝蛋白会升高,因为其为急性相反应蛋白)。高的铜/锌比曾被认为与 CPD 患者低的身体质量指数、血清白蛋白、血清肌酐有关,同时也是患者存在氧化应激、炎症和免疫功能受损的证据之一。铜缺乏在 CKD 或 MHD 患者中很少见或几乎没有,除非存在肠疾病或全肠外营养中没有添加铜。

## 其他微量元素

表 16.2 中列举了 CKD 或透析患者其他微量元素在血浆或组织中的变化。很明显,有关 CKD 或 MHD 患者这些微量元素的临床缺乏或过量的证据有限,也并不常见。

# 维生素

## 概述

CKF患者,尤其是接受MHD的患者如果没有补充维生素制剂可能有很大概率出现维生素缺乏。表16.1列举了慢性肾衰竭患者常见的已明确的维生素异常情况。引起维生素缺乏的原因如下:

1. 由于肾疾病导致的1,25-二羟维生素$D_3$生成受损。

2. 在非透析的CKF、MHD、CPD患者中常见以下各种原因导致维生素的摄入减少:厌食,摄食减少,CKD和MHD患者通常合并其他疾病也会导致摄食受损,以及许多富含水溶性维生素的食物由于其蛋白含量和钾含量较高,会增加这些患者的蛋白质和钾负担从而受到限制。例如,某些患者出现维生素$B_1$水平低,而进行低蛋白饮食治疗的CKD患者则更容易出现维生素$B_1$和维生素$B_6$水平低。

3. CKF患者出现某些维生素的吸收、代谢或活性的改变。动物研究显示,CKF时肠道对维生素$B_1$、叶酸的运输和核黄素、叶酸、维生素$D_3$的吸收受损。此外,CKF患者中,叶酸和维生素$B_6$的代谢出现异常。

4. 某些药物会干扰肠道对维生素的吸收、代谢或作用。如在体外,盐酸塞维拉姆可吸附维生素C、维生素K和叶酸,会少量吸附维生素$B_6$,但不会吸附维生素$B_{12}$。

5. 水溶性维生素可被透析清除,高流量/高效率的血液透析过程可大量的清除这些水溶性维生素。MHD每周>15h与每周≤15h相比,前者与更低的血液维生素$B_1$和维生素C水平以及更高的盐酸吡哆醇(维生素$B_6$)有关,而维生素$B_{12}$或叶酸水平无差异。每周进行短期或更长时间透析剂量的MHD患者尽管分别有31%和46%补充了多种维生素,但仍可观察到以上结果。

在有关维生素缺乏的研究中,也曾观察了1,25二羟维生素$D_3$、叶酸、维生素$B_6$(吡哆醇)、维生素C等的缺乏情况,并在某些小范围内,观察了一些其他水溶性维生素的缺乏情况。因为事实上部分CKD 4期或CKD 5期的患者,尤其是进行CPD或MHD的患者,已经通过实验室检查发现了一种或多种维生素缺乏的证据,这些患者会被推荐除经食物提供这些维生素外,还需额外给予多种维生素补充剂(表16.4)。一个回顾性的透析结局和实践模式的研究分析提示接受了多种维生素补充的MHD患者具有更低的校正死亡率。

**表 16.4**　慢性肾脏病患者和进行维持性血液透析或慢性腹膜透析患者的推荐每日维生素补充量[*],[†]

| 维生素 | RDA[‡] | CKD 3~5 期[§] | 维持性血液透析 | 慢性腹膜透析 |
|---|---|---|---|---|
| 维生素 $B_1$（mg/d） | 男性 1.2，女性 1.1 | 1.2 | 1.2 | 1.2 |
| 维生素 $B_2$（mg/d） | 男性 1.3，女性 1.1 | 1.3 | 1.3 | 1.3 |
| 泛酸（AI[‡]，mg/d） | 5 | 5 | 5 | 5 |
| 烟酸（mg/d） | 男性 16，女性 14 | 16 | 16 | 16 |
| 盐酸吡哆醇（mg/d）[‖] | 19~50 岁：1.3（不分男女）>51 岁：男性 1.7，女性 1.5 | 5 | 10 | 10 |
| 维生素 $B_{12}$（μg/d） | 2.4 | 2.4 | 2.4 | 2.4 |
| 维生素 C[¶]（mg/d） | 男性 90，女性 75 | 70 | 70 | 70 |
| 叶酸（mg/d） | 0.4 | 1 | 1 | 1 |
| 维生素 A（μgRAE[‡]/d） | 男性 900，女性 750 | 无需额外添加 | 无需额外添加 | 无需额外添加 |
| 维生素 D（胆钙化醇）（IU/d） | 19~70 岁：600，>70 岁：800 | 见正文 | 见正文 | 见正文 |
| 维生素 E（mg/d） | 15 | 15 | 15 | 15 |
| 维生素 K（μg/d） | 男性 120（AI[‡]），女性 90（AI[‡]） | 无 | 无 | 无 |

[*] 这些推荐剂量为除患者每日饮食摄入的维生素剂量外的额外补充量。

[†] 推荐的每日维生素补充剂量是基于健康成人每日推荐剂量建立的。因为健康成人的 RDA 在性别、年龄不同的人群而各异，故选择了非妊娠、非哺乳人群的最高推荐摄入水平。例外情况为：当有明显证据显示 CKD 患者或接受维持性血液透析患者的维生素需要量增加时或给予维生素后耐受性较低时。

[‡] 来自国家医学研究所食物和营养委员会为非孕妇、非哺乳成人的缩写：AI，适宜摄入量；RAE，视黄酸当量；RDA，推荐膳食营养素供给量。

[§] CKD：慢性肾脏病未接受透析治疗者。

[‖] 10mg 盐酸吡哆醇相当于 8.21mg 游离吡哆醇。

[¶] 维生素 C 平均需要量：健康男性 75mg/d，健康女性 60mg/d。

## 维生素 B₁(硫胺素)

有报道指出,在未补充维生素制剂的 MHD 患者中发现其血浆或红细胞内硫胺素水平降低(并不是每一个研究都支持这种补充需求)。但当进行 MHD 的患者中出现痴呆或脚气性心脏病等综合征时,通过大量补充硫胺素可使这些情况得以明显改善。这两种综合征均可独立引起 ESKD。尽管如此,为避免在晚期 CKD 患者中出现硫胺素缺乏,我们推荐所有 CKD 3b 期、4期、5 期,以及肾病综合征、MHD、CPD 患者进行多种维生素补充(表 16.4)。

## 维生素 B₆(盐酸吡哆醇)

很多研究发现在没有补充维生素 B₆ 的晚期 CKD、MHD 或 CPD 的患者中,血浆、红细胞中低维生素 B₆ 浓度或红细胞转氨酶活性的改变情况并非不常见。这种情况在补充维生素 B₆ 后可得以改善。某些研究提示尿毒症患者血清中可能存在维生素 B₆ 的抑制剂,而透析可清除该物质。维生素 B₆ 的缺乏可损害免疫功能,MHD 患者应补充维生素 B₆ 可改善包括白细胞中的淋巴母细胞形成在内的几个免疫功能测量指标。

肾衰竭患者的血浆草酸水平会升高,这种升高的大部分原因为尿排泄受损。然而,大剂量的维生素 C(抗坏血酸)——一种草酸盐的前体——能增加草酸的生成(见下文)。乙醛酸,也是一种草酸的代谢前体,也可通过转氨基作用形成甘氨酸,而该反应需要维生素 B₆ 的催化作用。在大鼠的肾功能不全实验模型和健康成人中也发现维生素 B₆ 缺乏者的尿中草酸排泄会增加。在 CKD 患者中,给予大剂量的维生素 B₆ 可降低血浆草酸水平,但不能降到正常水平。给予大剂量的吡哆胺(维生素 B₆ 的三种形式之一)曾用来降低糖尿病肾病患者血清中的晚期糖基化产物。一个初步研究报告指出,给予吡哆胺可降低患者血清肌酐的上升速率。

此外,对于临床症状稳定的 CKD 5 期患者,给予 5mg 的维生素 B₆ 似乎可使红细胞内的红细胞谷氨酸-丙酮酸转氨酶活性指数维持正常,而给予 10mg 的维生素 B₆ 则可使稳定的 MHD 患者和非透析的晚期 CKD 并发重复感染(superimposed infections)的患者的上述转氨酶活性指数达到正常。

在晚期 CKD、MD、CPD、肾移植者中给予大剂量的叶酸和/或维生素 B₆(有时联合维生素 B₁₂)治疗血浆高同型半胱氨酸水平,目前已是很常见。在普通人群中,血浆高同型半胱氨酸是不良心血管事件的一个危险因子。在 MHD 患者中,血浆高同型半胱氨酸水平与不良预后之间的关系仍不明了。MHD 患者的血浆同型半胱氨酸的水平通常超过正常上限的 1.5～2.0 倍。在普通人群和 CKD 或 MHD 患者中进行的临床实验(如退伍军人 HOST 研究)中,给予叶酸、维生素 $B_6$ 和维生素 $B_{12}$ 补充的治疗组,即使其血浆或血清同型半胱氨酸水平下降或常常达到正常,也并没有显示出相对于安慰剂组更好的生存获益。治疗组显示血清同型半胱氨酸水平的明显下降,但并没有显示出心血管或总死亡率的下降。在普通人群的临床实验中,大剂量维生素治疗高同型半胱氨酸血症的不良反应也偶尔会出现。因此,使用大剂量维生素 $B_6$、叶酸和/或维生素 $B_{12}$ 不再常规推荐用来治疗高同型半胱氨酸血症。其他研究显示给予糖尿病 CKD 患者补充这三种维生素与更快的 GFR 下降和合并出现心血管不良事件和全因死亡率的发生增加有关。

## 维生素 C

在 MHD 患者中,大量的维生素 C 可丢失在透析液中。因此,在未补充维生素 C 的 MHD 患者中可表现血浆和白细胞内的低维生素 C 水平。有研究者曾在进行 MHD 的部分患者中发现,极低血浆维生素 C 水平者可出现轻度维生素 C 缺乏病的临床体征。给予维生素 C 口服或加入透析液中可防止透析过程中出现的维生素 C 负平衡。在 MHD 患者中给予口服维生素 C 可增强肠道对铁的吸收。维生素 C 可促进铁从储存铁、铁蛋白中释放,增加转铁蛋白饱和度和血红蛋白水平,减少促红细胞生成素的需要量。尽管不是很肯定,但有证据显示维生素 C 可降低氧化应激反应,同时也能减少不宁腿综合征的发生。大剂量的维生素 C(如 500mg/d)可增加血浆或尿液草酸,在肾功能存在的情况下,由于草酸是不可溶性的,因此可能会导致 CKD 的进展加快。因而,我们在 CKF 和进行 MD 的患者中仅推荐给予 70mg/d 的维生素 C 补充,这个值稍低于 RDA(女性 75mg/d,男性 90mg/d)(表 16.4)。

## 叶酸

曾有报道指出,某些未补充叶酸的 MHD 患者的血叶酸浓度下降。此外,有几个研究发现在这些患者中出现了高分化分叶核的白细胞,而这种异常在给予叶酸补充后可明显降低。同时还发现当 MHD 患者给予叶酸补充后可升高网织红细胞计数和血细胞比容。我们曾观察到,在给予每日补充叶酸 1.0mg 的所有 MHD 患者中,血清叶酸水平均维持在正常水平。当 CKD 4 或 CKD 5 期患者开始接受促红细胞生成素治疗和血红蛋白水平大幅上升时,其膳食叶酸的需要量是增加的。叶酸也可改善异常的血管内皮细胞功能,后者是 ESKD 患者的动脉硬化的一个风险因子。有报道认为,亚叶酸可改善 ESKD 患者前臂内皮依赖的血管舒张功能。有研究提示,给予每日 0.8mg 叶酸联合依那普利 10mg 可延缓 CKD 的进展。

## 烟酸(烟酰胺,尼克酸)

有报道发现,某些进行 MHD 的患者的血浆烟酸水平(如尼克酸)较低,但该结论并没有被其他关于给予这些患者每日 7.5mg 烟酸补充后的研究所证实。烟酰胺是烟酸的一种代谢产物,口服大剂量的烟酰胺(每日 500~1 500mg)可通过抑制肠道刷状源上的 $Na/Pi \, IIb$ 型协同转运蛋白减少肠道对磷的吸收从而降低血清磷水平。在肾功能不全的患者中,大剂量的烟酰胺也可通过抑制肾小管的重吸收从而增加尿磷的排泄来减少机体磷的负担。临床上应用烟酰胺来预防或治疗 CKD 患者高磷血症的情况正在逐步增加。烟酸(尼克酸)在普通人群中曾被推荐用来降低血清低密度脂蛋白胆固醇(LDL)和甘油三酯,以及升高血清高密度脂蛋白胆固醇。烟酸的不良反应包括脸红、烟酰胺导致的血小板减少和肝毒性。

## 维生素 $B_{12}$

CKD 患者中维生素 $B_{12}$ 缺乏不常见,因为该维生素的日需要量(健康非妊娠、非哺乳者为 $2.4\mu g/d$)非常小。此外,机体对该维生素的储备量也非常大,同时由于维生素 $B_{12}$ 与蛋白结合,因此在透析过程中很少被透析所清除。既往研究报道发现,60 名进行 MHD 的患者中有 19 名患者出现低血清维生素 $B_{12}$ 浓度,血清维生素 $B_{12}$ 的浓度在透析数月后迅速下降。更有趣的是,血清维生素 $B_{12}$ 的水平与神经传导速度直接相关,在服用大量维生素 $B_{12}$ 后可明显改善神经传导速度。在少量研究中发现患者接受维生素 $B_{12}$ 注射后可改善其血细胞比容。目前认识到很重要的一点是,进行透析的患者的平均年龄与那些容易出现恶性贫血的人群年龄相似。

## 其他水溶性维生素

在 MHD 患者中,除核黄素、硫胺素、泛酸、生物素等水溶性维生素的血浆浓度通常在透析过程中不下降外,还可能于这些维生素不从尿液中排泄而弥补了其在血液透析液或腹膜透析液中的丢失有关。

## 脂溶性维生素

### 维生素 A

在 CKF 患者中血清视黄醇结合蛋白和维生素 A 的水平是增加的。有报道发现,尽管给予很少量如 7 500～15 000IU/d(约 1 500～3 000μg 或视黄醇当量/d)剂量的维生素 A 补充,在某些个体中可出现骨毒性和高钙血症。

### 维生素 D

维生素 D 在第 5 章中已有论述。

### 维生素 E

在 CKD 或 MHD 患者中,血浆或红细胞维生素 E($\alpha$-生育酚)的浓度为正常、降低、升高均有报道。维生素 E 缺乏可引起组织的氧化应激损伤。一个荟萃分析研究提示,使用维生素 E 包埋的透析器进行血液透析可降低患者血清氧化产物和促炎症细胞因子水平如硫代巴比妥酸反应物、氧化型 LDL、C 反应蛋白和白细胞介素 6,但总的抗氧化状态或超氧化物歧化酶的水平并没有改变。另一个荟萃分析研究发现,使用维生素 E 包埋的透析器进行透析可能降低促红细胞生成素抵抗。在一个关于 ESRD 患者中使用抗氧化剂进行心血管疾病的二级预防的安慰剂-对照试验(Secondary Prevention with Antioxidants of Cardiovascular Disease in Endstage Renal Disease,SPACE)研究中发现,给予 MHD 患者每日 800IU $\alpha$-生育酚可明显降低心血管不良事件增加的风险。在普通人群中进行的前瞻性随机对照实验提示补充维生素 E、维生素 C、$\beta$ 胡萝卜素或结合所有这些维生素并没有明显减轻总的心血管事件或癌症的发生。事实上,在对心血管疾病高危患者进行的心脏预后预防评估(Heart and Outcomes Prevention Evaluation,HOPE)和心脏预后预防评估后续结局试验(HOPE-The Ongoing Outcomes,HOPE-TOO)中发现,尽管这些患者中大部分没有 CKD,但长期给予中等剂量的维生素 E(400IU)与心力衰竭和因为心力衰竭而住院的风险增加有关。在该研究的二次研究中发现,那些有轻度至中度 CKD 的患者中,给予每日维生素 E 400IU 并没有减轻其心血管事件的发生率。这种为什么会出现在晚期 CKD 患者(和 MHD 患者)与普通人群中补充维生素 E 的效应差异的原因仍未知。但提示对有重度氧化应激的 CKD 患者给予维生素 E 治疗可能获益。

**维生素 K**

膳食中最常见的维生素 K 的来源为维生素 $K_1$(叶绿醌)。当然,维生素 $K_2$(甲萘醌)也存在于食物中。维生素 K 是 γ-谷氨酰羧化酶(γ-glutamyl carboxylase)的一个辅酶,后者可激活一系列维生素 K 依赖的蛋白来抑制血管钙化[如基质 γ-羧基谷氨酸蛋白(matrix Gla-protein)]和维持骨骼健康(骨钙素)。这一过程的激活包括这些蛋白的羧化作用。维生素 K 可激活这些蛋白,至少部分是通过羧化作用来实现,这一过程中也包含了与凝血过程相关的蛋白质。维生素 K 也有可能还参与其他正常生物过程。在 CKD 和进行血液透析的患者中,通过常规检测血液凝固过程的完整性来测量维生素 K 的状况时会发现维生素 K 缺乏并不常见,除非患者用维生素 K 作为抗凝药物的拮抗剂。然而,在 CKD 和进行透析治疗的患者中,血液高浓度的非羧化和去磷酸化基质 γ-羧基谷氨酸蛋白水平可通过维生素 K 的补充得到降低,这提示在这些个体中维生素 K 的缺乏还是比较常见的。在那些没有进食含维生素 K 的食物或接受抗生素治疗导致肠道细菌抑制的 CKD 患者中维生素 K 缺乏的风险是增加的。对于 CKD 或 ESKD 患者日常膳食维生素 K 的补充剂量尚未有良好的建议。美国国家医学研究所建议的膳食营养素参考摄入量推荐维生素 K 的适宜摄入量为正常男性 120μg/d、女性 90μg/d。然而,正常健康成人的维生素 K 推荐摄入量由不同研究机构给出的推荐值差异巨大。目前,有一些在透析患者中给予维生素 K 补充观察是否可降低血管钙化(通常指血管或心脏瓣膜)速率的临床试验正在进行中。由于有些研究证据提示,CKD 患者的维生素 K 缺乏是有害的,因此研究者建议那些需接受抗凝药物治疗的 CKD 3 期或 CKD 4 期患者应使用不抑制维生素 K 活性的新型抗凝剂[如达比加群(dabigatran)、利伐沙班(rivaroxaba)、阿哌沙班(apixaban)]。这些新型抗凝剂似乎与华法林一样有效且安全。对于透析患者新型抗凝剂使用的建议目前仍没有更多的经验。

# 有必要进行常规维生素补充吗?

某些调查研究发现,进行 MHD 的患者数月未接受维生素补充也没有出现水溶性缺乏的症状。这些研究结果提示接受维持性透析的患者不应常规补充维生素。这一结论得到以下证据支持,在 MHD 患者中,即使至少 1 年没有给予维生素补充剂,这些患者的血浆或红细胞维生素仍可维持在正常水平。诚然,该研究中有几个患者的水溶性维生素水平已降至正常水平低限。

在进行 CPD 的患者中,膳食中摄入的几种维生素包括维生素 A、维生素 C、维生素 $B_1$(硫胺素)、维生素 $B_6$、维生素 $B_{12}$ 和烟酰胺常常低于健康人的 RDA。未接受维生素补充的进行 CPD 的患者中,可出现血浆中低或正常叶酸、低维生素 $B_1$、低维生素 $B_6$ 和低维生素 C 水平的高发生率。有报道发现,CPD 患者血浆低维生素 E 水平的发生率为 13%,而其他人发现血浆维生素 E 水平是上升的。

总之,在肾衰竭患者中某些维生素的低摄入水平是常见的,同时有很多报道发现这些低维生素摄入水平的患者当中大部分会出现维生素缺乏的证据。由于补充水溶性维生素是相对安全的,作者认为常规推荐补充这些维生素是明智的,除非以上出现的问题完全得到解决。那么,还差点什么? 肾衰竭患者的大多数维生素的需要量还没有确定。除了食物中的维生素外,加上每日补充的维生素可防止或纠正维生素的缺乏:盐酸吡哆醇,CKD 3~5 期非透析患者 5mg/d,MHD 和 CPD 患者 10mg/d;叶酸 1mg/d;对于其他所有水溶性维生素,作者推荐参照非妊娠、非哺乳期健康成人的 RDA 标准。由于 RDA 考虑了成人的性别和年龄差异,因此应选择非妊娠、非哺乳期健康成人的最高推荐水平。基于在治疗高同型半胱氨酸血症的 CKD 和 MHD 患者中令人失望的结果,不推荐使用大剂量的维生素 $B_6$、维生素 $B_{12}$ 和叶酸。当然,这种建议并不适用于遗传性高同型半胱氨酸血症的个体,因为这种原因导致的严重血浆高同型半胱氨酸水平是可以在补充维生素后得到治疗的。

因为维生素 C 可代谢为草酸盐,故维生素 C 的补充剂量可能应为 70mg/d,这一剂量略低于 RDA(女性 75mg/d,男性 90mg/d)。大量的口服或静脉补充维生素 C 可增加血浆草酸盐水平,同时增加其在肾衰竭患者组织中沉积的风险。因为草酸盐是高度不溶的,且高血浆草酸盐浓度可导致其在肾中的沉淀,故可能会导致非透析的肾功能不全患者的肾功能进一步损害。

因为维生素 A 的血清浓度本身就是升高的,即使很少量的补充,也可能增加维生素 A 中毒的风险,故不推荐补充。尽管某些研究提示在 MHD 患者中补充维生素 E 是有益的,但是否一定要补充维生素 E 仍然未定。事实上,已有报道提示在普通人群中补充维生素 E 出现了负面或不良结果。额外补充维生素 K 也并不必要,除非患者不能进食并且正在接受的抗生素治疗会抑制肠道细菌合成维生素 K。维生素 D 摄入量的推荐见第 5 章。

(谭荣韶 译　刘岩 审)

## 推荐阅读

Boaz M, Smetana S, Weinstein T, et al. Secondary prevention with antioxidants of cardiovascular disease in endstage renal disease (SPACE): randomised placebo-controlled trial. *Lancet* 2000;356:1213–1238.

Boelaert JR, de Locht M, Van Cutsem J, et al. Mucormycosis during deferoxamine therapy as a siderophore-mediated infection—in vitro and in vivo animal studies. *J Clin Invest* 1993;91:1979.

Bovio G, Piazza V, Ronchi A, et al. Trace element levels in adult patients with proteinuria. *Minerva Gastroenterol Dietol* 2007;53:329–336.

Chazot C, Kopple JD. Vitamin metabolism and requirements in renal disease and renal failure. In: Kopple JD, Massry S, Kalantar-Zadeh K, eds. *Nutritional Management of Renal Disease*. 3rd ed. New York: Elsevier Inc; 2013:339–349.

Huang J, Yi B, Li AM, et al. Effects of vitamin E-coated dialysis membranes on anemia, nutrition and dyslipidemia status in hemodialysis patients: a meta-analysis. *Ren Fail* 2015;37:398–407.

Jamison RL, Hartigan P, Kaufman JS, et al; Veterans Affairs Site Investigators. Effect of homocysteine lowering on mortality and vascular disease in advanced chronic kidney disease and end-stage renal disease: a randomized controlled trial. *JAMA* 2007;298:1163–1170.

Kopple JD, Mercurio K, Blumenkrantz MJ, et al. Daily requirement for pyridoxine supplements in chronic renal failure. *Kidney Int* 1981;19:694–704.

Nanayakkara PW, van Guldener C, ter Wee PM, et al. Effect of a treatment strategy consisting of pravastatin, vitamin E, and homocysteine lowering on carotid intima-media thickness, endothelial function, and renal function in patients with mild to moderate chronic kidney disease: results from the Anti-Oxidant Therapy in Chronic Renal Insufficiency (ATIC) Study. *Arch Int Med* 2007;167:1262–1270.

Swaminathan S. Trace elements, toxic metals, and metalloids in kidney disease. In: Kopple JD, Massry S, Kalantar-Zadeh K, eds. *Nutritional Management of Renal Disease*. 3rd ed. New York: Elsevier Inc; 2013:351–382.

Tonelli M, Wiebe N, Hemmelgarn B, et al. Trace elements in hemodialysis patients: a systematic review and meta-analysis. *BMC Med* 2009;7:25.

Westenfeld R, Krueger T, Schlieper G, et al. Effect of vitamin $K_2$ supplementation on functional vitamin K deficiency in hemodialysis patients: a randomized trial. *Am J Kidney Dis* 2012;59:186–195.

Yang SK, Xiao L, Xu B, et al. Effects of vitamin E-coated dialyzer on oxidative stress and inflammation status in hemodialysis patients: a systematic review and meta-analysis. *Ren Fail* 2014;36:722–731.

# 第 17 章

## 高血压或肾脏病患者的食盐摄入

Michael S. Lipkowitz，Christopher S. Wilcox

人类的基因通过选择以使我们能适应炎热干燥、多汗气候的非洲大陆，以及适应低膳食盐摄入量。目前，生活在非洲农村地区的人们血压水平低下，直到他们迁移到城市环境，随着盐摄入的增多，他们高血压发病率也随之增加。这些观察研究表明，鉴于对盐的贪欲和利于盐保留的肾脏机制，我们的身体倾向于保留盐而不是清除盐。全世界人类的最新基因分析也证实了这一假设，据报道许多基因的盐保留形式在盐摄入少、炎热的地区更为普遍，因为炎热更易促使盐的流失。尽管有着进化方面的适应和每日盐摄入的巨大差异，但是大多数健康人群仍保持着细胞外液量变化小于 1L（1kg 体重），血压的变化小于 10%。这部分人被称为"盐耐受"，包括大多数健康的青少年和年轻人。然而也有少数人，面对盐摄入的突然增加，无法保持正常的低的血压，他们被称为"盐敏感"。盐敏感先于高血压，它是一种心血管危险因素，使高血压的治疗更加复杂化。此外，它还可能导致慢性肾脏病（chronic kidney disease，CKD）患者肾功能的进行性丧失，蛋白尿加重，并减少肾病用药的抗尿蛋白效应。因此，膳食盐摄入量的评估和管理是高血压、肾脏病和心血管病患者治疗的重要组成部分。有些医师错误地认为，在如今利尿剂时代不需要再关注膳食中盐的摄入量。本章将概述论点——这些论点有更全面的膳食盐摄入的评估细则而不是依赖现在的习惯，并将提供适当管理的目标和步骤。

大多数钠以盐（sodium chloride，NaCl）的形式被人体摄取。盐敏感的受试者摄入盐增多，血压也随之增加，若给予等效的钠与另一种阴离子，血压则不会升高。具体来说，摄入碳酸氢钠通常不会升高血压。然而，摄入的盐通常定量为钠，每日摄入 100mmol 的氯化钠等同于 5.8g 盐或 2.3g 钠。

## 膳食盐摄入的流行病学

在现代西方社会中，每日钠摄入量差异很大，一般在 80～250mmol。一项跨国 INTERSALT 研究得出结论，一个国家人口的血压平均水平随着盐摄入量的增加而增加，因为高血压是心血管疾病的主要原因，心血管疾病又是导致死亡的主要原因，人口血压的任何增加都应值得关注。

世界卫生组织和美国高血压预防、检查、评估、治疗联合会都推荐，高血压前期或高血压患者应减少膳食盐的摄入量。然而不幸的是，美国的食物和饮料公司（例如 Salt Institute）曾宣传膳食高盐摄入，而且非常成功。在 20 世纪 80 年代之前，美国食品盐的销量和高血压患病率持续递减，但在那之后，盐的销量增加了90%，伴随而来的是经年龄调整后美国人高血压患病率的增加。盐摄入量与高血压之间的关系因人而异，这掩盖了膳食盐对血压和心血管疾病的整体影响，使限盐饮食的公共卫生问题更加复杂化。

## 盐敏感性评估

盐敏感性定义为膳食盐摄入量从低到高时，血压也随之增加10%以上。盐敏感个体约占年轻成年人的 30%。用于评估盐敏感性的简要方案已经出台：首先根据给出的饮食推荐，每日摄入150mmol 钠，持续 3 日；之后的第一日，4h 内静脉给予 0.9%生理盐水 2L 以提高盐的摄入量；第二日，接受每日 10mmol 的限盐饮食和口服三次 40mg 的呋塞米。在高盐和低盐干预结束时比较两者血压变化。这个简要的方案可以用于定义对盐敏感和盐耐受的个体。然而，盐诱导的血压有一个正常分布，因此，对盐耐受和盐敏感的区分都是随机的。

不幸的是，该方案对于常规临床来说使用起来太麻烦。非洲裔美国人中盐敏感个体的比例远远高于高加索人，这与其血浆肾素活性低有关，血浆肾素活性随着年龄的增长而增加，并且随着肾功能的下降而显著增加。高血压患者的盐敏感性高于正常血压患者。因此，老年人或非洲裔美国人的高血压患者，特别是那些合并 CKD 的高血压患者，可以合理地假设他们是对盐敏感的。在实践中，限盐和噻嗪类利尿剂治疗可以使血压有较大的下降，盐敏感性也随之显现出来。

## 盐摄入、血压和慢性肾脏病

随着肾功能的衰退,盐敏感度呈指数倍增加。由于患者接近终末期肾病,绝大多数是盐敏感性的。但有些例外,如患有原发性肾小管间质疾病的患者通常不保留 NaCl 且血压正常。

因为血压水平决定了肾脏病的进展,特别是 24h 蛋白排泄超过 1~3g 的患者,注意膳食盐的摄入和正确使用利尿剂对合并蛋白尿肾病患者高血压的治疗至关重要。膳食高盐增加了蛋白尿肾病患者的尿蛋白,这些似乎可以促进 CKD 潜在的进展,防止血管紧张素转换酶抑制剂(ACEI)的抗蛋白尿作用。因此,限制膳食盐和正确使用利尿剂是绝大多数合并 CKD 患者高血压管理的重要组成部分。确实,因为适当的血压管理(目标值比正常血压者更低)是进展性肾病蛋白尿控制所需要的,控制盐摄入量和适当的使用利尿剂应该是这些患者初期临床管理的一部分。盐的摄入决定了血压水平,血压不仅决定 CKD 的进展,还决定高风险人群心血管事件发展的速度和严重程度。

除了临床血压,血压的昼夜变化,尤其血压正常的夜间下降,对预后极其重要。因此,非血压下降的状态增加了心血管疾病风险。CKD 患者的血压趋于在夜间稳定甚至上升而不是下降。最新数据显示,盐敏感性和高盐摄入和夜间不下降状态有关联,可以通过限盐来恢复血压的正常夜间下降状态。

## 盐摄入和心血管疾病

目前的估计表明,美国的膳食盐含量很高,比例达到卒中的 15% 和冠状动脉疾病的 8%。在芬兰等国家的国家计划中减少盐摄入量已经有效,在年龄小于 65 岁人群中限盐使卒中和冠心病死亡率降低 70% 以上。

## 病理生理

### 膳食盐变化的正常反应

一个健康的人,如果他的日常食用盐摄入量突然由低水平(例如 20mmol)升高至高水平(例如 200mmol),需 2~3 日内才能达到膳食盐的平衡。在这个非平衡时间内,虽然肾钠排泄量在增加,但仍低于钠的摄入量,正平衡约 150mmol 氯化钠,相对应的体重增加约 1kg。此后,高水平的盐摄入量匹配同等水平的氯化钠排泄(例如每日 200mmol)。这种动态平衡是通过肾血流动力学和肾小管功能、关键激素、交感神经系统和心血管功能的综合变化来实现的。

健康人群的膳食盐摄入量增加伴随着肾血流量的初始增加而肾小球滤过率（glomerular filtration rate, GFR）没有变化。滤过分数降低减少近端小管对氯化钠和液体的重吸收。因为血钠浓度或 GFR 增加很少或没有增加，肾钠排泄的增加与肾小管对氯化钠的重吸收减少有关。间接通过人体受试者锂的清除率的变化，可得知对应的肾单位的情况，因为其在近端小管中的重吸收几乎完全与钠平行。这些技术证明钠的重吸收在近端小管适度减少，伴有远端小管的大量减少。

在增加膳食盐摄入量的前 1~2 日内，血浆肾素活性、血清醛固酮浓度和血浆儿茶酚胺水平急剧下降。血浆心房利钠肽水平（atrial natriuretic peptide, ANP）随着中心静脉血容量和心房容积的增加而增加。因为血管紧张素 Ⅱ 和 α-肾上腺素活性能增强大部分肾单位的重吸收，而集合管的重吸收被醛固酮增强但被 ANP 减弱。这些神经激素的变化显示与膳食盐摄入量相关的肾小管氯化钠的重吸收出现了适当的改变。

因为肾钠和液体排泄的变化滞后于摄入量的变化，膳食盐的增加与细胞外和血浆体积的增加有关。确定的静脉回心血量增加了心输出量。在盐耐受的受试者中，这被外周阻力的减少所抵消，以致使血压变化很小。

盐敏感患者的类似研究记录了两个相关的异常情况。第一，大多数但并非所有研究都表明对盐敏感的患者在适应高盐饮食时保留稍高比例的氯化钠。因为给盐耐受正常的患者输注生理盐水导致血压升高很少或没有升高，这本身就不足以解释盐敏感个体的血压升高。第二个不同之处在于，虽然盐耐受受试者在盐负荷期间心输出量表现出早期上升，却没有外周阻力的减少，从而导致血压升高。盐敏感受试者肾清除氯化钠和外周阻力减少的缺陷原因目前仍知之甚少。

## 肾病患者的盐摄入与消除

CKD 患者对膳食高盐摄入量的反应存在一些差异。第一，大多数此类患者对盐敏感，因此膳食盐能增加血压。随着 GFR 的下降，盐平衡只能通过钠重吸收的平行减少来实现。这限制了肾小管的能力，即在盐摄入变化期间快速、有效地实现盐平衡的能力。因此，中度或晚期 CKD 患者无法在盐摄入变化期间迅速或有效地改变肾盐排泄。导致在高盐摄入期间更大的水钠潴留,尤其在肾小管间质疾病患者中,盐摄入量减少导致水钠的大量丢失。因此,对于晚期 CKD 患者,应慎重调整钠盐摄入量,这些患者必须慎重遵循。第二,与正常人群不同,CKD 患者通常会出现限盐时 GFR 降低,高盐时 GFR 增加。

重度蛋白尿和肾病综合征患者对高盐反应不佳。潜在的肾盐保留,连同低血浆渗透压,增加了体重和外周水肿。食用盐的增加加重了尿蛋白,并可消除 ACEI 的抗蛋白尿作用。因此,伴有重度蛋白尿 CKD 和肾病综合征患者饮食限盐尤为重要。血液浓缩的肾病患者水肿几乎完全归因于低血浆渗透压,这些受试者对限盐反应不佳。

# 利尿剂

## 盐摄入量对体液消耗和利尿剂的抗高血压作用

正常人类受试者研究显示,给予袢利尿剂每日 40mg 呋塞米显示钠排泄量急剧增加,最初导致钠和流体的负平衡。然而,由于袢利尿剂的持续时间短(4~6h),之后(18~20h)肾功能不再受利尿剂对肾脏的直接影响。在利尿后期,食用盐和液体可以充分保留以抵消利尿剂对肾脏的直接影响。每日高水平的膳食盐摄入研究(例如 300mmol)证明了这一点,利尿后肾钠潴留足以防止钠或液体任何负面损失超过 24h。相比之下,研究发现日常低水平膳食盐摄入(例如 20mmol)获得了负盐平衡,因为利尿剂引起的盐损失大于每日总摄入量。在饮食限盐期间,钠平衡通过减轻利尿药物的反应(耐受)来实现。

正常受试者的盐限制需要达 100~120mmol/d,以确保每日持续的体盐和液体流失。噻嗪类和远端保钾利尿剂一般比袢利尿剂具有更长的作用时间,每日一次利尿剂给药限制了肾脏能力的恢复。作为抗高血压药,可能的原因是与袢利尿剂相比,噻嗪类和远端利尿剂更有效。因此,需要一些膳食盐限制来确保负盐平衡,尤其是短效袢利尿剂的极端急性利尿作用。

所有抗高血压药(可能除钙通道阻滞剂外)在降低血压方面的效果较高膳食盐摄入量差。对于接受利尿剂和肾素-血管紧张素-醛固酮抑制药物的患者来说,膳食盐限制尤为重要。

尽管如此,耐药性高血压被定义为:尽管使用三种或更多种抗高血压药,其中包括利尿剂,血压仍持续高水平。几乎不可避免地,耐药性高血压可归因于不适当的持续高盐摄入量和利尿剂使用不足。

ACEI 和血管紧张素受体阻滞剂广泛地用于减少蛋白尿肾病患者的尿蛋白排泄。这种抗蛋白尿作用在高盐膳食期间会丧失,而在限盐时尿蛋白排泄量会下降。

这些观察研究得出结论,对于任何高血压或 CKD 以及重度蛋白尿患者来说,都应当评估和关注膳食盐摄入量。

## 膳食盐限制的目标

限盐目的是对抗盐敏感性高血压,增强降压药物的反应性,达到适当的血压水平,防止肾功能逐渐丧失,限制蛋白尿,以及降低心血管风险。达到这些所需的盐摄入目标因临床情况和潜在的严重程度而异。

正常血压人群尚未明确确定适合健康的理想的每日膳食钠摄入量,可能约为 150mmol。抗高血压治疗的第一步,也是目前唯一认可的步骤,限盐对于高血压前期患者来说是非药物治疗的一个关键组成部分。这些人群每日盐摄入量目标应为 100 ~ 120mmol。耐药的高血压患者,以及合并水肿,肾病综合征或重度蛋白尿患者需要更严格限盐。在实践中,通常选择每日 80mmol 钠的限盐标准。但是,能够达到较低的盐摄入量患者往往会使血压或尿蛋白排泄进一步降低。因此,鼓励那些愿意且能够遵守的人更严格地限盐,这需要详细监测,因为 CKD 患者随着盐摄入量的减少,GFR 起初并没有降低,在几周后 GFR 才开始下降。实际上,随着时间的推移,限盐能减缓 GFR 的丧失。这些目标还没有得到研究测试,目前尚未广泛地在临床试验中针对不同程度的限盐进行比较。来自观察性研究的数据有一些相互矛盾,其中一些显示出盐摄入与结果的线性关系,但另一些显示当钠摄入量的限制小于 100mmol 时没有看到益处,有些甚至暗示钠摄入量小于 100mmol 时有危害。

## 膳食盐摄入量评估

即使有熟练的营养师的帮助,也只能近似观察膳食盐的摄入,在很大程度上归因于食品制备过程中的盐,因食品制造商有很大差异。超过 95% 摄入体内的钠通常通过肾脏排出体外,收集 24h 尿液检测钠排泄是钠摄入量的最佳评估指标。应该指导患者如何进行 24h 尿液收集并告诫不要在收集前一周改变膳食盐摄入或给予利尿剂治疗。应根据测量结果评估肌酐排泄量,女性应为 14~22mg/kg，男性 20~25mg/kg（允许根据体型和肌肉质量调整）。发热、剧烈的有氧运动、腹泻，特别是有回肠造口术的人有明显的肾外钠损失。测量这些受试者的肾钠排泄不是准确评估钠盐摄入的方式。因为应每天餐食的变化，钠排泄的波动很大，尽管基于其收集的简单性，最近的许多研究已在使用某一时间点的尿液数据结果外推到将盐摄入量与肾脏及心血管结局相关联，但这种某一个时间点的尿液收集钠/肌酐比率并不能很好地预测膳食盐的摄入量。收集 24h 尿液也可用于评估肌酐的清除率、微量白蛋白或蛋白质排泄，以及其他的食物成分如钾和钙的排泄，这些也会影响血压。

在给予没有水肿的受试者利尿疗法的适应期间，最初体液流失导致大约 1kg 体重的减轻，1~3 日完成。但是，水肿患者在利尿剂治疗期间钠和液体负平衡可持续数日或数周。在使用利尿剂患者中，仅在其处于稳定状态时才可通过肾钠的排泄反映出其膳食食盐摄入量。因此，应为患者提供足够的时间来适应利尿剂治疗。他们的体重应该在稳定几日之后，再进行 24h 尿液收集。甚至对于高血压前期患者和大多数 CKD 患者也建议限制食用盐的摄入，特别是合并蛋白尿者。24h 尿液收集计算钠排泄是所有这些受试者的重要初始评估手段。如果钠排泄水平高于目标值，则应在提供饮食建议后约 1 个月重复评估以保证顺应性。用于钠排泄的 24h 尿液收集对耐药性高血压患者和那些积聚水肿的患者是很重要的，因为不恰当的盐摄入经常导致这些问题。

## 食物的盐含量

不幸的是，目前美国有超过 80% 的盐摄入是在食物售出前已经加入食物里的。因此，废除食盐并不能减少盐的摄入。目前有一些措施可以吸引商业食品供应商减少预制食物中的钠含量，但因为要满足不同的产品味道和保质期而遇到了阻力。在一些欧洲国家，类似的计划非常有效。目前，膳食盐摄入的减少需要改变食物摄入量和饮食习惯。在那些用新鲜食材制作食物并且可以在自己家里吃饭的家庭来说，膳食盐限是最有效的，这些人群应该能够减少盐摄入量达到推荐目标。低盐面粉和其他成分可以减少每日盐摄入量，比食用自制食品的受试者少于 50mmol。不幸的是，大多数人所吃的食物不是来自餐馆就是快餐店，或者是家庭加工或罐装食品，这些来源通常含有更高的膳食盐含量，但食品提供者不会明确承认。以这种方式吃饭的人群要限盐比较困难,因为这些食品的低盐版本甚至也可能含有很高的钠含量,他们可能需要营养学家的建议或阅读有关营养的小册子或书籍。

饮食限盐成功的关键因素是内科医师定期通过 24h 尿钠来评估食用盐的摄入量,当患者的盐排泄量没有下降达到目标水平时,鼓励他们改善或识别自己的盐摄入量问题。摄入过多食物的肥胖受试者几乎总是摄入过量的盐,这部分人群的盐限制是不可能成功的,除非作为减重计划的一部分与限制热量相配合。

通过规律有氧运动也可以适度减少身体的盐负荷,每日有氧运动 30min 是患者非药物治疗的重要组成部分,高血压也可能减少 CKD 的进展,尽管如此研究尚不多见。因此,饮食和运动应该一起考虑,并在患者的能力范围内适当调整运动。

习惯于高水平食用盐摄入量的受试者可能会经历盐渴望,因为他们要适应较低的盐摄入量。这个寻盐行为通常在 1~2 周后有改善,受试者变得适应新的盐摄入量。因此,关于低盐饮食的建议应包含对该受试者的警告:他可能会在最初的几周内有渴求盐的冲动,但这种感觉会随着时间有所改善。只要患者没有高钾血症或处于晚期 CKD 或并非含香辛料多的饮食,食用盐成分可以换成氯化钾。然而,大多数患者需要有关含盐量高的食物的建议,以便知晓哪些高盐食物必须避免或限制摄入。

美国国立卫生研究院资助的得舒饮食(DASH)建议的对照研究证明,在相对较短的几个月时间内,一种健康的饮食,如富含大量的水果、蔬菜、坚果,以及鱼和白肉等脱脂产品,但少含加工食品和红肉的饮食,可导致轻度高血压的受试者显著降低血压。这种 DASH 饮食是一个很好的基础健康饮食,但盐的摄入量不是很低。因此,可能需要结合严重高血压患者的限盐建议。研究表明,DASH 饮食和盐限制附带的效果是降血压作用。

## 膳食建议

膳食盐摄入的管理始于设定适当的血压目标、钠及钾摄入量(图 17.1)。血压的评估应先于饮食调整。最好通过家庭血压记录或 24h 动态血压记录来评估血压负荷,然后再给出饮食建议,可以包括有关 DASH 饮食建议,以及关于 DASH 饮食的参考资料或禁忌的高盐食物(表 17.1)。这个建议的有效性应该通过 24h 尿钠排泄来评估,可以结合肌酐清除和微量白蛋白的排泄评估。如果盐摄入量和血压均达到目标,定期门诊随访可以安排血压测量和定期 24h 尿钠排泄测量,以评估长期合规性。钠排泄不达标,特别是如果血压仍然升高,患者需要进一步的饮食建议和 1 个月后重复 24h 尿液收集。尿钠排泄若一直未达标,则患者需要定期随诊和营养咨询。

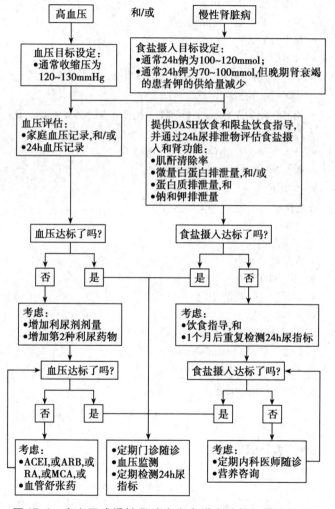

**图 17.1**　高血压或慢性肾脏病患者膳食盐摄入管理流程。ACEI,血管紧张素转换酶抑制剂;ARB,血管紧张素受体阻滞剂;DASH,得舒饮食(对抗高血压的饮食);MCA,盐皮质激素拮抗剂;RA,肾素拮抗剂

**表 17.1**　常见食物中盐的含量

**高盐食物:**

- 快餐食品,尤其是汉堡包、比萨、泰国菜及墨西哥菜
- 盐水橄榄*、咸味坚果*、薯片*
- 豆类罐头*、玉米罐头*
- 酸菜*、番茄酱*或番茄沙司*
- 花生酱
- 玉米脆片
- 面包*、薄脆饼干*、甜甜圈*、玛芬蛋糕、馅饼(派)、椒盐脆饼干*、司康饼*
- 奶酪(尤其是 Roquefort 干酪*、加工干酪*、Camembert 奶酪*)
- 培根*、火腿*、肉酱*、香肠*、腊肠*
- 腌制的、熏烤的或罐头装的鱼
- 沙丁鱼

**低盐食物:**

- 水果和果汁
- 蔬菜和沙拉
- 无盐坚果
- 谷物和面食
- 鸡蛋、牛奶、酸奶、冰激凌
- 巧克力
- 大部分新鲜的肉类、鱼和贝类
- 松软白奶酪(cottage cheese)
- 碳酸饮料和酒精饮料

　* 含盐特别多的食物。

**(胡建广 译　谭荣韶 审)**

## 患者膳食建议的资源

Mattes RD, Donnelly D. Relative contributions of dietary sodium sources. *J Am Coll Nutr* 1991;10:383–393.

Moore T, Svetkey L, Lin P-H, et al. *The DASH Diet for Hypertension: Lower Your Blood Pressure in 14 Days Without Drugs.* New York: The Free Press; 2001.

U.S. Department of Health and Human Services, NIH, NHLBI. NIH Publication No. 06-4082, 2006. *Your Guide to Lowering Your Blood Pressure with DASH Eating Plan.* Bethesda, MD: NIH, NHLBI.

Willett WC. *Eat, Drink and Be Healthy: The Harvard Medical School Guide to Healthy Eating.* New York: The Free Press; 2001.

# 推荐阅读

Cappuccio FP. Salt and cardiovascular disease. *Br Med J* 2007;334:859–860.

Cobb LK, Anderson CA, Elliott P, et al. Methodological issues in cohort studies that relate sodium intake to cardiovascular disease outcomes: a science advisory from the American Heart Association, American Heart Association Council on Lifestyle and Metabolic Health. *Circulation* 2014;129:1173–1186.

Esnault VL, Ekhlas A, Delcroix C, et al. Diuretic and enhanced sodium restriction results in improved antiproteinuric response to RAS blocking agents. *J Am Soc Nephrol* 2005;16:474–481.

Franco V, Oparil S. Salt sensitivity, a determinant of blood pressure, cardiovascular disease and survival. *J Am Coll Nutr* 2006;25:247S–255S.

Fukuda M, Kimura G. Salt sensitivity and nondippers in chronic kidney disease. *Curr Hypertens Rep* 2012;14:382–387.

Graudal N, Jürgens G, Baslund B, et al. Compared with usual sodium intake, low- and excessive-sodium diets are associated with increased mortality: a meta-analysis. *Hypertension* 2014;27:1129–1137.

He FJ, MacGregor GA. Effect of modest salt reduction on blood pressure: a meta-analysis of randomized trials. Implications for public health. *J Hum Hypertens* 2002;16:761–770.

Institute of Medicine. *Sodium Intake in Population*. Washington, DC: National Academies Press; 2013.

Kelly RA, Wilcox CS, Mitch WE, et al. Response of the kidney to furosemide: II. Effect of captopril on sodium balance. *Kidney Int* 1983;24:233–239.

Mills KT, Chen J, Yang W, et al. sodium excretion and the risk of cardiovascular disease in patients with chronic kidney disease. Chronic Renal Insufficiency Cohort (CRIC) Study Investigators. *JAMA* 2016;315:2200–2210.

Ritz E. Lowering salt intake—an important strategy in the management of renal disease. *Nat Clin Pract Nephrol* 2007;3:360–361.

Sacks FM, Svetkey LP, Vollmer WM, et al. Effects on blood pressure of reduced dietary sodium and the Dietary Approaches to Stop Hypertension (DASH) diet. DASH-Sodium Collaborative Research Group. *N Engl J Med* 2001;344:3–10.

Schmidlin O, Forman A, Sebastian A, et al. What initiates the pressor effect of salt in salt-sensitive humans? Observations in normotensive Blacks. *Hypertension* 2007;49:1032–1039.

Young JH, Chang YPC, Kim JD, et al. Differential susceptibility to hypertension is due to selection during the out-of-Africa expansion. *PLoS Genet* 2005;1(6):e82.

# 第 18 章

## 肾结石患者的营养

John C. Leiske

肾结石的终身风险因地区而异,患病率在亚洲为 1%~5%,欧洲为 5%~9%,美国为 10%~15%,中东则高达 20%~25%。从世界范围来说,不论男女,肾结石都是第三常见的泌尿系统疾病,同时肾绞痛占 1% 的入院原因。最近 15 年,美国肾结石发病率上升了 70%,首次结石的五年复发率接近 20%。随着再发结石,其后续的结石发病风险进一步升高。由于肾结石的高患病率,每年美国治疗结石的花费高达 100 亿美元。

因此,防治肾结石显得尤为必要。为防止结石复发,应为每一位患者制订个体化饮食方案,并且这些方案应建立在代谢评价基础之上。对很多患者来说,最好是采用药物来降低结石风险,但这并不意味患者不需要有效的饮食和饮水处方。

关于饮食和结石关系的绝大多数数据来自观察性研究和生理研究而不是随机试验。目前关于患者饮食调整的细节并没有取得一致共识,但是当设计治疗性饮食处方时,有几个原则还是必须遵循的。第一,检查尿成分变化对短期干预研究是有用处的,但临床建议应该建立在以实际结石形成作为期望结果的基础上。之所以这样推荐是因为尿成分分析并不能完全预测结石的形成,可能有很多因素影响尿的超饱和度,而且用计算机算法(EQUIL2)计算的尿超饱和度很不准确(例如,植酸盐)。第二,基于结石类型和尿液成分分析(结石发作后至少 4 周内需要做 2 个 24h 尿液分析来评估)提供个体化治疗建议非常重要。例如,我们不会推荐在纯尿酸或胱氨酸结石的患者饮食中限制草酸盐。第三,饮食中危险因素的影响因年龄、性别和 BMI 不同而异。第四,患者必须提供连续 24h 的尿标本来评估推荐饮食的作用。如果尿液成分没有随饮食变化而改变,那么应该尝试其他的治疗措施。最后,区分结石排泄和新结石形成是很重要的。如果一个患者改变了其饮食,然后又排泄出原来存在的结石,这不意味着治疗失败。

## 含钙结石疾病的饮食危险因素

超过 80% 的肾结石包含钙,而含钙结石多是草酸钙和磷酸钙的混合(羟磷灰石形态),常被称为"原发性草酸钙结石"(本章称为草酸钙结石)。其他不是很常见的钙石包括磷酸钙、尿酸钙、磷酸铵镁钙、胱氨酸钙。因此,绝大多数研究聚焦于如何防治草酸钙结石。饮食方案对不同类型结石防治的重要性也不尽相同。表 18.1 列出了会增加或者降低草酸钙结石风险的饮食相关因素。

## 钙

过去人们错误地认为高钙饮食会促进结石的形成。这首先基于人们观察到约 20% 的食物钙会被吸收,而且在特发性高钙尿症的患者中这个比例更高。然而,大量证据表明,高钙饮食与结石风险的降低是相关的。解释这个矛盾的一个可能机制是高钙会在肠道结合草酸,因此同时减少了草酸的吸收和在尿液中的排泄。另外,乳制品(食物中主要的钙来源)可能含有某些抑制结石形成的因素。

**表 18.1　常被认为增加或降低草酸钙性**
**肾结石的相关饮食因素**[*]

| 饮食因素 | 可能机制 |
| --- | --- |
| 增加风险 | |
| 草酸盐 | 增加尿草酸排泄 |
| 钠 | 增加尿钙排泄 |
| 动物蛋白 | 增加尿中钙和尿酸排泄,减少尿枸橼酸排泄 |
| 维生素 C | 增加草酸生成和排泄 |
| 碳水化合物 | 增加尿钙排泄 |
| 降低风险 | |
| 膳食钙 | 肠道结合膳食中的草酸 |
| 钾 | 增加尿枸橼酸排泄,降低尿钙排泄 |
| 植酸 | 抑制草酸钙结晶形成 |
| 镁 | 减少膳食中草酸的吸收;抑制草酸钙结晶形成 |
| 维生素 $B_6$ | 维生素 $B_6$ 缺乏可增加草酸生成和草酸尿 |

[*] 磷酸和 n-3 脂肪酸将在正文中讨论。

数个大型前瞻性观察研究均支持在男性和女性人群中高钙饮食均可降低结石形成的风险。与钙摄入量在最低的 1/5 的人群比较，钙摄入量在最高的 1/5 的人群中结石形成的风险降低了 30%。该结果是进行了多因素校正如年龄、身体质量指数（BMI）、总液体摄入、噻嗪类利尿剂和食物中某些营养因素如动物蛋白、镁、磷、钠和钾等之后的结果。结石形成风险和钙摄入之间联系是证明危险因素如何随着年龄不同而影响不同的最好例子：60 岁或以上男性的结石形成和食物中钙并无相关。

这些观察性结果随后被一个为期五年的随机对照临床试验所证实，该实验将有草酸钙尿石症病史和特发性高钙尿症的患者分配到低钙（400mg/d）饮食组或"正常钙"（1 200mg/d）结合减少动物蛋白和钠盐摄入量饮食组。高钙饮食组结石复发的风险较低钙饮食组降低了 51%。由于饮食中钠和动物蛋白都能够促进结石形成，因此以上结果虽有提示意义但并不能由此直接得出饮食中钙在肾结石发病机制中有独立作用的结论。尽管如此，还是有强有力的证据表明不应该限制患者饮食中钙的摄入量；这样限制钙的饮食可升高结石形成的风险，同时还会引起负钙平衡以致损害骨健康。

补充钙剂对结石形成风险的影响和食物中钙对其的影响是不同的。在一个对老年妇女的观察性研究中发现补充钙剂者形成结石的风险要高于不补充钙剂者约 20%。妇女健康行动的随机试验也发现补充钙剂者形成结石的风险升高，尽管在这种钙剂中包含维生素 D。在青年男性和女性中目前并没有发现钙剂补充和结石形成之间存在联系。饮食中的钙和补充钙剂对结石形成风险的差异可能是由于钙剂摄入的时间不同导致的。补充钙剂往往并不是进食的时候，因此其结合草酸的作用也就消失了。

需要提醒钙剂补充者注意的是，与普通人群相比，他们形成第 1 个肾结石的绝对危险只有轻微升高（1.2 例/1 000 名妇女 对比 1.0 例/1 000 名妇女），这意味着补充钙剂并不是促使结石形成的主要原因。然而，对于结石患者来说，在给予钙剂补充前有必要评估分析一下钙剂的使用对尿液成分的影响。尤其是在有钙性肾结石的患者希望继续补充钙剂时，应该收集治疗前后的 24h 尿标本，同时补充建议应该以这些尿液成分的变化（如果有的话）和相关的临床问题为依据（例如骨质疏松症、乳糖不耐受症、维生素 D 缺乏）。

　　一个小型研究显示，随餐补充钙剂可能对尿液的超饱和度有净中性作用，因为尿钙虽然升高，但是尿草酸排泄是减少的，所以空腹服用钙片会提高尿钙排泄和尿饱和度。就特定的患者来说，在骨风险和肾结石中取得平衡是很重要的。如果患者不能从食物中获取足够的钙元素，那么我们应该关注他的骨病风险，随餐补充钙剂可能是一个最佳途径。24h 尿钙排泄和整体超饱和度有助于判断未来的骨风险。

## 草酸

　　尽管尿草酸浓度已经很明确是草酸钙结石形成的重要危险因素，但饮食中草酸在草酸钙性肾结石的发病中所起的作用现在仍不明确。首先，尿中草酸来源于食物中草酸的比例现在仍有争议，估计在 10% ~ 50%。因此很大一部分的草酸来自甘氨酸、乙醇酸、羟基脯氨酸代谢所产生的内源性产物。其次，其他饮食因素也影响尿中草酸。例如，补充维生素 C 似乎是重要的促进因素，因为其代谢产物就是草酸。再次，由于其生物利用度低，食物中草酸不易被吸收。最后，胃肠道对草酸的吸收差异也很大。例如，可能有 1/3 的草酸钙性肾结石患者可能对食物中草酸的吸收增多，然而这些患者肠道内有产甲酸草酸杆菌定植，这种肠道细菌能够降解草酸从而降低草酸的吸收率。目前，已有证据显示胃肠道微生物对草酸的生物利用度和吸收均有影响。总的来说，肠道菌群在肾结石形成作用中扮演的角色引起了很多研究者的兴趣。

　　早前的关于食物中草酸含量的报告是不准确的，因为相关测定技术的质量并不可靠，同时，不同食物中草酸的含量也不相同。更可靠的直接测定食物中草酸的方法例如色谱分析法、毛细管电泳法已经被开发出来，大型的前瞻性研究发现食物中草酸和结石形成的相关性在男性和老年女性比较弱，而在年轻女性中没有相关。

　　一般来说，关于饮食中草酸也应该个体化。如果尿液中草酸排泄低，应该尽量避免摄入大量的高草酸类食物，如坚果类食物，包括杏仁、花生、腰果、胡桃和山核桃等；并限制摄入某些蔬菜，如甜菜、菠菜，还有麦糠、米糠等。绝大多数巧克力含草酸并不是很高。上百种有关食物的草酸含量列表可以在以下网址找到（英文）：https：//regepi. bwh. harvard. edu/health/Oxalate/files。对患者来说这是很有用的知识,不同于钙和钠,草酸含量一般不会在食物标签中注明。

## 钠

高钠摄入会导致近端肾小管钠重吸收降低,远端小管分泌增加。结果导致在钙重新收的关键部位,髓袢升支粗段流速加快,因此减少了钙的重新收,引起相对的高尿钙。一个前瞻性随机对照研究显示,饮食中限制钠盐和动物蛋白对减少尿钙的排泄有明显作用。观察性研究揭示了在钠盐摄入和新发结石间存在独立的正相关关系,但这种关系仅存在于女性中,男性中没有发现。在24h尿标本中表现出男性的尿钠排泄与结石风险升高相关,而在女性中没有发现。因此,钠的影响表现出有年龄和性别差异。将钠摄入控制在 2.5g/d 对于降低血压的重要性已经很明确(已证实在普通人群中限制钠的建议是正确的),但是钠盐摄入在钙结石形成中的作用尚需进一步研究。

## 钾

饮食中限制钾会增加尿钙排泄。另外,低钾血症刺激枸橼酸的重吸收,降低尿枸橼酸的排泄,而枸橼酸是重要的草酸钙结石形成的重要抑制剂。食物中的钾经常伴随着有机阴离子如枸橼酸,其可代谢为碳酸氢根离子。因此,摄入含钾食物如水果和蔬菜意味着可促进尿枸橼酸排泄增多从而增加碱负荷。在男性和老年女性中高钾摄入与结石形成负相关,而在年轻女性中并无此种关联。

## 动物蛋白质

从代谢的角度来看,动物蛋白的来源应分为乳制品(例如牛奶、酸奶)和非乳制品(例如肉、鸡肉、海鲜)。动物肉中的含硫氨基酸的可产生硫酸,所以非乳制动物蛋白质提供了一个酸负荷,可增加尿钙排泄并降低枸橼酸排泄。非乳制动物蛋白也可以增加钙化醇的产生。总动物蛋白消耗量与新肾结石形成的正相关关系可见于男性而非女性,但这些研究并没有明确观察这两种不同来源的动物性蛋白质。由于膳食钙的含量与结石形成成负相关,且奶类食品是膳食钙的一个主要来源,因此乳类蛋白可能也与结石风险成负相关。但限制非乳制动物蛋白质可能还是有益的。

## 植酸

膳食植酸（肌醇六磷酸）可以在防止钙结石形成中发挥作用。植酸被发现存在于许多高纤维的食物中，如谷物、豆类、蔬菜，且它在小肠中能与钙高度结合。植酸也能被胃肠道吸收且当它抑制钙盐结晶时也能随尿液排出。这是很重要的，因为植酸在一些草酸钙性结石患者尿液中含量很低。

对年轻女性的观测数据表明，膳食植酸与肾结石形成成负相关，但在男性中并没有发现类似关联。

## 镁

镁可以减少草酸盐在胃肠道的吸收，能与草酸盐形成可溶性复合物，可能降低草酸钙的过度饱和。少数补充镁观察结石复发的随机对照试验，取得了一些不确定的结果，因为镁与其他化合物结合了（例如，噻嗪类利尿剂或枸橼酸钾），且患者的退出率很高。观察性研究发现，较高的膳食镁能降低男性 30% 的结石形成风险，但在女性没有得到相似结果。

## 碳水化合物

精心设计的生理学实验显示碳水化合物的摄入可以增加尿钙排泄，也许至少部分是胰岛素在其中发挥了作用。女性蔗糖摄入量和新发肾结石的形成倾向正向关联，而男性中却没有。最近，研究显示高果糖摄入量能同时增加男女结石形成的风险，尽管目前没有发现其能影响尿成分。

## 维生素 C

维生素 C（抗坏血酸）可代谢成草酸。每日补充 2 次 1 000mg 的维生素 C 可以使尿草酸排泄量增加 22%。因此，高维生素 C 摄入量可能会增加草酸钙结石的形成风险。支持这种可能性的证据：每日消耗维生素 C 达到或超过 1 000mg 的男性与每日消耗低于 90mg（每日膳食推荐摄入量）的男性相比，其形成结石的风险要高 40%。这种关系是在调整膳食钾后观测到的。我们不建议限制饮食摄入维生素 C（因为食物中富含维生素 C 的同时也富含一些抑制因子如钾），但应指导结石患者限制补充维生素 C 制剂（小于 1 000mg/d）。

## 维生素 D

维生素 D 在结石形成中的作用也不太清楚。虽然大量摄入维生素 D 和钙会增加尿钙排泄,但正常水平摄入量的影响却不确定。在妇女健康行动研究中,在补钙(1 000mg/d)同时包含维生素 $D_3$(400IU/d)的妇女中,患结石的风险增加 20%,所以不清楚风险的增加是由于补钙(最有可能),还是维生素 D(不太可能),抑或是它们共同作用的结果。近期研究提示,在男性和年轻女性中维生素 D 摄入和肾结石风险没有相关,但是老年女性每日摄入超过 1 000IU 却增加了肾结石风险。尽管没有统计学意义,每日摄入维生素 D 超过 1 000IU 的男性发生结石事件的校正风险比(hazard ratio,HR)是 1.23,与老年女性接近(HR 1.38)。尽管有这些担忧,最近的小规模研究显示口服 6 周的钙化醇(50 000IU/周)替代原来的 25-羟维生素 D 并没有加重高尿钙。在美国人中,即使是健康人中其维生素 D 缺乏症的患病率也很高,同时维生素 D 缺乏对骨骼健康会产生不利影响,因此在维生素 D 缺乏的个体中,即使是患了高钙尿症,仍有必要测量血浆 25(OH)维生素 D 水平并给予补充。但是,应该避免摄入高剂量的维生素 D(大于 1 000IU/d)。

## 维生素 $B_6$

维生素 $B_6$ 是草酸代谢的一种辅助因子,缺少维生素 $B_6$ 会增加草酸生成和草酸尿。虽然高剂量的维生素 $B_6$ 可减少某些特异性遗传病(1 型原发性高草酸尿症)患者的尿草酸排泄,维生素 $B_6$ 在其他情况下的作用仍不清楚。虽然大量补充维生素 $B_6$ 可以降低女性得肾结石的风险,但这种关系并没有显现在男性身上。

## 磷

膳食磷的高水平摄入会降低肠道对膳食钙的吸收。研究膳食磷与结石形成间的独立关联性的困难之一是膳食中磷与钙呈高度相关性。对于那些得了磷酸钙结石的病患,理论上降低磷的摄入对降低磷的排泄有益,但目前还没有数据记录其对结石的形成方面有益。

## n-3 脂肪酸

有人提出,膳食脂肪酸可以调节尿钙和草酸的排泄且补充鱼油可降低尿钙和尿草酸。然而,一项前瞻性研究表明,n-3 脂肪酸的摄入与男女肾结石的形成风险没有任何关联。

## 能量

目前,还没有数据表明总热量摄入和患结石风险之间有直接关系。然而,体重过重、腰围过大、身体质量指数过大和体重增加均可独立于饮食因素外导致肾结石形成的风险增加。虽然没有有效的数据支持将减重作为结石病的防治手段,但应该鼓励结石病患者多做锻炼并调节其能量摄入以维持一个健康的体重。

# 饮料和钙结石

## 总液体摄入

肾结石是一种由于尿液成分及其浓度的增加而引起的疾病。即使随尿液排出的结石物质总量是合理的,低尿量会提高浓度从而导致结石的形成。因此,改变结石形成因子的浓度是预防的重点,而液体摄入量,尿量的主要决定因素,是结石预防的重要组成部分之一。观察研究和随机对照试验表明,较高的液体摄入量可以降低得结石的风险。最近的一个荟萃分析证实了增加饮水量可以降低肾结石风险。一个短期的研究显示,服用 2 型升压素抑制剂提高尿稀释(因此增加饮水量),提高尿流量并没有提高尿结石成分排出,并显著地降低了尿酸、草酸钙、磷酸钙等的尿超饱和度。患者应被告知具体的饮水量以达到每日至少 2L 的尿量。此外,除液体摄入量外,其他因素如不显性失水和食物中含水量均影响着尿量。不能任意指定一定数量的液体摄入量(例如,每日 8 杯水),而应根据每个患者在 24h 内收集的尿液总量给出建议。例如,如果一个人每日生产 1.5L 尿液,只要额外增加240ml 水就可增加其尿量并达到每日 2L 的目标。医师应提醒患者,持续的液体摄入很重要:一日产生 3L 尿液并不会消除前一日只产生 1L 尿液所形成结石晶体的可能性。虽然有些临床医师建议患者的尿液应该呈浅色,且每日夜间至少上厕所 1 次,但是并没有数据支持这样的建议,这种期望稀释尿液的做法,也需要考虑到中断睡眠的危害。

## 具体饮料

当建议增加液体摄入量时,患者常常想知道他们哪些该喝哪些不该喝。具体的饮料(除了液体摄入量)与结石形成的关系见

表 18.2。和过去的观点相反,酒精类饮品、咖啡和茶并不会增加结石形成的风险。事实上,观察性研究发现咖啡、茶、啤酒和葡萄酒,能减少结石的形成。这一保护机制可能与咖啡因对肾中抗利尿激素(antidiuretic hormone, ADH)的影响及酒精对 ADH 的抑制有关。特别值得一提的是茶叶的作用。人们普遍认为,茶叶草酸含量高,应该避免饮用。一杯茶含有 14mg 草酸,虽然这并不算微不足道,但其生物利用度也不高,并且测试时发现其对尿草酸的影响微乎其微。饮用柑橘类果汁,如橙汁和葡萄柚汁,理论上可通过增加尿中枸橼酸来减少结石形成的风险,但前瞻性研究未发现其与橙汁有关。事实上,摄入葡萄柚汁形成结石的风险可增加 40%。葡萄柚汁会影响一些肠道酶,但该观察所见风险增高的具体机制是未知的。一项饮食研究发现饮用葡萄柚增加尿液中的枸橼酸的同时也大大地增加了尿液中的草酸。

　　饮用汽水(软饮料)和形成结石的风险之间的关系是很复杂的。膳食模式与饮用汽水能增加结石的形成风险。因为含糖汽水含有果糖,而果糖可增加结石形成的风险,因此应该避免饮用这些饮料。

## 膳食模式

　　除了具体的营养信息,有些患者喜欢咨询总体的膳食模式。得舒饮食(DASH,对抗高血压饮食)研究发现食用大量水果、蔬菜、坚果、豆类,加上低脂乳制品和低钠食品,能大大地降低血压。这一模式理论上应能减少结石形成的风险(除了降低血压外),但还没有公开发表的课题专门研究这个问题。然而,一个前瞻性研究提示一些非常类似于得舒饮食的个体确实有着较低的结石风险。饮食中的大量动物蛋白造成体重减轻的同时可能会增加结石形成的危险,但这并没有被证实。

**表 18.2**　部分饮料、风险和草酸钙结石形成的机制*

| 饮料类型 | 风险 | 探讨机制 |
| --- | --- | --- |
| 咖啡和茶 | 减少 | 咖啡因会干扰抗利尿剂激素的作用,导致尿浓度降低 |
| 酒 | 减少 | 酒精抑制分泌抗利尿激素,导致尿浓度降低 |
| 牛奶 | 减少 | 结合肠道中的膳食草酸盐 |
| 葡萄柚汁 | 增加 | 可能增加草酸的产生 |

*橙汁和汽水在正文中讨论。

# 预防结石复发——其他类型结石

对于不常见类型的结石,很少有数据支持具体的饮食标准。因此,以下提议是根据病理生理学提出的建议。

## 尿酸结石

尿酸结晶形成的两个主要原因为尿酸浓度和尿液 pH(当尿液 pH 从 5 增加到 6.5 会导致尿酸溶解明显增加)。减少食用猪肉、鸡肉及海鲜将降低嘌呤的摄入,因此也可减少尿酸的产生;也可能升高尿液 pH。大量的摄入水果和蔬菜能升高尿液 pH,同时降低尿酸结晶形成的风险。

## 胱氨酸结石

胱氨酸结石患者几乎一直依赖药物,但膳食的调整也会有帮助。限制钠摄入量可以减少胱氨酸尿的排泄,当尿液 pH 上升会增加胱氨酸溶解度。因此,较高的水果和蔬菜摄入量可能是有益的。尿胱氨酸排泄和尿尿素氮(蛋白摄入量的标志物)排泄相关。然而,没有证据表明严格限制高胱氨酸的蛋白摄入可以减少结石形成,适当减少动物蛋白质摄入量可能是有益的,原因在于升高了尿液 pH 和降低了胱氨酸排泄。

## 磷酸钙结石

关于膳食因素与形成磷酸钙结石的关系的数据是有限的。因为 I 型肾小管酸中毒患者和结石类疾病可能会从碱性补充剂受益,如枸橼酸钾,因此他们也可能得益于多吃水果和蔬菜。然而,应该注意的是,尿液 pH 的升高会提高磷酸钙结晶的形成风险。针对减少尿钙和磷酸排泄的膳食模式(表 18.3)预计可减少磷酸钙结石的复发。

## 与肠源性高草酸尿相关的草酸钙结石

任何引起脂质吸收障碍的胃肠道功能紊乱会导致从食物中吸收过多的草酸,也就是所谓的高草酸尿。由于大部分草酸在结肠吸收,只有在结肠完整的患者中才能观察到肠源性高草酸尿。常见的如炎症性肠病、胰腺功能不全、降低吸收式的外科手术(大多数为 Roux-en-Y 胃旁路手术)。严格的饮食疗法,例如低草酸和脂质摄入、充足的膳食钙等,对这些患者是很有必要的。补充钙剂作为草酸的结合剂也是有用的。

**表 18.3** 根据尿液风险因素针对预防草酸钙结石提出的饮食建议

| 尿异常因素 | 膳食调整 |
| --- | --- |
| 高钙 | 充足的膳食钙摄入 |
| | 减少加非动物蛋白质摄入量(每周 5~7 份肉、鱼、家禽) |
| | 减少钠摄入至<2.5g/d |
| | 减少蔗糖摄入 |
| 高草酸 | 避免高草酸的食物 |
| | 避免维生素 C 补充剂 |
| | 充足的膳食钙摄入 |
| 低枸橼酸 | 增加水果和蔬菜摄入量 |
| | 减少非乳制动物蛋白的摄入量 |
| 低尿量 | 增加液体摄入量,保持尿量≥2L/d |

## 结论

　　膳食因素在肾结石的形成中发挥着重要的作用,且饮食的调整可以降低结石复发的风险。结石在 5~10 年后的复发率可高达 30%~50%,为了防止结石复发,应为每一位愿意参与全面诊断检查并遵照治疗建议的患者提供个性化膳食干预方案。在给予必要性的药物处方时也不应忽略膳食和/或液体的效果。膳食干预和随后的疗效评估应基于多次患者的 24h 尿液分析结果之上,因为一定的尿分泌反映了关键的饮食摄入(表 18.4)。越来越多的科学研究证明,足够的液体摄入量和适当的膳食调整可大大地降低肾结石的复发率及相关治疗费用。

**表 18.4** 24h 尿成分反映的饮食摄入

| 饮食摄入 | 尿液成分 |
| --- | --- |
| 钠 | 钠,氯 |
| 动物蛋白 | 硫酸盐,尿尿素氮 |
| 液体 | 尿量,渗透压 |
| 水果和蔬菜 | 钾,柠檬酸盐,pH |
| 草酸盐 | 草酸* |

* 非遗传性高草酸尿的情况。

(熊轩 译　刘岩 审)

## 推荐阅读

Borghi L, Schianchi T, Meschi T, et al. Comparison of two diets for the prevention of recurrent stones in idiopathic hypercalciuria. *N Engl J Med* 2002;346(2):77–84.

Cheungpasitporn W, Erickson SB, Rule AD, et al. Short-term tolvaptan increases water intake and effectively decreases urinary calcium oxalate, calcium phosphate and uric acid supersaturations. *J Urol* 2016;195(5):1476–1481.

Cheungpasitporn W, Rossetti S, Friend K, et al. Treatment effect, adherence, and safety of high fluid intake for the prevention of incident and recurrent kidney stones: a systematic review and meta-analysis. *J Nephrol* 2016;29(2):211–219.

Curhan GC, Willett WC, Knight EL, et al. Dietary factors and the risk of incident kidney stones in younger women: Nurses' Health Study II. *Arch Intern Med* 2004;164(8):885–891.

Curhan GC, Willett WC, Rimm EB, et al. A prospective study of dietary calcium and other nutrients and the risk of symptomatic kidney stones [see comments]. *N Engl J Med* 1993;328:833–838.

Curhan GC, Willett WC, Speizer FE, et al. Comparison of dietary calcium with supplemental calcium and other nutrients as factors affecting the risk for kidney stones in women. *Ann Intern Med* 1997;266(7):497–504.

Ferraro PM, Taylor EN, Gambaro G, et al. Vitamin D intake and the risk of incident kidney stones. *J Urol* 2017;197(2):405–410.

Jackson RD, LaCroix AZ, Gass M, et al. Calcium plus vitamin D supplementation and the risk of fractures. *N Engl J Med* 2006;354(7):669–683.

Lemann JJ, Piering WF, Lennon EJ. Possible role of carbohydrate-induced calciuria in calcium oxalate kidney-stone formation. *N Engl J Med* 1969;280:232–237.

Lieske JC, Rule AD, Krambeck AE, et al. Stone composition as a function of age and sex. *Clin J Am Soc Nephrol* 2014;9(12):2141–2146.

Rule AD, Lieske JC, Li X, et al. The ROKS nomogram for predicting a second symptomatic stone episode. *J Am Soc Nephrol* 2014;25(12):2878–2886.

Siener R, Bangen U, Sidhu H, et al. The role of Oxalobacter formigenes colonization in calcium oxalate stone disease. *Kidney Int* 2013;83(6):1144–1149.

Taylor EN, Curhan GC. Dietary calcium from dairy and nondairy sources, and risk of symptomatic kidney stones. *J Urol* 2013;190(4):1255–1259.

Taylor EN, Curhan GC. Fructose consumption and the risk of kidney stones. *Kidney Int* 2008;73(2):207–212.

Taylor EN, Stampfer MJ, Curhan GC. Dietary factors and the risk of incident kidney stones in men: new insights after 14 years of follow-up. *J Am Soc Nephrol* 2004;15(12):3225–3232.

# 第 19 章

## 肾脏病患者的肠道菌群干预实践

Pieter Evenepoel, Björn Meijers

## 引言

### 肠道菌群的构成和活性

人类肠道,特别是大肠,布满了大量的细菌,它们共同拥有人类基因组编码基因数百倍的基因,和内源性菌群的基因库一起被称为微生物群系。微生物群系编码独特代谢能力的复杂过程,包括几种维生素的合成和碳水化合物、脂类、蛋白质、胆汁酸类的发酵。

肠道菌群的构成和活性从一出生开始就共同影响宿主,影响宿主基因组、营养、外在环境、生活方式等因素之间的复杂的相互作用(图 19.1)。营养是肠道菌群的构成和微生物代谢之间的一种关键调控因子。营养物进入结肠的数量主要依赖于膳食摄入和小肠消化吸收过程的效率。膳食纤维在小肠抵抗消化吸收,主要给结肠供应碳水化合物。这些碳水化合物发酵为短链脂肪酸(short-chain fatty acids,SCFA)。短链脂肪酸在保持能量的动态平衡和肠道上皮的完整方面扮演重要的角色。氮经由以下途径提供给大肠:膳食蛋白在上消化道消化逃逸,内源性蛋白质(胰腺和肠道分泌的、上皮细胞脱落),血尿素扩散至肠道内容物。结肠的 α-氨基氮(氨基酸和中间物)的命运由可供细菌生长和细胞分裂的能量(主要是碳水化合物)的数量来决定。在碳水化合物供给足够的情况下,α-氨基氮将主要结合在细菌生物量上。相反,如果碳水化合物不足,α-氨基酸主要发酵为酚类、吲哚类、胺类,及其他共同代谢产物。膳食脂肪主要在小肠被消化吸收,没有到达结肠微生物区。膳食脂肪对结肠微环境有间接效应,比如刺激胆汁酸分泌进入小肠帮助消化脂肪,这些胆汁酸能够到达结肠,被微生物转化。油腻的膳食往往富含营养成分磷脂酰胆碱(卵磷脂)、胆碱和肉毒碱。肠道微生物能够利用这些营养成分作为碳燃料的来源。肠道微生物具有哺乳动物缺乏的三甲胺(trimethyl-amine,TMA)裂解酶,能够打开那些营养物质的碳氮键,释放的三甲胺中部分成为人体排泄物(图19.2)。

　　从进化的观点看,人类结肠的解剖结构非常适合我们的祖先通常食用的低能量/高纤维膳食(叶子、水果、种子、坚果)。事实上,通过(结肠)发酵,在小肠不能消化吸收的膳食纤维和其他营养成分也可以提供能量,从而保持能的稳态。相反,人类结肠的解剖结构不能适应低纤维/高蛋白高脂肪的膳食(比如西式膳食)。这种在解剖结构和膳食之间的失和谐,导致从有益的碳水化合物的发酵变为可能有害的蛋白质和胆碱发酵。

　　关于结肠微生物的构成和活性,另一个重要的可变的决定因素是结肠的转运时间。结肠转运时间减慢,导致上游的分解蛋白的菌群扩张,结肠大部分缺少碳水化合物,最终导致细菌蛋白质发酵的终产物的生成和吸收增加。

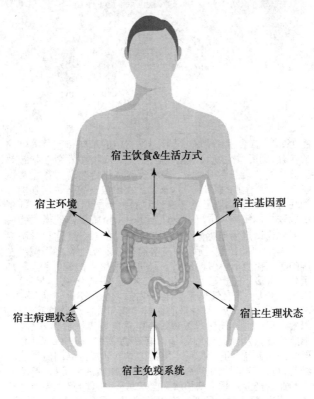

**图19.1 肠道微生物的发酵**

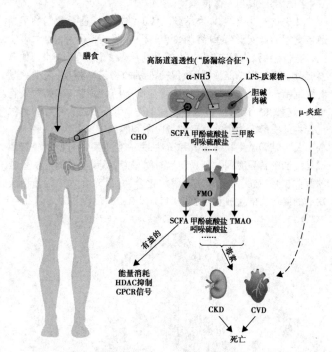

**图 19.2** 饮食-肠-肾轴。随着对饮食中的某些特定营养物质的接触,肠道微生物可对宿主产生代谢依赖和代谢非依赖效应。代谢依赖性效应包括:①膳食碳水化合物通过微生物发酵产生短链脂肪酸(SCFA),该物质发出信号给宿主增加能量消耗,抑制组蛋白脱乙酰基酶(HDAC)的活性,同时增强 G 蛋白偶联受体信号转导(GPCR)。②α-NH₂ 氮蛋白的微生物转化发酵代谢产物包括酚类和吲哚,随后在结肠细胞和肝脏中代谢为对甲酚硫酸盐、吲哚硫酸盐等。③微生物将胆碱和左旋肉碱转化为三甲胺(TMA)。TMA 在肝脏中被宿主黄素单加氧酶(FMO)家族随后转化为三甲胺-N-氧化物(TMAO)。SCFA 被认为具有健康效益,但蛋白质发酵代谢产物和 TMAO 具有多重毒性作用,可导致心血管疾病和进展性肾脏病,最终导致过早死亡。代谢非依赖效应包括出现高肠道通透性(肠漏综合征),从而允许细菌细胞壁产物,如脂多糖(LPS)和肽聚糖进入血流。而低循环水平的这些细菌成分共同激活巨噬细胞,可以减少胆固醇的逆转运,并增加胰岛素抵抗、高脂血症和血管炎症。脂多糖和肽聚糖有助于(机体)产生微炎症状态。LPS,脂多糖;CHO,碳水化合物;CKD,慢性肾脏病;CVD,慢性血管疾病

## CKD 宿主和微生物之间的双向调节

宿主与微生物的相互作用对正常的哺乳动物生理学的许多方面是必不可少的,涉及范围从营养到免疫动态平衡。被扰乱的肠道微生物成分和代谢导致肠道菌群失调,促成大量的疾病,从炎性肠道疾病到复杂的肠外脏器的疾病。越来越多的证据提示,CKD 肠道微生物和宿主之间同样存在强烈的双向调节(图19.3)。

一方面,越来越多实验室和临床证据提示尿毒症本身或者尿毒症表型可能影响肠道菌群失调。尿毒症的表型特点是结肠转运减慢(由于久坐不动的生活方式、混杂过多用药、水果摄入的限制和膳食的改变),肠腔 pH 高(由于氨氮浓度的增加),膳食纤维的摄入低。事实上,在晚期的 CKD 患者,由于担心高钾血症和高磷血症,富含膳食纤维的水果和蔬菜经常受到严格的限制。

另一方面,CKD 肠道菌群失调通过细菌的代谢可以增加尿

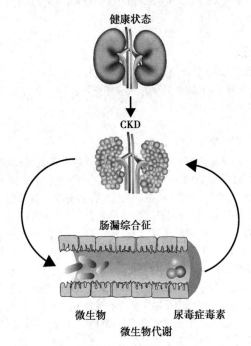

**图 19.3**　宿主与肠道菌群的双向交叉对话。CKD,慢性肾脏病。

毒症毒素的产生,这些尿毒症毒素中重要的有代表性的毒素包括对甲酚硫酸盐、硫酸吲哚酚、苯基乙酰谷氨酰胺和氧化三甲胺(trimethylamine-N-oxide,TMAO),这些毒素导致 CKD 患者肾脏疾病不断进展和心脏血管疾病发生率增高。值得注意的是,许多这些毒素和蛋白质紧密结合,因此传统的常规透析方法很难清除。此外,肠道菌群失调可能导致上皮屏障的破坏,最终导致增加暴露于内毒素(脂多糖类)。受到损害而渗漏的肠道在微炎症状态中扮演的角色可能未得到充分认识,从长远来看,可能触发"内毒素耐受"现象,而这可以解释 CKD 伴随获得的免疫缺陷。

# CKD 肠道菌群失调的膳食和胃肠干预靶向治疗

众所周知,肠道菌群失调对尿毒症症状的影响显著,微生物代谢产生的许多尿毒症毒素很难通过传统的透析治疗技术清除,使得膳食及胃肠干预靶向治疗这些辅助的治疗方法引起了人们的兴趣。

## 膳食干预

假设膳食的中心作用是调节微生物,对 CKD 患者限制膳食或者增补营养素去修复微生物的平衡是一个符合逻辑的策略。

### 膳食蛋白质的限制

低蛋白膳食治疗 CKD 已经被提倡了数十年,包括减轻尿毒症症状和延缓疾病的进展方面,其中后一种观点遭到激烈的争论。当然,近来大型随机对照研究(RCT)和荟萃分析肯定了这个观点,即限制蛋白质特别是动物蛋白能延缓 CKD 的进展和并发症的进展。潜在的机制是复杂的、多重的,目前只有部分被人们所了解,除了改善肾小球血流动力学,降低食物磷、氢、盐、尿酸前体的负荷外,减少暴露于共代谢毒素(对甲酚硫酸盐、硫酸吲哚酚、苯基乙酰谷氨酰胺和氧化三甲胺)也可能是低动物蛋白膳食和改善预后之间的作用机制之一。和这些观点一致,前瞻性的干预研究的数据证实了蛋白质摄入和循环水平/蛋白质发酵代谢物的产生率之间的这种直接关系。

CKD 患者平衡蛋白质摄入是一个复杂的过程,厌食和其他共病情况将严重干扰膳食习惯,使 CKD 患者处于蛋白质能量营养不良(protein energy malnutrition,PEM)的风险。PEM 在晚期的 CKD 患者中非常普遍,与不良预后息息相关。因此,CKD 患者关于膳食蛋白质摄入的治疗窗口非常窄。

**膳食纤维的补充**

根据欧盟的标准,膳食纤维意味着碳水化合物聚合物有三个或更多的单体单元,它们在人类的小肠既不消化也不吸收,包含以下种类:①天然包含在食物里的可食用的碳水化合物聚合物。②由食品原料通过物理、酶促或化学手段获得可食用的碳水化合物聚合物,由广泛接受的科学依据论证具有有益的生理学的效果。③可食用的合成的碳水化合物聚合物,由广泛接受的科学依据论证具有有益的生理学的效果。天然的纤维广泛存在于水果、蔬菜和谷物中,并通常以复杂的碳水化合物形式存在于植物的细胞壁中(比如谷物纤维、菊粉)。

膳食纤维的生理学作用由它的化学和物理特性决定,比如可发酵性、分子量、黏性(凝胶形成特性)、含水量。膳食纤维大量的有益效果包括提升肠功能、降低胆固醇水平、降低血压、能量循环利用(energy salvage)、减少炎症、降低餐后血糖、改善免疫功能等都归因于膳食纤维。膳食纤维还可以通过①缩短结肠的转运时间、②降低结肠的 pH(因此限制蛋白酶的活性)、③促进微生物生长进而提高微生物量中的 $\alpha\text{-NH}_2$ 氮等途径抑制潜在有害的蛋白质的发酵。

CKD 患者每日膳食纤维的摄入量平均为 $10 \sim 15g$,远远低于目前的指南对普通人群推荐的每日 30g。这种情况并不意外,因为终末期 CKD 患者经常严格限制那些富含膳食纤维的食品种类如水果、蔬菜、全麦面包等,以预防和纠正高钾血症和高磷血症。重要的是,水果、蔬菜在磷、钾、纤维含量和比重等方面存在不同,因此,营养师可以帮助做出正确的选择(表 19.1)。最近的一项包括 CKD 3 期和 4 期的患者的干预性研究中发现,添加水果和蔬菜膳食,在纠正代谢性酸中毒的基础上,并不会导致高钾血症。此外,近来的流行病学的证据,在 CKD 患者尿钾排泄(反映膳食钾的摄入)和全因死亡率之间呈一种反向关系,这是令人鼓舞的。关于磷,必须强调的是谷物、豆类、坚果中的磷很大程度上和植酸结合,由于人类缺乏植酸酶,谷物、豆类、坚果中的磷的生物利用度相当低。素食与肉类蛋白的膳食比起来可以更好地帮助 CKD 维持磷的平衡。

表 19.1　富含纤维食物中的钾和磷的含量

| 食物 | 份量大小 | 纤维(g) | 能量(kcal) | K(mg) | PO₄(mg) | g纤维/gK | g纤维/gPO₄ |
|---|---|---|---|---|---|---|---|
| 黑豆(煮) | 1/2 杯 | 7.5 | 114 | 305 | 120 | 25 | 63 |
| 小麦面包 | 1 片 | 1.2 | 77 | 51 | 43 | 24 | 28 |
| 带皮苹果 | 大个 | 5.4 | 191 | 239 | 25 | 23 | 216 |
| 扁豆(盐煮) | 1/2 杯 | 7.8 | 115 | 365 | 178 | 21 | 44 |
| 整粒扁桃仁 | 1/2 杯 | 8.9 | 414 | 524 | 344 | 17 | 26 |
| 橙子 | 大个 | 4.4 | 85 | 333 | 26 | 13 | 169 |
| 豌豆(盐煮) | 1 杯 | 4.5 | 67 | 384 | 88 | 12 | 51 |
| 西蓝花(盐煮) | 1 杯 | 5.1 | 55 | 457 | 105 | 11 | 49 |
| 菠菜(盐煮) | 1 杯 | 4.3 | 41 | 839 | 101 | 5 | 43 |

Adapted from Sirich TL. Dietary protein and fiber in end-stage renal disease. *Semin Dial* 2015;28(1):75-80.

在 CKD 患者中,初步的干预研究显示,添加膳食纤维对尿毒症毒素谱、氧化应激和炎症指标具有有益的影响。流行病学的证据显示,地中海膳食比西方膳食更能降低氧化三甲胺(TMAO)水平。素食主义者和严格的素食主义者比杂食者的循环 TMAO、对甲酚硫酸盐、硫酸吲哚酚水平更低。尽管已有这些不错的研究,但是目前仍缺乏有硬终点的大型 RCT 研究评价添加膳食纤维在CKD 患者中的作用。

如果 CKD 人群因为期待一份建立在循证证据上的 CKD 人群膳食纤维摄入推荐指南,而拒绝遵循普通人群的膳食纤维摄入指南,这种做法看起来毫无理由。目前看来还不太可能明确一个最优的纤维成分配比,因为这还需要更好地了解复杂的肠道微生物生态系统,但从理论上讲,广泛混杂各种功能成分的膳食纤维组合可能是最有益的。

膳食纤维的增加的剂量应缓慢地滴定至耐受量,需要用几周的时间慢慢达到 30g/d 的总膳食及添加纤维的目标剂量。即使明智而审慎地使用,纤维依然可能导致或加重腹胀、肠胃气胀、腹泻等症状。如果摄取天然纤维,特别是糖尿病患者这一类的高危患者,需要监测钾、磷的水平。最后,膳食纤维可以增加二价阳离子包括镁和钙的生物利用度，个体摄取大剂量的情况需要警惕。

**限制摄入富含磷脂酰胆碱(卵磷脂)或者肉碱的食物**

胆碱和肉碱都是必要的营养素，但是当摄取过量的这些营养素时，它们将会进入大肠并转化为毒素共代谢的 TMAO。鸡蛋、肉类、家禽、鱼、十字花科蔬菜、花生、乳制品的胆碱或肉碱含量特别丰富。另外，左旋肉碱属于食物添加剂，它被认为是一种针对终末期肾病(end-stage renal disease，ESRD)各类代谢异常的治疗手段，包括高甘油三酯血症、高胆固醇血症和贫血。但由于其功效有争议、被证明与 TMAO 有关联，以及关于其可能促进动脉粥样硬化风险的警告等，现已禁止口服补充左旋肉碱。

## 胃肠干预
### 吸附剂

与控制血磷和血钾一样，螯合剂或吸附剂被认为是一种辅助治疗，用于控制尿毒症潴留的微生物代谢产物。AST-120(Kremezin，克里美净胶囊，吴羽化学有限公司)是一种含直径 0.2～0.4mm 的球形颗粒的口服吸附剂。AST-120 在大肠有能力吸附相当数量的各种各样的有机化合物，包括吲哚、对甲酚、食物来源的糖基化终产物。许多临床前试验证实了 AST-120 在降低循环吲哚硫酸盐水平及防止肾、血管和骨损害中的作用。关于可能与药物的高负担相关的效力和非依从性的问题，临床研究并没有得出令人信服的结果。

## 加速结肠运输的干预

缩短转运时间意味着限制蛋白质发酵及其有害后果，结肠转运时间在 ESRD 特别是维持性血液透析(hemodialysis，HD)治疗的患者中是延长的，患者常常出现便秘，相关因素包括体能活动不足、磷结合剂、膳食限制、水分摄入少、原发肾脏疾病(如多囊肾等)，以及其他基础疾病包括糖尿病、脑血管疾病、心力衰竭、营养不良。

膳食纤维可增加粪便体积和重量(膨化效应)、改善粪便性状、减少转运时间、增加排便频率(次数)。不发酵的纤维产生膨化效应，可发酵的纤维能增加细菌质量，因而增加粪便重量和频次。

### 干扰微生物或人体代谢的药物

益生菌和抗菌剂被证明对重建微生物平衡有用,但是效果比较短暂并且不稳定。益生菌被界定为"活的有机物,当摄取足够量时发挥积极的保健作用",虽然许多研究已经评估了益生菌的效果,但是能观察到其在肾脏疾病中的效果的研究非常有限。此外,这些研究仅仅评估了生化终点。宿主和细菌酶抑制剂的初步研究资料显示前景看好,但是需要更多的研究来证实。

## 临床推荐

- 对营养师在膳食纤维促进健康、常见食品膳食纤维的成分(钾含量、磷含量绝对值和相对值)方面的知识进行培训教育。
- 不管是允许更自由地摄取水果和蔬菜,还是通过添加纤维补充在膳食中,膳食纤维摄取量应该达到 30g/d 的目标值。给患者的使用技巧包括:
  - 吃所有你的膳食计划建议的对肾脏有益的水果和蔬菜。
  - 吃适当的削皮的水果和蔬菜。
  - 零食可以吃无盐爆米花和新鲜蔬菜。
  - 早餐应当包括含纤维的谷物食品(营养师核准的)。
  - 要吃水果,而不是喝果汁。
- 添加膳食纤维从小剂量开始,然后根据排便习惯(每日一次软大便)和个人耐受性(腹胀和肠鸣)情况逐渐增加至滴定剂量。
- 在起始阶段,要密切观察血钾和血磷的水平。
- 当处方含有大剂量的膳食纤维添加剂时,应监测患者血钙和血镁水平。

## 研究建议

- 以微生物群为靶点的膳食(非膳食)疗法的益处有待更多的高水平的包括硬终点和中间终点的 RCT 研究去证明。
- 目前尚需进一步的研究来了解复杂的肠道微生物生态系统。是否存在所谓的"健康"的肠道微生物谱? 如果是的话,怎么能达到这一状态? 由于细菌能迅速调整它们在不同情况下的代谢特性,肠道菌群失调的研究不能只聚焦于微生物的组成,基因表达谱和肠道微生物代谢也同样非常重要。

(钟小仕 译　刘岩 审)

# 推荐阅读

Brown JM, Hazen SL. The gut microbial endocrine organ: bacterially derived signals driving cardiometabolic diseases. *Annu Rev Med* 2015;66:343–359.

Cummings JH, Hill MJ, Bone ES, et al. The effect of meat protein and dietary fiber on colonic function and metabolism. II. Bacterial metabolites in feces and urine. *Am J Clin Nutr* 1979;32(10):2094–2101.

Evenepoel P, Meijers BKI, Bammens BRM, et al. Uremic toxins originating from colonic microbial metabolism. *Kidney Int* 2009;76(S114):S12–S19.

Nicholson JK, Holmes E, Kinross J, et al. Host-gut microbiota metabolic interactions. *Science* 2012;336(6086):1262–1267.

Poesen R, Meijers B, Evenepoel P. The colon: an overlooked site for therapeutics in dialysis patients. *Semin Dial* 2013;26(3):323–332.

Ramezani A, Massy ZA, Meijers B, et al. Role of the gut microbiome in uremia: a potential therapeutic target. *Am J Kidney Dis* 2016;67(3):483–498.

Sirich TL. Dietary protein and fiber in end stage renal disease. *Semin Dial* 2015;28(1):75–80.

Zoetendal EG, de Vos WM. Effect of diet on the intestinal microbiota and its activity. *Curr Opin Gastroenterol* 2014;30(2):189–195.

# 第 20 章

## 肥胖与肾脏病

Peter Stenvinkel, Maarit Korkeila,
Olof Heimbürger, Bengt Lindholm

肥胖作为 21 世纪的流行病,能显著增加并发症的风险,例如 2 型糖尿病、癌症、高血压、血脂异常、心血管疾病(CVD)、睡眠呼吸暂停综合征及慢性肾脏病(CKD)。在高收入国家中,美国人的身体质量指数(BMI)最高。除了高胆固醇血症、高血压、胰岛素抵抗或者糖耐量异常外,腹型肥胖也是包含在代谢综合征(metabolic syndrome,MS)内的 CVD 的先兆之一。世界肥胖流行带来的不仅是令人担忧的并发症风险的增加,如 2 型糖尿病、高血压、非酒精性脂肪肝、骨关节炎、癌症、社会心理并发症、血脂异常、CVD 和睡眠暂停综合征,而且使 CKD 及其进展至终末期肾脏病(ESRD)的风险也增加。超重和肥胖与糖尿病、CVD 及 CKD 有一些共同的风险因子,因此,当患者同时存在这些情况时,这些疾病彼此之间相互共同作用,会增加患者的患病率和死亡率。超重和肥胖在 CKD 患者中对患病率和死亡率的影响取决于患者的 CKD 分期和治疗方式。尽管肥胖是 CKD 患者远期进展和早期 CKD 发病率和死亡率的不良预后因素,流行病学证据却表明,在透析患者中,肥胖是一个良好预后因素。本章我们将就 CKD 患者中超重和肥胖的有关临床重点问题进行综述。

## CKD 患者肥胖程度的评估

定义肥胖最普遍的方法是基于 BMI,即一个人的体重(kg)除以他/她的身高(m)的平方。世界卫生组织定义 BMI 在 $20 \sim 25kg/m^2$ 为正常体重,$25 \sim 30kg/m^2$ 为超重,$>30kg/m^2$ 为肥胖,随着 BMI 增加,分级也上升(表 20.1)。必须强调的是,基于种族背景不同,不同人群的 BMI 标准也会不一样,有 2 型糖尿病及 CVD 高风险的亚洲人口实质上有更低的 BMI。由于 BMI 并非身体成分的良好指标,特别是存在明显水合状态失衡的 CKD 患者中,更进一步的研究需要采用双能 X 线吸收法(dual energy X-ray absor

**表 20.1** 世界卫生组织关于根据身体质量指数对白人的低体重、超重及肥胖的国际分级

| 种类 | BMI( kg/m² ) |
|------|------------|
| 低体重 | <18.5 |
| 正常体重 | 18.5~24.9* |
| 超重 | 25~29.9 |
| 肥胖 | ≥30.0 |
| Ⅰ级肥胖 | 30.0~34.9 |
| Ⅱ级肥胖 | 35.0~39.9 |
| Ⅲ级肥胖 | ≥40.0 |

*中国人的正常值范围为 18.5~23.9kg/m²。BMI，身体质量指数。

ptiometry，DEXA)和生物电阻抗方法等评估方法去更好地区分不同部位的脂肪储存和瘦体重(lean body mass，LBM)。CKD 患者的体重研究受一些混杂因素的影响，比如透析前后的水平衡及由于蛋白质-能量消耗(protein-energy wasting，PEW)的肌肉损耗。**肌少症性肥胖**是一种相对的 PEW 及 LBM 丢失疾病状态，在肥胖CKD 患者中普遍存在，并与炎症和不良结局相关。CKD 患者中肥胖的研究大多数是基于 BMI，因为其他身体成分的特殊测量方法尚不可行(表 20.2)。很多研究表明身体成分(特别 LBM)的评估是一个比 BMI 更重要的预后判断因子。研究表明腰围(waist circumference，WC)和腰臀比(waist-hip ratio，WHR)是更好的反映**腹型和向心性肥胖**的测量方法。锥削指数(conicity index，是用腰围、身高和体重来模拟腹部脂肪的相对累积，而不需要测量臀围的简单人体评估方法)可以通过对丢失成分的评估，来识别非超重 CKD 患者。很多研究总结认为，与 BMI 相比，WC 和/或 WHR 是针对普通人群和 CKD 患者死亡率的更好的指标。观察发现 WHR 与通过计算机断层扫描计算评估的内脏脂肪指数间有很强的相关性。然而，比较不同的测量体重和身体成分的方法用于判断不同分期的 CKD 患者预后价值的系统性研究还很少。

表 20.2  在慢性肾脏病患者中评估体重及身体
成分的各种方法

| | BMI | WHR | 皮褶厚度 | 生物电阻抗 | DEXA | CT |
|---|---|---|---|---|---|---|
| 简便易行 | +++ | +++ | ++ | ++ | + | ++ |
| 重复性高 | +++ | +++ | + | +++ | ++ | ++ |
| 区分脂肪和瘦体重 | 0 | 0 | + | ++ | +++ | +++ |

+++,优秀;++,好;+,中等;0,差;BMI,身体质量指数;CT,计算机断层扫描;DEXA,双能 X 射线吸收法(骨密度测量);WHR,腰臀比。

## 肥胖的发病机制

慢性疾病影响着很大一部分人群,属于公共卫生领域的优先事项,像大多数其他慢性疾病一样,肥胖的发病机制相当复杂,包括环境改变、遗传易感性、个体偏好。人体超过 150 个遗传位点与肥胖和 2 型糖尿病发病有关。由于饮食失调与神经递质系统功能的改变有关,有研究提示饮食过量可能是一种疾病的症状,个体对不同营养素的反应导致饮食过量和肥胖。因此,某些特殊营养素触发的一系列更复杂的同步反应,包括神经认知因素、尿酸酶基因突变、心理压力、肠道菌群表观基因组紊乱、腺病毒感染及代谢改变等,都可能促进肥胖发生(图 20.1)。由于肥胖的患病率在不同地区间显著不同,营养因素当然发挥了很重要的作用。研究表明,美国人的果糖(用作软饮料甜味剂)摄入量的显著增加,推动了美国肥胖和心肾疾病患病率的快速上升。运动不足可能是 CKD 肥胖的另一个原因,很多 CKD 患者由于身体功能下降及由于 CKD 及其并发症导致身体疲劳感增加而运动量少;对于血液透析(HD)患者,透析治疗需要的时间和透析治疗后普遍的疲劳感可能进一步导致身体活动不足。而在腹膜透析(PD)患者中,从透析液中吸收的葡萄糖可能成为额外的能量负荷。除此之外,很多 CKD 患者普遍使用的药物也可能导致肥胖,如类固醇和胰岛素等(表 20.3)。

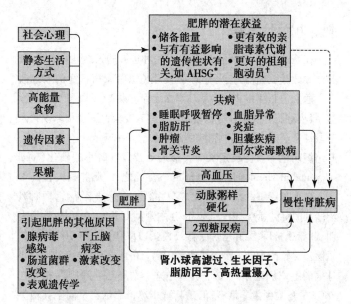

* 一项研究表明与低水平胎球蛋白相关的 AHSG 的常见变异在瘦的患者中比在肥胖患者中更普遍。

† 一项研究表明肥胖促进祖细胞动员。

**图 20.1**　肥胖与慢性肾脏病的关系。肥胖的病理生理很复杂，包括遗传（和表观遗传）因素和与生活方式相关的环境因素。AHSG，α2-HS 糖蛋白（Published with permission from Stenvinkel P, Zoccali C, Ikizler TA. Obesity in CKD—what should nephrologists know? *J Am Soc Nephrol* 2013; 24（11）: 1727-1736.）

**表 20.3**　参与肥胖理生理过程的已知或可能因素

- 高热量摄入，尤其是精制碳水化合物
- 高脂肪摄入
- 低身体活动/静态生活方式
- 感染并发症，如腺病毒感染
- 肠道菌群改变
- 表观遗传学和遗传因素
- 激素改变，如胰岛素抵抗
- 社会心理因素
- 药物（如糖皮质激素和胰岛素）

# 肥胖相关性肾病

在普通人群中,肥胖是 CKD 发生和进展的天然危险因素,肥胖会导致肾脏超滤过、肾小球肥大及类似糖尿病肾病的病理改变。通常与肥胖相伴的高胰岛素血症促进系膜扩张、肾小球超滤过、肾小球肥大及滤过分数增加。这些改变会促进肾小球硬化及节段性肾小球硬化,即肥胖性肾小球病(obesity glomerulopathy),其组织病理学改变被定义为类似局灶节段性肾小球硬化(focal segmental glomerulosclerosis,FSGS)。除此之外,肥胖相关性高瘦素血症促进肾脏纤维化、氧化应激并激活交感神经系统,同时激活增加 CKD 风险的因子。BMI 独立预测新发 CKD,欧洲数据表明,开始透析后,肥胖增加了微量白蛋白尿和残余肾功能丢失的风险。尽管减重能减少超重患者中的蛋白尿,但肥胖相关性肾小球病的组织病理学改变是否可逆并不清楚。导致肥胖相关性 FSGS 的危险因素非常多,但是其肾小球损伤确实不同于其他类型的 FSGS。肾功能持续下降和微量白蛋白尿被认为是心血管疾病的危险因素。尽管微量白蛋白尿被认为是血管内皮功能障碍的生物标志物,会导致 CVD 患病率增加,但其中的确切机制尚不清楚。超重主要通过高血压和增加蛋白尿排泄而增加 IgA 肾病进展的风险。在肥胖人群中,肥胖性肾小球病、高血压和蛋白尿很可能是一些肾小球疾病和单肾切除的患者中 CKD 进展的非特异性的预后因子(表 20.4)。

**表 20.4**　超重或肥胖作为独立危险因子的慢性肾脏病

- 其他原因引起的蛋白尿
- 糖尿病肾病/代谢综合征
- 缺血性肾脏病/肾硬化症
- IgA 肾病
- 肥胖相关性局灶节段性肾小球硬化
- 单侧肾脏切除术后
- 慢性移植性肾病

IgA,免疫球蛋白 A。

# 脂肪因子

脂肪组织是一个具有活跃分泌作用的器官,可释放大量的生物活性蛋白,而这些生物活性蛋白不仅可调节体重和能量平衡,还可以调节胰岛素抵抗、脂质紊乱、炎症反应、纤维蛋白溶解、内皮功能及凝血功能等。然而,到目前为止,脂肪细胞的多种功能尚未完全阐明,肾脏清除率的下降很可能导致一部分或全部由脂肪组织分泌的脂肪细胞因子(如瘦素、脂联素和内脂素)在体内蓄积,这一现象为解释慢性肾脏引起代谢紊乱或尿毒症代谢综合征提供了一个新途径。瘦素最初被认为是摄食行为的调节因子,因此和脂肪组织代谢有关。然而,人体内瘦素的信号传导非常复杂,毫无疑问的是,肾功能的丧失会引起其血清中瘦素水平的异常升高。血清瘦素水平与体脂肪量和炎症反应有关。因为大多数研究都证实 CKD 患者机体内的炎症反应的生物标志物与血清瘦素水平相关,因此推测,瘦素在尿毒症患者蛋白质-能量消耗(protein energy wasting,PEW)中发挥一定的作用。事实上,在尿毒症性恶病质的动物实验中,通过下丘脑黑素皮质素 4-受体途径阻断瘦素信号转导,可改善其恶病质状态。因此,黑素皮质素受体拮抗剂可能为炎症相关的 PEW 提供新疗法。在透析患者中,瘦素水平低预示着较差预后,这一现象可能反映了在这些患者中,能量消耗及脂肪组织丢失对预后的不良作用。脂联素是另外一种脂肪因子,最近引起了很多学者的注意,研究发现它可以提高肝脏和末梢组织对胰岛素的敏感性,缓解血管内皮功能不全,拮抗促炎症信号的转导。和其他脂肪因子不同的是,机体脂肪细胞组织的增加,循环中脂联素水平反而会降低。在慢性心脏病高危人群中,血液中脂联素水平通常是降低的。虽然在 CKD 患者血液中脂联素水平显著高于普通人群,但有研究报告,血浆中脂联素水平降低的 CKD 患者,其心血管事件的危险性增加。然而,在一个大样本患者的研究中发现,血中高脂联素水平而不是低脂联素水平能预示 CKD 及慢性充血性心脏病患者的高死亡率。目前,尚需要进一步研究来证实,是否脑内脂联素导致体重下降的结果可解释上述脂联素与疾病预后之间关系的矛盾结果。越来越多的研究结果提示,脂肪组织也是系统炎症反应的重要促进因子,实际上,研究已经显示,机体内脂肪组织(脂肪组织固有巨噬细胞)分泌的白细胞介素-6(IL-6)占总量的 20%~30%,其他一些促炎症调节因子如肿瘤坏死因子-α(TNF-α)在脂肪组织细胞中也有表达。内脏脂肪比皮下脂肪合成分泌更多的细胞因子。

# 慢性肾脏病患者中肥胖的流行病学

## 超重和健康人中罹患慢性肾脏病的危险因素

目前,普遍观点认为肥胖是发生 CKD 的危险因素,同时可加速早期 CKD 患者肾小球滤过率(glomerular filtration rate,GFR)的下降。因此,高 BMI 与高的血清胱抑素 C 浓度有显著相关关系,而胱抑素 C 在没有微量或者大量白蛋白尿,同时 GFR>60ml/(min·1.73m$^2$)的健康人群中可以作为肾功能敏感指标。研究显示,在校正了几项混杂因素后,发生 CKD(或最终发展为终末期肾病)的危险系数随着体重的增加直线上升。虽然这种相关关系部分可能与超重个体的高血压高发病率有关,但当校正高血压的因素后,这种相关性仍然非常明显。与不伴代谢综合征的非糖尿病患者相比,有代谢综合征的个体其在之后九年内发生 CKD 的风险要高 50%。因此,有代谢综合征的个体发生 CKD 的可能性显著增加。这可能与几个因素有关,例如,最近有报道,在没有明显 CKD 的极度肥胖个体中,肾活检发现肾小球组织结构存在明显的异常。此外,在肥胖个体如果因为某些原因接受单侧肾切除,那么他们发生蛋白尿和 CKD 的危险性显著增加。然而,能将代谢综合征与 CKD 发生风险增加关联起来的最重要因素是高血压、胰岛素抵抗和高脂血症。

## 血液透析患者的超重和肥胖问题

1999 年首次报道了 BMI 升高对 ESRD 生存有利,这种现象随后被几个美国的大型队列研究证实。PEW、炎症及相互矛盾的其他死亡风险等混杂因素可能部分解释这种现象。但要记住,这些研究是把普通人群的长期死亡率与透析患者短期死亡率进行比较的。不是所有的研究都证实肥胖是透析患者的保护性因素。这个矛盾结果的一种解释是在美国肥胖远远比欧洲普遍,且在一些种族如非洲裔美国人中,这种"肥胖悖论"更显著。对这些"肥胖悖论"的观察研究导致了一些争论,不管身体的指数即脂肪或肌肉量如何不同,在维持性透析患者中,增加干体重都应该被提倡。在接受透析的患者中,肥胖和体重低下者比正常体重或适度超重者的自身健康状态尤其是身体功能更差。需要强调的是,"肥胖悖论"并没有在所有纳入 HD 患者的研究中得到证实。很多原因可以解释为什么肥胖和生存优势相关。由于 BMI 的升高可能反映身体内有更多 LBM,因此 BMI 的升高与更好的结局之间的关系不一定就是脂肪量的保护作用。然而,高 BMI 很可能预示着能量储存充足和食欲好。因为在 HD 患者中,好的胃口与更好的结局相关,而肥胖患者多喜欢食用能量密度高的食物,这或许可以间接解释为什么高 BMI 与更好的结局相关。我们也应该看到,升高的脂肪量除了会产生有害的代谢产物之外,也可能在尿毒症环境下的毒素代谢有好的影响(图 20.1)。肥胖除了表明患者的能量储存好外,肥胖患者有更好的血流动力学耐量、更好的干细胞动员及更小的神经激素变化引起的应激反应有关,同时,肥胖患者可能更有效地清除亲脂性尿毒症毒素,这些因素都可能解释肥胖透析患者具有生存优势。不仅在 ESRD 患者生存研究中有"肥胖悖论",而且在很多其他慢性衰弱性疾病,如充血性心力衰竭、类风湿关节炎、痴呆、冠心病、癌症和糖尿病中,高BMI 都与更好的生存结局相关。最近一项包含 5 904 例欧洲 HD患者的研究证实,高 BMI 与更好的生存相关。然而,当把炎症反应也纳入生存分析时,出现了不一样的结果:虽然高 BMI 有保护作用,但只与伴有慢性炎症的 HD 患者更长的生存率相关,在非炎症的 HD 患者中并没有发现高 BMI 的保护效应。

## 腹膜透析患者的超重和肥胖问题

开始腹膜透析(PD)后的体重增加和脂肪量的堆积是一个普遍的临床问题。很多 PD 患者的过多的体重增加主要是脂肪组织,特别是内脏脂肪。腹膜透析前体重、糖尿病、女性、遗传因素、合并症及腹膜高转运状态是患者 PD 治疗中导致体重增加和脂肪组织堆积的主要决定因素。虽然从腹膜透析液中吸收的葡萄糖负荷可以达 100~200g/d,但是,大多数研究并未证实吸收的葡萄糖量与体内脂肪的增加有任何关系。然而,这一因素加上一些患者本身有易于发生肥胖的基因多态性,两者共同作用可能促使腹透患者体重过度增加。一些长期接受腹膜透析治疗的患者体重可能相对稳定,但是,机体组成成分的研究显示,这些患者的体内脂肪含量随着时间推移而增加。有趣的是,那些在接受腹膜透析治疗的患者,如果体内脂肪没有增加,可能会面临着瘦体重(LBM)减少的风险。有一些研究证据表明机体能量储备不足的患者在透析模式上选择 PD 可能会获益,因为开始 PD 后体重可能会增加。PD 患者中高 BMI 特别是 LBM 高,对生存率有利,因为低体重仍然是不良预后因子。但是,关于 PD 患者中超重、肥胖与死亡率的相关关系的研究仍然存在矛盾结果。尽管一些研究报告指出，与正常体重的 PD 患者相比，肥胖患者接受 PD 治疗的死亡风险相同或增加，而另一些报告则认为肥胖和超重个体接受 PD 治疗存在生存受益。此外，还有一些报道指出，肥胖和超重的腹膜透析患者，其腹膜炎、导管功能丧失及技术失败的发生率高，而且这些患者的残余肾功能丧失更快。

## 肥胖和肾移植问题

肾病学家需要知道肥胖对移植肾功能的潜在风险及对术后合并症的影响。在接受肾移植患者中，肥胖是移植物丢失、慢性移植物失功和死亡的独立危险因素。肥胖者肾脏移植（renal transplantation，RTx）术后合并症和慢性移植物失功风险很高，但是，如何界定 BMI 截点水平存在争议。最近一项争论的结论是，排除病态肥胖（BMI>40kg/m$^2$）者，其他肥胖患者接受 RTx 治疗的预后结局比没接受 RTx 的透析治疗患者好。因为在 ESRD 患者中，BMI 对机体脂肪构成的评估欠佳，迫切需要一种更清晰的脂肪评估方法来定义最优截点。WHR 是 RTx 后新发糖尿病的独立危险因素，与移植物功能不良、更高的心血管并发症发生率和不良预后相关。

## 慢性肾脏病患者中肥胖的临床实践结局

由于 BMI 作为对身体成分评估不准确，特别是在液体容量状态不平衡的 CKD 患者中更是如此，更进一步的研究需使用如双能 X 射线吸收法（DEXA）和生物电阻抗等更好的方法来区分脂肪储存和 LBM。图 20.2 描述了在 CKD 患者中管理肥胖的一个推荐方法。肾病学家应该掌握一些方法来跟踪患者体内脂肪组织分布变化并知道如何控制身体成分变化。在普通人群中，肥胖已被证实是发生 CKD 的一个危险因素。在 CKD 早期，肥胖是患心血管疾病和代谢紊乱的危险因素，这与普通人群中的研究结果一致。尽管减轻体重可能对改善肾小球的血流动力学有好处，但减轻体重在改善 CKD 患者预后的价值并没有得到证实。在 ESRD 患者中，已证明肥胖并没有进一步增加死亡风险，可能主要因为在这群患者中，同时并存几种危险因子的相互干扰，常见因素是存在 PEW 和/或炎症反应。在 CKD3~5 期患者中，LBM 和 WHR 可能是比 BMI 更重要的决定患者生存的因素。对于他们来说，不管体重如何变化，LBM 的丢失和炎症反应的存在是比肥胖

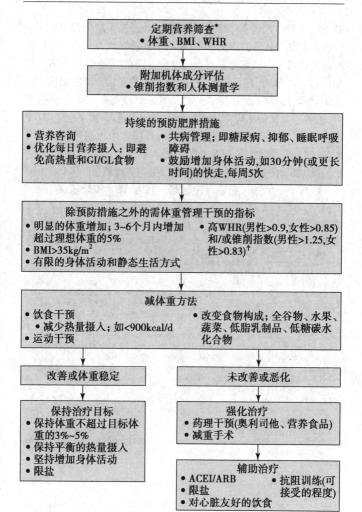

* 推荐每 3~6 个月筛查一次。

† 一项研究显示,锥削指数>1.25 预测男性高冠心病风险的敏感度和特异度分别为 73.9% 和 74.9%。锥削指数>0.83 预测女性冠心病风险的敏感度和特异度分别为 73.4% 和 63.4%。

图 20.2　慢性肾脏病患者中肥胖患者管理的推荐方法。ACEI,血管紧张素转化酶抑制剂;ARB,血管紧张素受体阻滞剂;BMI,身体质量指数;GI,血糖指数;GL,血糖负荷;WHR,腰臀比(Published with permission from Stenvinkel P, Zoccali C, Ikizler TA. Obesity in CKD—what should nephrologists know? *J Am Soc Nephrol* 2013;24(11):1727-1736.)

更加重要的临床问题。目前,尚没有足够证据来制定在肥胖的透析患者中降低体重的指南,但是肾病学家应该致力于研究增加肌肉容量和减少内脏脂肪量的干预方法,目前推荐进行较强体力活动(见第21章)。在各期CKD患者中,能量摄入应该根据标准体重来计算,而不是根据实际体重。尽管肥胖问题在全球日益严峻,但关于肥胖的治疗方法并没有实质性的进展,尤其在CKD患者中更是如此,目前可用的药物在CKD患者中不是禁用就是没有实验数据。然而,最近在有限的患者中的研究结果表明,肥胖的CKD患者接受减重手术后,肾脏参数得到改善。

(左苏君　刘岩 译　谭荣韶 审)

## 推荐阅读

Axelsson J, Qureshi AR, Suliman ME, et al. Truncal fat mass as a contributor to inflammation in end-stage renal disease. *Am J Clin Nutr* 2004;80:1222–1229.

Axelsson J, Stenvinkel P. Role of fat mass and adipokines in chronic kidney disease. *Curr Opin Nephrol Hypertens* 2008;17:25–31.

Elsayed EF, Tighiouart H, Weiner DE, et al. Waist-to-hip ratio and body mass index as risk factors for cardiovascular events in CKD. *Am J Kidney Dis* 2008;52:49–57.

Fouque D, Kalantar-Zadeh K, Kopple J, et al. A proposed nomenclature and diagnostic criteria for protein–energy wasting in acute and chronic kidney disease. *Kidney Int* 2008;73:391–398.

Johnson, RJ, Segal MS, Sautin Y, et al. Potential role of sugar (fructose) in the epidemic of hypertension, obesity and the metabolic syndrome, diabetes, kidney disease, and cardiovascular disease. *Am J Clin Nutr* 2007;86:899–906.

Sattar N, McConnachie A, Shaper AG, et al. Can metabolic syndrome usefully predict cardiovascular disease and diabetes? Outcome data from two prospective studies. *Lancet* 2008;371:1927–1935.

Stenvinkel P. Obesity—a disease with many etiologies disguised in the same oversized phenotype: has the overeating theory failed? *Nephrol Dial Transplant* 2015;30:1656–1664.

Stenvinkel P, Gillespie IA, Tunks J, et al; ARO Steering Committee. Inflammation modifies the paradoxical association between body mass index and mortality in hemodialysis patients. *J Am Soc Nephrol* 2016;27(5):1479–1486.

Stenvinkel P, Zoccali C, Ikizler TA. Obesity in CKD—what should nephrologists know? *J Am Soc Nephrol* 2013;24:1727–1736.

Van Gaal LF, Mertens IL, De Block CE. Mechanism linking obesity with cardiovascular disease. *Nature* 2006;444:875–880.

Verani RR. Obesity-associated focal segmental glomerulosclerosis: pathological features of the lesion and relationship with cardiomegaly and hyperlipidemia. *Am J Kidney Dis* 1992;20:629–634.

# 第 21 章

## 运动和身体功能与肾脏病

Kirsten L. Johansen

营养和身体活动之间密不可分的关系已经得到了越来越多的认可。因为身体活动是能量消耗的主要决定因素，是能量平衡的关键组成部分，所以《美国居民膳食指南》一书的过去几个版本都提出了对于运动的建议，这本书由美国卫生和公众服务部及美国农业部共同出版，每五年更新一次，最新版本为 2020—2025年版。《美国膳食指南》推荐摄入多种多样的食物以满足营养需求。然而，要达到能量平衡的同时避免体重增加，就要在能量需求范围内摄入充足的营养素，但在能量消耗较低时这很难做到。由于这些原因以及对身体活动相关的总体健康益处的认可，《美国居民膳食指南》明确阐述了针对《美国体育活动指南》的推荐膳食。

## 普通人群的运动及其益处

先复习一些有关普通人群运动及运动训练的术语及生理学概念，应该会有助于我们把这些原则应用到慢性肾脏病（CKD）人群。身体活动指一切可增加能量消耗的身体动作，包括日常生活、家务及职业活动。相反，运动一般是指旨在改善或维持一种或多种体适能的有计划、有系统的、重复的身体活动（表 21.1）。身体活动常以强度分类，以绝对或相对尺度来度量。最常用的方法是根据能量消耗进行分类，以代谢当量（metabolic equivalents，MET）作为能量消耗的单位，1 个代谢当量指静息状态的能量消耗量（或氧消耗）。这种分类方法中，轻度活动指能量消耗小于4MET（或老年人小于 3MET），中度活动指能量消耗为 4~6MET（或老年人 3~6MET），剧烈活动指能量消耗大于等于 6MET（参见表 21.2 中度和剧烈身体活动的范例）。另一种身体活动强度的分类方法是根据个人的自感用力度（rating of perceived exertion，RPE）分级。中度活动为自感用力"有些累"；剧烈活动为从"累"到"非常累"。

表 21.1    术语表

**有氧训练**——可改善有氧供能系统效率及心肺耐力或适能的训练。

**身体成分**——健康相关的体适能要素,指肌肉、脂肪、骨和其他重要部位的在机体中的相对含量。

**心肺耐力或心肺适能**——健康相关的体适能要素,指在持续体力活动时呼吸循环系统供氧的能力。

**功能障碍**——不能完成个人所习惯的或预期的特定社会角色或特定环境下该做的动作、任务和活动,或操作受限。

**耐力训练**——大肌肉群的重复性有氧运用(如步行、骑自行车、游泳)。

**运动**——有计划、系统的和重复的身体活动,以改善或维持一种或多种体适能要素。

**柔韧性**——与关节可活动范围有关的体适能要素。

**功能限制**——完成非连续性动作任务的能力的缺陷,如爬楼梯。

**最大心率**——全力以赴到精疲力竭时的最大心率(常以 220-年龄来估计)。

**最大耗氧量($VO_2max$)**——最大运动量时的最大氧耗量,即有氧能力、最大摄氧量、心肺耐力。

**代谢当量(MET)**——用于估计身体活动时代谢消耗(氧消耗)的单位。一个代谢当量相当于约消耗 $3.5ml\ O_2/(kg\cdot min)$ 时的静息代谢率。

**中度身体活动**——导致呼吸或心率有所增加、主观觉得有点或有些累的活动(如快步走)。

**肌肉疲劳**——由于肌肉拉伸或重复收缩导致的肌肉产生力量的能力下降的状态。

**肌肉耐力**——肌肉持续无疲劳感活动的能力。

**身体活动**——骨骼肌收缩、增加能量消耗在基础水平以上的身体移动。

**体适能**——人们所具有的或者获得的与其完成体力活动能力有关的一组身体要素。

**身体功能或身体机能**——那些日常活动所必需的感觉和运动技能的健康状态相关的组成。

**体能**——执行或完成具体的体力任务(如步行、爬楼梯)的能力。

**自感用力度分级(RPE)**——个人对其工作劳累程度的主观评价。Borg RPE 度量表是自感用力度的数字化量表。

**抗阻训练**——旨在增强力量和肌肉耐力的训练。

**力量**——肌肉产力的能力。

**剧烈体力活动**——呼吸或心率明显增加、主观认为累或非常累的活动

**表21.2** 中度和重度身体活动的范例

| 分类 | 中度 | 重度 |
|---|---|---|
| 运动与休闲 | 快步走、跳舞、悠闲地骑自行车、滚轴溜冰、骑马、划独木舟、瑜伽 | 慢跑或跑步、快速骑自行车、有氧舞蹈、武术、跳绳、游泳、爬山 |
| 体育运动 | 排球、高尔夫球、垒球、棒球、羽毛球、双打网球、高山滑雪 | 足球、曲棍球、冰上曲棍球、长曲棍球（网棒球）、单打网球、壁球、篮球、越野滑雪 |
| 家务活动 | 推式割草机修剪草坪、一般的草坪和花园的维护、擦地板或洗窗户、真空吸尘、扫除 | 手动割草机修剪草坪、铲地、搬运物品、泥瓦活、木工活、移动家具 |
| 职业活动 | 行走和提举重物、普通木匠活 | 重体力劳动（如挖沟渠、运输重物） |

运动还可以根据种类进行分类。常见的类型有运动还可分为耐力（有氧）运动或抗阻（强力）运动。耐力运动包括用大肌肉进行的重复的、动态的及有节律的运动（如步行、跑步、骑自行车），是改善心肺适能或最大氧耗量的主要运动形式。抗阻运动一般为提举重物，或提举全部或部分的体重，或移动身体以对抗外部阻力（如使用力量训练机或拉伸弹性带）。大量证据表明以上两种类型的运动均对健康有益，包括疾病和功能障碍的预防以及慢性病或功能障碍的管理和症状的改善。身体活动的程度越大，全因死亡率及心血管死亡率越低，心血管事件、糖尿病、高血压、结肠癌和抑郁症的发病风险降低。此外，规律身体活动可以改善高血压、糖尿病的控制，增加骨密度，改善关节炎症状，并改善机体功能和那些活动受限人群的心理满足感。在1996年，美国外科联合会发布的一个关于身体活动和健康的报告指出"久坐不动的生活习惯已成为一个主要的公众健康问题"。报告总结了身体活动的预期收益，得出了一系列结论和建议，部分如下：

- 所有年龄的人，无论男性还是女性，均可从规律身体活动中受益。
- 假如不能每日进行，那么每周的大部分时间能进行中等强度的身体活动（如30分钟的快步走或扫落叶、15分钟的跑步或45分钟的打排球）即可获得明显的健康益处。通过适当增加日常活动量，大多数美国人可改善他们的健康和生活质量。

■ 通过更大量的身体活动还可获得额外的健康益处。身体活动可降低总的过早死亡的风险,特别是可降低冠心病、高血压、结肠癌和糖尿病的风险。同时,身体活动也可改善精神健康,这对维持肌肉、骨骼、关节的健康非常重要。

该报告还包括关于身体活动和健康益处之间量效关系的讨论,并注明"似乎没有较低阈值(关于量效关系),因此任何一点活动都比没有活动更好"。然而,这一发现并没有强调,也没有特别针对老年人或慢性病患者提出关于增加身体活动的建议。

2007 年,美国运动医学院和美国心脏协会联合发布了针对老年人和慢性病患者的身体活动指南。指南指出了适合于较年轻成人的运动目标,如预防心血管疾病、癌症、糖尿病和延长预期寿命;而对于老年人或许应该被替换为更适合的新目标,包括减少衰老的生理改变、扭转废用综合征、控制慢性病、使心理健康最大化、提高活动度和功能,以及协助急、慢性病的康复。此外,该指南强调确定身体活动强度的相对度量而非绝对度量的重要性。换言之,有些活动对于较年轻健康的个体来说是轻度活动,对于老年个体、"慢性病状态和/或功能限制"(如 CKD)个体而言则很可能属于中等强度的活动。

## 慢性肾脏病患者增加身体活动的潜在益处

维持性血液透析(maintenance hemodialysis,MHD)的终末期肾脏病(ESRD)患者人群是极端缺乏活动的,而这种低活动度与该群体的低生存率有关。一项对 286 例维持性血液透析患者的研究指出,59% 受调查者在每日必需的日常活动之外不做任何身体活动,只有 12% 受调查者每周有 3 日或 3 日以上进行了 30 分钟的身体活动。另一较新的研究调查了 1 547 名能走动的开始接受透析不久的患者,发现身体活动水平极低,各年龄和性别均低于健康人的第 5 百分位。

身体活动缺乏不仅在终末期肾病人群中普遍存在,而且与开始进行维持性透析的患者肌肉丢失、身体功能下降、一年及四年高死亡率有关。低心肺适能(峰值氧耗量)常与活动缺乏有关,常见于晚期 CKD 患者。维持性透析患者的峰值氧耗量是年龄预测范围的 50%～60%,3～4 期 CKD 患者具有相似的低值,移植者则是年龄预测范围的 70% 左右。低心肺适能与进行维持性血液透析的 ESRD 患者及普通人群的高死亡率有关。一些研究已报道运动训练可改善晚期 CKD 患者及接受透析或移植的终末期肾病患者的峰值氧耗量。

虽然峰值氧耗量是与身体活动水平直接关联的重要生理指

标并与身体功能和生存率有关,但在 CKD 患者中应用这个指标还是存在一些疑问。首先,许多患者活动受限,不能按照该方法进行检测最大运动能力的跑步机运动试验或踏车运动试验,因而仅那些相对足够健康或活跃到能进行最大运动能力的患者参与研究。其次,峰氧耗量的改善对患者功能的影响难以量化评价。因此,也有必要考虑与生活质量更紧密相关的其他方面的身体功能,如自我报告的功能状态、体能和身体虚弱。

维持性透析患者在被问及完成各种任务的困难程度时,自我报告身体功能差;同时当他们被要求短距离或稍长距离行走、重复从座椅上起身、爬一段台阶时会表现不佳。自我报告的身体功能和体能与通过回顾性调查问卷、加速度计测量的身体活动是相关联的。CKD 患者存在与缺乏活动相关的肌肉萎缩和肌肉无力,以致引起体能不足。这些方面的体能不足与低的健康相关的生活质量、透析人群中的高死亡率及肾移植后差的结局有关。幸运的是,最近几个研究表明,有氧运动训练和抗阻运动训练的干预可以改善透析患者的自我报告的身体功能,同时抗阻运动训练可以增加肌肉容量和力量。

最近身体虚弱的概念已可操作化并可用于调查其对社区居住的老年人的影响,因为在社区中,虚弱与功能障碍、住院、送往养老院和死亡风险的增加有关。低身体活动是虚弱定义中的五个关键要素之一,另外两项(握力薄弱和步速缓慢)与体能不足有关,最后两项是体重下降和精疲力竭。五项中有三项或以上标志着个体虚弱。虚弱及其构成项均与肾脏功能有关。在心血管健康研究中,将原始队列按虚弱进行分类后发现,慢性肾脏病患者(定义为女性血清肌酐>114.9μmol/L 或 1.3mg/dL,男性血清肌酐>132.6μmol/L 或 1.5mg/dL)虚弱的可能性是肾功能正常者的近 3 倍。经调整人口学特征、并发症以及血红蛋白、C-反应蛋白等实验室指标后,CKD 患者虚弱的可能性仍有肾功能正常者的 1.5 倍。此外,虚弱表现的某些方面,尤其是体能的测试,与半胱氨酸蛋白酶抑制剂 C 估算的肾小球滤过率(GFR)相关,即使在 GFR 高于 60mL/(min · 1.73m$^2$)的水平时也如此,肾功能越差,体能越差。将这一方法应用到透析领域发现,在这种定义下,30%透析患者属于虚弱(心血管健康研究中社区居住的老年人虚弱发生率为6.9%),尽管透析患者不限于老年人,并且虚弱与高死亡率有关。

除了身体活动缺乏之外,其他慢性病包括高血压、血脂异常、冠心病、糖尿病及抑郁症也给透析患者、早期 CKD 患者和肾移植患者造成了很大的负担,这些慢性病是有可能通过运动而改善的。几乎没有数据证明运动是否能确实改善 CKD 患者这些并发症。然而,有研究提示运动训练可改善维持性血液透析患者的血压控制和抑郁症症状,而在普通人群中的证据也很让人信服。

因此,CKD 与许多和缺乏身体活动相关联的疾病状态有关,而这种状态可通过增加活动来改善。在某些方面尤其是在运动能力和身体功能,运动对 CKD 患者的改善效果显著,但是在考虑降低心血管事件、增加生存率等益处时,我们必须从对于健康个体的研究中来进行推断。尽管如此,肾脏病预后质量倡议(Kidney Disease Outcomes Quality Initiative, K/DOQI)临床实践指南中关于透析患者心血管事件的临床实践指南中纳入了身体活动有关的一系列指南(表 21.3)。指南 14.2 特别指出:"肾脏病医师和透析中心工作人员应该鼓励所有的透析患者增加身体活动水平。"

**表 21.3 关于身体活动的肾脏病预后质量倡议指南**[*]

- 肾脏病及透析的工作人员应指导并定期鼓励透析患者提高自己的体力活动水平:
  - 透析患者运动的唯一问题在于必须确认为患者提供恰当的建议(如进行物理治疗或心脏康复)并能确保患者成功接受这些运动方式。这些问题包括骨科/肌肉骨骼的限制问题、心血管问题、积极性问题。
- 身体功能的测量:
  - 应至少每 6 个月评估一次身体功能并重新评价身体活动计划。
  - 可使用体能测试或调查问卷(如 SF-36)以检测身体功能。
  - 应评估每位患者进行身体活动的潜在障碍。
- 身体活动建议:
  - 许多透析患者存在严重活动障碍,因此可能需要指引患者去进行物理治疗,以增加力量和耐力,达到能够进行推荐的身体活动的水平。
  - 符合心脏康复的患者,应转诊至专科处理。
  - 活动的目标应该是以每次最多 30min 的中等强度水平来锻炼心血管系统,如果不能每日进行,则可在每周大多数日子里进行。目前,没有进行身体活动的患者应从非常低水平和短持续时间开始,并逐渐增加到推荐的水平。
- 随访:
  - 身体功能评估和鼓励参与身体活动应作为患者的常规治疗计划中的一部分。定期检查应包括活动水平和身体功能变化的评估

[*] 可在网站 http://www.kidney.org/professionals/kdoqi/guidelines_cvd/guide 14. htm 获取。

## 身体活动的风险

考虑增加身体活动的潜在风险很重要，尤其是 CKD 人群，他们身体功能普遍较差、心血管事件风险相对普通人群较高。我们需要考虑骨骼肌肉损伤和心血管事件这两种风险。规律的身体活动与活动相关性损伤发生的增多有关，尤其是在剧烈运动和体育活动的情况下。然而，有一些证据表明，适度的身体活动可带来对损伤的一些保护作用，可能是通过增加神经肌肉控制、平衡和肌肉力量达到这一效果。一项研究利用 2000—2002 年美国国民健康访问调查的数据检验了这个问题。受访者被问及他们的身体活动程度，调查者将其分级为缺乏活动、活动不足或活动充足，受访者还被询问了近 3 个月所发生的损伤及其发生环境。果然，休闲时间的身体活动水平与运动或休闲活动相关性损伤的发生率增加之间存在量效关系。相反，他们发现，缺乏活动的个体出现运动或休闲活动无关性损伤的概率最高，调整了年龄、性别、教育程度、种族等因素后，休闲时间活动水平与损伤发生的概率无关。休闲活动相关性损伤的增加被非休闲活动相关性损伤的减少所抵消。

如同骨骼肌肉损伤一样，剧烈体育锻炼时心肌梗死或心搏骤停等心血管事件风险增加，特别是久坐不动者和冠状动脉疾病患者（不管是已诊断还是未诊断的）。与不运动期间相比，运动强度越高及平素身体活动水平越低在运动期间发生心血管事件的风险越大。换言之，与突然开始剧烈运动的久坐不动者相比，规律运动者发生运动相关的猝死的风险较低，虽然该组人群剧烈运动过程中和运动后的风险的一过性升高。然而需指出的是，身体活动充足或活动适宜的个体发生心血管疾病的总体风险降低了 25%~50%，这对于早期慢性肾脏病患者是必须考虑的。

CKD 患者发生以上两种运动并发症的风险可能较普通人群高。由于甲状旁腺功能亢进和骨病，骨骼肌肉损伤的风险会增加，骨折和自发性肌腱断裂的风险更大。一般来说，大多数身体活动相关性骨骼肌肉损伤可通过逐渐增加活动程度至理想水平并避免过度活动来预防；规律身体活动的净效应是可获得较低的心血管疾病的死亡率风险。类似地，由于 CKD 患者心脏病和心脏病风险因素的患病率高，心脏事件的风险很可能较高。因此，需要采取措施将这些风险最小化（表 21.4）。第一步是风险评估。参与运动的个体应进行参加运动的禁忌证筛查，包括近期曾

**表 21.4　运动参与的风险最小化**

| 适当筛选 | 排除禁忌证： |
| --- | --- |
| | • 近期心肌梗死或心电图变化符合心肌梗死 |
| | • 不稳定型心绞痛 |
| | • 不受控制的心律失常 |
| | • 三度传导阻滞 |
| | • 急性进行性心脏衰竭 |
| | • 血压升高 |
| | • 导致运动高风险的任何急性状态 |
| | • 无法行走或步态不稳 |
| 适当的装备 | 舒适、稳定的鞋类<br>宽松的衣服 |
| 运动注意事项 | 运动开始时强度低、持续时间短<br>鼓励运动前和运动后充分进行伸展活动<br>根据自感用力度循序渐进运动<br>避免过度剧烈活动<br>运动前需进行 5 分钟的热身，并在任何中等强度的活动环节结束后进行至少 5min 的冷身运动 |
| 频繁评估 | • 给予鼓励，强化巩固<br>• 监控问题<br>• 因疾病中断后重新开始 |

患心肌梗死或心电图改变提示有心肌梗死，未控制的心律失常、不稳定型心绞痛、三度传导阻滞、具有严重症状的主动脉瓣狭窄、可疑的或已知的主动脉夹层动脉瘤、急性进展性心力衰竭。此外，未控制的高血压，表现为收缩压 >200mmHg 或舒张压血压 >120mmHg，是运动的相对禁忌证。因为剧烈活动时运动相关性并发症较常见，尤其是久坐不动的人，所以第二步是以适当的强度开始锻炼，且持续时间短些。规律身体活动的有效效应（净效应）是心血管疾病的死亡风险降低。

## 慢性肾脏病人群改善身体活动的措施

　　关于普通人群及 CKD 人群身体活动益处的报道越来越多，K/DOQI 关于透析患者心血管疾病的临床实践指南中包括了身体活动的一系列建议（表 21.3）。这些建议的关键要点中有一项声明指出身体活动的评价和咨询应由肾脏病医师或透析中心人员来完成。指南特别推荐了一个身体活动目标,大多数日子里每日做 30min 中等强度的活动,并强调患者应从低强度的活动开始,逐渐达到推荐水平。然而,不巧的是,一项调查显示,大多数肾脏病医师并没有建议患者增加活动,主要原因是肾脏病医师在其能力范围内讨论这个话题时缺乏自信。虽然指南提供了具体目标,但未说明如何实施,而这正是肾脏病医师急需了解的。

运动处方不受重视的原因有运动只是心血管疾病庞大指南的一部分,及没有针对 CKD 人群如何增加身体活动水平的数据。因此,CKD 患者增加身体活动的策略,需从未患肾脏疾病的人群所得信息中推断,如同 CKD 患者治疗的其他方面一样。这里有些方法可供肾脏病医师选择,用以增加患者身体活动。首先,简单地询问患者身体活动程度,让他们知道,这是他们的治疗的一个重要部分。其次,肾脏病医师可教育患者活动的潜在益处,进一步强化患者对运动的关注。再次,肾脏病医师可提供关于运动及其益处方面的书面资料。Life Option 是旨在提高肾病患者生活质量的以研究为基础的教育和推广计划项目,它们提供了一份可网络免费获取的为透析患者特别制作的详细的运动指导。这本小册子上写了规律运动的益处以及如何开始运动计划。医师可指引患者浏览这一网址,或者下载这本小册子直接提供给患者。此外,网络上还有大量关于普通民众或老年人运动信息的资源,由美国疾病预防控制中心、美国农业部、美国运动医学院、哈佛大学公共卫生学院等机构提供。这些资源对于仅患肾脏病的患者是有价值的,但有些患者可能需要额外的帮助或支持。不能行走或行走困难的患者可被转诊至物理治疗师,由他们进行评价并给予如何增加力量及身体活动的建议,这些也应由医疗保险承担。已患或疑似心脏病或充血性心力衰竭的患者可转诊进行心脏康复,主要是为了开始运动计划。

最后,肾脏病医师可与患者讨论运动的细节(图 21.1),或为血透中心的患者提供在透析过程中参加身体活动的机会。后一策略已显示出是有益的,在某些情况下可改善透析效率,减少副反应如低血压、肌肉痉挛。一些作者提倡在透析过程中活动,因为不需患者额外的时间,同时可改变透析时被动的不活动状态,而具有更好的依从性。尽管在加拿大及其他地方有许多成功地纳入透析时活动的计划,但在美国,透析系统并不容易加入透析治疗期间的活动,透析中心的工作人员对于支持透析时运动的计

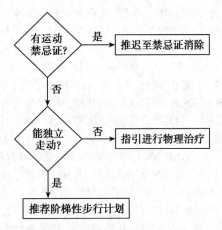

**图 21.1**　开展有氧运动计划的一般程序

划常常热情不足,原因包括时间不足、患者安全(在透析相关紧急情况发生时难以挪开运动器材)、人员安全(在移动笨重的运动器材以供患者使用时可能受伤)。这些困难无论什么情况下都不是小事,在缺乏内科医师及透析中心领导对运动的有力支持,及没有指定专人对运动进行实施和监控时,非常难以克服。不巧的是,在美国目前少有中心可以提供透析时运动计划,但这不应妨碍我们鼓励透析之外的运动。此外,由于那些在家透析(腹膜透析或其他血液透析模式)、不需透析的 CKD 及已接受肾移植的患者也需要运动咨询,肾脏病医师应提供一些信息,告诉患者如何使更多身体活动成为生活方式的一部分。

在推荐患者增加身体活动水平时,最重要的指导原则是鼓励患者缓慢、逐渐地增加身体活动强度及持续时间(表 21.4)。医师提供运动咨询及患者开始运动计划的一个主要障碍是认为运动必须是剧烈的才有益。最近研究表明可能运动越多越好,但"即使一点运动也是好的",在与 CKD 患者讨论身体活动时应该着重强调这一点。"不付出艰辛,将一无所获"的观点应予摒弃,应建议患者从可以不费力地完成的水平开始运动。虽然目标是每周大多数日子里每日进行 30 分钟中等强度运动,但必须认识到许多患者不得不从较短的活动时间开始,中等强度活动应该以个体体能水平来确定,而不是以绝对指标。因此,不是建议患者以某个速度步行(在任何情况下都是难以给出建议),而是建议患者以他们觉得"有些累"到"累",但不是"很累"。本章节以步行为例,骑自行车或其他活动可以相似的原则来建议。步行有一些优点:安全、不需特别器材、任何地方均可进行、强度可多变、可用时间、距离或步数来计数。此外,护士健康研究、哈佛校友健康研究、国民健康访问调查、女性健康倡导等均有关于步行益处的专门依据。

运动计划成功的关键是监控,所以肾脏病医师和透析中心人员可以将运动作为患者保健计划的一部分,即使没有制订有关的透析中心运动计划。如果能常规询问患者进行身体活动所花费的时间及活动强度,就更容易促进患者的身体活动达到所推荐的水平。第一个目标通常是增加活动持续时间到至少每次 20 分钟,最好 30 分钟。可以在可耐受范围内每周增加 1~2 分钟来逐渐达到以上目标。然后鼓励患者增加运动强度。以步行为例,可通过增加步速、增加上坡路段、手提物品和/或脚踝挂物来增加运动强度。大多数患者不应被鼓励去增加速度到接近慢跑,因为这有可能增加损伤风险。应向所有患者建议自感用力度的目标,并告知他们活动不应该费力到运动时无法说话。

除了步行和其他有氧运动,身体活动指南还指出为了提升和保持健康和身体自主性,老年人将受益于每周至少两日的维持或增加肌肉力量和耐力的活动。这些活动包括逐渐增加的举重计划、负重体操及使用主要肌群的类似抗阻运动。在此同样应遵循少量开始、逐渐增加的原则。开始每次运动时的重量应该是以中等费力的强度可以提举 10~15 次。然而,对肾脏病医师而言,讨论抗阻运动训练的详细内容和安全性可能比步行计划更困难,所以实际上可将患者转诊至物理治疗以得到详细的指导,内科医师可定期询问、再次指引以进行进步评价及提出新的建议。

最后,对老年人的身体活动指南还指出,为了保持规律身体活动和日常生活所必需的柔韧性,老年人应每周至少 2 日、每日至少进行 10 分钟保持或增加柔韧性的活动。为减少跌倒损伤的风险,有重大跌倒风险(如频繁跌倒或行动不便)的社区居住老年人应进行保持平衡或改善平衡的运动。物理治疗师可以推荐 CKD 患者进行锻炼平衡性和柔韧性的物理治疗,这些治疗应一起纳入总体运动计划之中。在有氧运动之前/后应该做拉伸运动以为肌肉进行热身和冷身运动。

不巧的是,增加身体活动及改善体能常非一日之功。CKD 患者患有许多并发症,常生病,需住院治疗,这在与患者讨论身体活动时是必须考虑到的。卧床休息期间体适能急剧下降,健康退步的感觉使得患者沮丧。医师可以帮助患者认识到生病期间运动能力下降是可预期的并鼓励患者康复期间重复开始身体活动。患者可找到新的活动水平,可能比之前耐受活动的水平低,故应从此水平开始逐渐增加。

　　总之,医师参与可以增加患者提高及维持其身体活动水平的机会,这一点是怎样强调都不过分的。我们询问透析患者身体活动情况时,患者说缺乏来自医疗保健团队的鼓励是他们参与运动的一个障碍。患者通常会从他们的医师那接收到的一些模糊或明示的信息因而判定自己不可活动。因此,询问并鼓励患者进行身体活动应该成为我们对这些患者的常规医疗的一部分。

(文罗娜 译　谭荣韶 审)

## 网络资源

American Heart Association Recommendations for Physical Activity in Adults. http://www.heart.org/HEARTORG/HealthyLiving/PhysicalActivity/FitnessBasics/American-Heart-Association-Recommendations-for-Physical-Activity-in-Adults_UCM_307976_Article.jsp#.WAI4lpMrKHp. Accessed May 10, 2017.

Centers for Disease Control and Prevention. http://www.cdc.gov/nccdphp/dnpa/physical/. Accessed May 10, 2017.

Harvard School of Public Health. http://www.hsph.harvard.edu/nutritionsource/staying-active/. Accessed May 10, 2017.

Life Options. http://lifeoptions.org/catalog/catalog.php?prod-Cat=booklets:%20Exercise:%20A%20Guide%20for%20People%20on%20Dialysis. Accessed May 10, 2017.

National Institute on Aging. https://www.nia.nih.gov/health/publication/exercise-physical-activity/introduction. Accessed May 10, 2017.

National Kidney Foundation. K/DOQI Clinical Practice Guidelines for Cardiovascular Disease in Dialysis Patients. http://kidneyfoundation.cachefly.net/professionals/KDOQI/guidelines_cvd/index.htm . Accessed May 10, 2017.

Office of Disease Prevention and Health Promotion. Physical Activity Guidelines. https://health.gov/paguidelines/. Accessed May 10, 2017.

U.S. Department of Agriculture. Dietary Guidelines for Americans 2015–2020. 8th Ed. https://health.gov/dietaryguidelines/2015/resources/2015-2020_Dietary_Guidelines.pdf. Accessed May 10, 2017.

## 推荐阅读

Carlson SA, Hootman JM, Powell KE, et al. Self-reported injury and physical activity levels: United States 2000 to 2002. *Ann Epidemiol* 2006;16:712–719.

Cheema B, Abas H, Smith B, et al. Progressive exercise for anabolism in kidney disease (PEAK): a randomized, controlled trial of resistance training during hemodialysis. *J Am Soc Nephrol* 2007;18:1594–1601.

Fried LP, Tangen CM, Walston J, et al; Cardiovascular Health Study Collaborative Research Group. Frailty in older adults: evidence for a phenotype. *J Gerontol A Biol Sci Med Sci* 2001;56A:M146–M156.

Johansen KL. Exercise in the ESRD population. *J Am Soc Nephrol* 2007;18:1845–1854.

Johansen KL, Chertow GM, Kutner, NG, et al. Low level of self-reported physical activity in ambulatory patients new to dialysis. *Kidney Int* 2010;78:1164–1170.

Johansen KL, Painter PL, Sakkas GK, et al. Effects of resistance exercise training and nandrolone decanoate on body composition and muscle function among patients who receive hemodialysis: a randomized, controlled trial. *J Am Soc Nephrol* 2006;17:2307–2314.

National Institute on Aging. *Your Everyday Guide from the National Institute on Aging at NIH: Exercise & Physical Activity.* NIH Publication No. 15-4258. Bethesda, MD: U.S. Department of Health and Human Services, Public Health Service, National Institutes of Health, National Institute on Aging; 2015 .

National Kidney Foundation. K/DOQI Clinical Practice Guidelines for Cardiovascular Disease in Dialysis Patients. *Am J Kidney Dis* 2005;45(Suppl 3):S1–S154.

Nelson ME, Rejeski WJ, Blair SN, et al. Physical activity and public health in older adults: recommendation from the American College of Sports Medicine and the American Heart Association. *Circulation* 2007;116:1094–1105.

Office of the U.S. Surgeon General. *Physical activity and health: A report of the Surgeon General.* Washington, DC: U.S. Department of Health and Human Services, National Center for Chronic Disease Prevention and Health Promotion; 1996.

Shlipak MG, Stehman-Breen C, Fried LF, et al. The presence of frailty in elderly persons with chronic renal insufficiency. *Am J Kidney Dis* 2004;43:861–867.

U.S. Department of Health and Human Services. *2008 Physical Activity Guidelines for Americans.* Washington, DC: U.S. Department of Health and Human Services; 2008.

U.S. Department of Health and Human Services and U.S. Department of Agriculture. *Dietary Guidelines for Americans, 2015.* Washington, DC: U.S. Department of Health and Human Services and U.S. Department of Agriculture; 2015.

# 第 22 章

## 肾脏病临床营养师——医学营养治疗

Linda W. Moore

近年来,关于慢性肾脏病(chronic kidney disease,CKD)患者营养需求复杂性的研究越来越多。随着肾病的进展,CKD患者的新陈代谢和营养需求也在发生变化,因此医学营养治疗(medical nutrition therapy,MNT)实施内容、时间和方式的确定要建立在综合考虑患者的肾功能水平、特定营养需求以及个体的营养史和病史的基础上。营养师在确定及实施营养建议,帮助患者了解如何改变饮食,并监测饮食变化的结果方面具有独特技能。饮食改变是一个长期的过程,并且可能需要反复多方面干预才能最终取得成效。

为患有CKD的非透析患者提供营养照护时,另一个需要考虑的方面是寻求肾脏营养师的协助。在为有多方需求的非透析性肾病患者提供营养照护和在联邦政府为透析患者提供营养师资助服务的指定透析中心外难以提供这些服务时,肾病专家、营养师和患者应寻求机会进行相互合作。

本章将回顾营养师为非透析性CKD患者提供营养管理的一些方法,并讨论营养师和医师之间作为专业管理合作伙伴关系的一些潜在联系。

## 营养师用于 CKD-MNT 的技术举例

为高血压、糖尿病和肾病患者开出相应的饮食调整处方非常普遍。对于高血压患者而言,一级预防和干预策略包括减轻体重的饮食处方、减少钠的摄入和增加钾的摄入。糖尿病的治疗主要是限制基础能量的摄入,其中限制能量和碳水化合物摄入是糖尿病患者的主要饮食策略。最后,在CKD的治疗中,低蛋白饮食被用于减缓晚期肾病患者的肾衰竭进展。目前,尚不清楚通过饮食改变治疗高血压、糖尿病和肾病患者是否会直接引起营养状况的改变。但已经有研究表明,除非进行严格监测,否则给予摄入营养素调整的处方可导致患者非自主地减少宏量营养素或微量营养素的摄入量。

在提出膳食建议时,营养师应综合考虑患者的营养史和营养知识储备情况。仅通过提供一份应避免的高钠食物清单或可食用的低钠食物清单来指导患者遵循低钠饮食是不切实际的。因为患者在遵循这个营养建议时，可能会出现主要营养素摄入不足的情况。接下来我们将用肾脏营养师进行 CKD-MNT 的三个病例简单说明如何通过肾脏-饮食网络帮助患者达到实际营养需求。

## 病例 1

一名新近丧偶的 75 岁男性，因未控制的糖尿病和高血压转诊营养师。其营养史为平素只吃加工或罐头肉类、鸡蛋、面包和罐头豆类，通常每日会在快餐店进食一餐。营养分析表明，该患者每日膳食蛋白质摄入量为 123g，即 1.5g/kg[标准体重(standardized body weight,SBW)]，约 2 500kcal 能量[31kcal/kg(SBW)]。药物控制下的血压为 140/89mmHg。身体质量指数(BMI)为 30.5kg/m$^2$(为该 SBW 下 BMI 的 119%)。实验室检查结果显示，HbA$_{1c}$ 为 7.3%，血尿素氮(BUN)为 15.35mmol/L，血清肌酐 150.28μmol/L，肾小球滤过率估计值(eGFR)为 39mL/(min·1.73m$^2$)，血钾为 5.3mmol/L。他的初级保健医师在转诊时未提及肾功能。该患者不知道如何应用那份允许和不允许进食的食物清单。尽管该患者缺乏与食物和营养相关的知识，但他有兴趣学习如何改善自己的健康状况。出于对糖尿病的担忧，他的营养教育从规范用餐时间开始。最初的营养建议是避免高盐高钾饮食，以及记录饮食日记。考虑到他的肾功能和钾的情况，他的家庭医师建议转诊肾病专家。在接下来的几周里，在继续进行低钠饮食的过程中，患者和营养师讨论了如何在饮食中加入水果和蔬菜的方案。在每次就诊时，他们还会讨论他的糖尿病情况以及血糖监测方法，同时就他的状态与其家庭医师进行沟通。

## 病例 2

该患者由肾病专家将患者转诊接受营养治疗。男性，72 岁，营养良好，有全职工作，患者处于 CKD3 期(BUN 6.78mmol/L、血清肌酐 114.92μmol/L、eGFR 45~57mL/(min·1.73m$^2$)，血清钾 4.1mmol/L，血红蛋白 166g/L，25(OH)D$_3$ 19μg/L，尿蛋白 7.4g。血压 174/90mm Hg(使用 β-受体阻滞剂)，BMI 29.7kg/m$^2$(为该 SBW 下 BMI 的 158%)。肾脏病医师要求对他的 CKD 实施 MNT。他的饮食处方为：考虑到患者有蛋白尿，在每日每千克体重摄入 0.6~0.8g 蛋白质的基础上增加摄入 6~8g 的蛋白质，能量 30kcal/(kg·d)，钠 2g/d，磷 800mg/d。患者同时服用维生素 D 补充剂(8 周内复查)。饮食教育初期从教育食物组别手册开始，教会患者根据饮食处方要求从各组中挑选合适的食物。营养师提供给患者一份为期 7 日的餐单,该餐单包含符合其饮食处方的一日三餐饮食,并在其食物组别手册上标注食物代码。患者被要求按计划执行 4 周,记录实施过程中的任何困难及总体想法,但需将重点放在吃完餐单要求的所有食物。4 周后患者再次与肾病营养师会面,并对 7 日餐单上对该患者不能实施的内容进行相应调整。患者随访时血压为 150/84mmHg,BMI 为 29kg/m²,血清肌酐稳定。患者随后因为工作而搬到另一个州而失访。

## 病例 3

女性患者,72 岁,中度营养不良,新发 2 型糖尿病和 4 期 CKD,由肾病专家转诊至营养师,其饮食处方为"低蛋白(1g/kg SBW/d),维持血压 ≤ 130/80mmHg,HbA$_{1c}$ ≤ 7.0%,低磷饮食"。该患者的血压为 181/82mmHg(使用 β 受体拮抗剂和钙通道阻滞剂),BMI 为 17.8kg/m²(为该 SBW 下 BMI 的 82%)。BUN 11.78mmol/L,血清肌酐 194.48μmol/L,eGFR 22mL/(min·1.73m²),尿液中含有蛋白(+),血清钾 3.8mmol/L,葡萄糖 9.10mmol/L,血清白蛋白 37g/L。铁蛋白 60μg/L,血红蛋白 93g/L。患者服用硫酸亚铁、复合维生素 B、维生素 E 和卵磷脂。为控制糖尿病,患者同时口服磺脲类药物。饮食计划建议每日蛋白质摄入 0.8~1g/kg(SBW),钠 2g,磷 700mg,但钠和磷的控制延期执行。营养师向她提供了一本关于食物组别的手册,并教育她如何从每组中选择适当的食物来执行处方。患者表示其喜欢烹饪,想按自己喜欢的菜谱做菜。一周后,她再次去营养师就诊时,提供的一份饮食记录中显示其每日摄入蛋白质 1.2g/kg(SBW),能量 26kcal/kg(SBW),钠 3g,磷 1g。她每日自测血糖 4 次,但仅限于餐后 2h 血糖,其每日所有血糖水平仅有一次小于 5.55mmol/L。营养师向患者提供了一日中如何合理分配碳水化合物和限制蛋白质食物来源的更详尽建议,要求患者继续记录饮食并于 2 周后回诊时再次讨论。2 周后,患者饮食日记中显示其每日蛋白质略微得到改善,为 1.1g/kg(SBW),而能量为 27kcal/kg(SBW);她摄入的碳水化合物的分布和监测的血糖也得到改善。在提供另一份有关磷含量食物的手册后,对患者增加每日限制 2g 钠和 700mg 磷的饮食要求。1 个月后,患者的饮食记录中显示,每日摄入蛋白质为 0.9g/kg(SBW),能量 28kcal/kg(SBW),钠 1 700mg 和磷 730mg。自我监测血糖水平保持在要求范围内,体重维持稳定。整个就诊过程中,肾病营养师与患者会面时间共计 3 小时,并建议在患者病情发生变化时可再次转诊肾病专家。

营养师通过实施营养评估并确定营养诊断,然后进行营养干预、营养评价和监测来实现营养管理(图22.1)。这种方法在营养学实践中有标准化流程。与上述病例一样,患有CKD的患者表现出多种合并症,合并症的出现使得每位患者的营养计划均有所不同。营养师将会向患者展示以患者为中心的个体差异,包括:食物和营养知识缺乏,不同程度的营养不良,思想准备水平和学习意愿,以及实施调整的能力。会面的类型、目标以及付款人允许的会面次数都决定了CKD-MNT治疗的时间长度和频率(表22.1)。例如,初次就诊时的时间通常比随访时更长(表22.1),一些保险公司在预认证过程中指明允许的就诊次数。而随访间隔时间则取决于患者的需要。对于难以遵循饮食改变的患者而言,饮食调整越复杂,越要求前几次会面的间隔短,后续会面间隔时间可以适当延长。

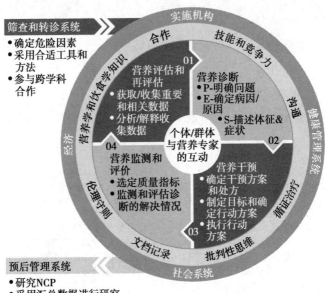

图22.1 营养管理流程(From Academy of Nutrition and Dietetics. Nutrition Terminology Reference Manual (eNCPT):Dietetics Language for Nutrition Care. http://ncpt. webauthor. com. Accessed July, 2017;reprinted with permission)

**表 22.1**　关于 CDK-MNT 会面的时间和频率的当前建议

| | 营养与饮食学会推荐时间(小时) | 医疗保险和医疗补助服务中心允许的工作时间(小时) |
|---|---|---|
| 第 1 年 | | 3 * |
| 　第 1 个月 | 0.75~1.5† | |
| 　第 2 个月 | 如果营养素摄入不足,蛋白质-能量营养不良或并发疾病会进一步影响营养状况,建议患者每 1~3 个月有 0.25~1.5 小时或更长时间的会面 | |
| 　第 3 个月 | | |
| 　第 4 个月 | | |
| 　第 5 个月 | | |
| 　第 6 个月 | | |
| 　第 7 个月 | | |
| 　第 8 个月 | | |
| 　第 9 个月 | | |
| 　第 10 个月 | | |
| 　第 11 个月 | | |
| 　第 12 个月 | | |
| 第 2 年及以后 | | 每年 2 小时‡ |

* 多次访问的总小时数。第一次访问通常是 1 小时或更长时间,以适应进行初始营养评估的时间。

† 患者应在开始透析起就从营养师那里接受 MNT,至少维持 12 个月。

‡ 多次访问可达到的小时数。但是,通常应每年访问 2~3 次,超过 1 年以上就足以满足随访的需求时间。然而,如果患者的病情发生变化,可能需要增加就诊时间以重新调整饮食表并形成新的饮食处方。

CKD,慢性肾脏病;MNT,医学营养治疗。

这些患者的具体营养需求最好通过医师-营养师或注册营养师/营养学家(physician-dietitian or regisered dietitiant/nutritionist, MD-RDN)合作机构来制定,因为这在透析结构中已被认可长达数十年。对许多患者和医师来说,在透析之前获得寻求肾病营养师的协助仍然是一个挑战。建立 MD-RDN 这样的合作机制也许可以帮助患者面对未来的挑战。

# 营养师在初级保健诊所、肾脏病诊所或私人执业机构的中实践

在美国,营养师是被批准有资格为 CKD 3 期和 4 期患者 $[GFR<50mL/(min \cdot 1.73m^2)]$ 及糖尿病患者提供 MNT 治疗的专业人士。营养师可以为这些患者提供有偿服务。目前一些私人保险公司仍然没有将为其顾客提供有益服务的营养师纳入保险范围,但如确有需要,在提供有关的补充文件后也可能会被说服提供支持。因此,进行预认证是有必要的。由于按服务收费的 MNT 要向付款人收取服务费用,因此计费专家需要了解营养师提供者为 MNT 计费所使用的流程和代码。

然而,通过美国的医疗保健系统进行的有偿医疗服务可能逐渐减少。根据现任美国卫生和公众服务部长的说法,2016 年,85%的有偿医疗服务是与质量或价值挂钩的,到 2018 年,50%的医疗服务付款将改为其他支付模式提供。责任医疗机构和捆绑式支付安排是正在探索的替代支付模式的示例。营养师是有效且具有良好费效比的提供者,特别是在初级保健机构中,已经证明了显著的投资回报。在这种情况下,住院率和医师就诊率减少了,很大程度地减轻了社会救治成本。同时,医师诊治每位患者时间的减少也可使医师在不增加工作时间的情况下诊治更多患者。因此,许多医师都欢迎营养师参与协助诊治,但他们无力支付营养师的费用。通过减少住院治疗,参与这些替代支付模式的初级保健机构可能增加捆绑支付,这有助于抵消一部分营养师的成本。如前所述,根据目前政策规定,对于患有糖尿病或 CKD 的患者,营养师提供者仍可以按服务收费,因而费用中可涵盖营养师的费用。

## 从为透析患者过渡到为非透析患者提供 CKD-MNT 治疗的营养师,或希望在他们执业范畴内为 CKD 患者提供 MNT 的全科营养师

美国营养与饮食学会联合国家肾脏基金会肾脏营养委员会一起发布了关于在肾脏病机构中工作的营养师实践标准(standards of practice,SOP)和专业工作标准(standards of professional performance,SOPP)的共识声明。该声明描述了在肾脏营养学中进行营养管理实践的基本要求,并确定了每个指标所需的实践水平等级(合格、熟练或精通)。营养师可以使用 SOP 和 SOPP 评估个人能力并确定可能需要加强的领域。

除了肾脏营养范畴内营养师的 SOP 和 SOPP 之外，营养和饮食学会还提供了一种自我评估营养学治疗能力的工具。**实践范围决策工具**（Scope of Practice Decision Tool）是一种在线互动工具，旨在帮助营养学从业人员确定某项功能是否在其范围内，并就提高该领域熟练程度的过程提供建议。对于从透析营养师过渡到在非透析 CKD 诊所或初级保健机构工作的营养师，**实践范围决策工具**可能是过渡前的有效练习方式。

同样，对于不在透析机构中实施治疗但希望培养 CKD-MNT 技能的营养师，**实践范围决策工具**可用于帮助找到其应加强的领域。在为 CKD 患者提供营养建议时，尤其在糖尿病和心血管合并症发生率日渐增加情况下，没有经过肾脏营养师认证（certified specialist in renal nutrition，CSR）的营养师（见下文）或没有透析经验的营养师，当其需要为 CKD 患者提供服务时，需要进一步提高业务的熟练程度，尤其是在当前合并糖尿病和心血管疾病的患者日益增加的情况下。

目前，包括营养和饮食学会在内的很多组织都为有意愿为非透析患者提供 CKD-MNT 的营养师提供了大量的培训资料（表 22.2），如慢性肾脏病工具包（http://www.eatrightstore.org/）和美国肾脏基金会理事会提供的肾脏营养指南（http://www.kidney.org）。美国糖尿病、消化和肾脏疾病研究所还针对 CKD 开展了国家肾脏疾病教育计划（表 22.2）。对没有 CKD-MNT 经验的营养师也提供其他类型的培训选择，包括参加美国"国家肾脏基金会春季临床会议"（http://www.kidney.org/spring-clinical）工作坊。该工作坊包括"肾病营养治疗的基础"和"肾脏营养的高级实践"，代表了 CKD 营养师的入门级和高级水平。《肾脏营养学杂志》（Journal of Renal Nutrition）还提供以 CKD 为主题的专业继续教育，这是为 CKD 实践的新手营养师提供的另一种学习资源（http://www.jrnjournal.org）。

营养师在该领域对自己的技能自我评估之前应谨慎开展 CKD-MNT 治疗。推荐营养师利用本文所提到的工具（表 22.2）实施自我评估并在开展 CKD-MNT 工作前进行 CKD-MNT 的资质培训。一旦全面学习完上述提到的工具、工具包和指南之后，对于进行 CKD-MDT 的新手来说，就可以开始寻求具有 CKD-MNT 治疗经验丰富的营养师来安排指导和练习一些案例。此外，营养师应该与转诊医师建立相关公开讨论的论坛，如果转诊医师是初级保健医师，那么联系患者的肾脏病医师对于确保 CKD-MNT 的成功也是至关重要的。

表 22.2　用于 CKD-MNT 自我评估和培训的资源汇总

| 来源 | 描述 |
| --- | --- |
| AND"实践范围决策工具（Scope of Practice Decision Tool）" | 一项在线互动工具，可帮助营养师自我评估实施治疗的准备状况。如果治疗目标超出营养师的技能范围，那么应推迟实践，直到营养师在该特定技能范围得到充分培训后再实施治疗 |
| AND"慢性肾脏病工具包（Chronic Kidney Disease Toolkit）" | 根据循证指南形成的综合资源工具包，包括 MNT 操作方案、实施操作方案的表格，以及用于监控质量的数据收集工具。范围涵盖 CKD1～5 期，包括成人肾移植 |
| AND"网络和现场指导资源（eMentoring and Mentoring Resources）" | 一个将营养师及与其匹配的导师联系起来的项目，或基于目标、沟通方式和有效性来进行的学员项目。该项目可以通过相互协议帮助即将进入肾脏领域的营养师得到经验丰富的肾脏营养师指导。此外，企业家营养实践小组还为营养师开始私人执业制订了具体的辅导计划 |
| NIDDK，NKDEP "CKD 营养管理培训计划（CKD Nutrition Management Training Program）" | 供营养师和营养学教育者为 CKD 患者提供 MNT 治疗的一系列在线模块，包括案例研究在内的五个培训模块，还测试参与者对 CKD 阶段和适当的 CKD-MNT 知识的掌握程度 |
| NKF 肾脏营养委员会"慢性肾脏病患者营养评估袖珍指南（Pocket Guide to Nutritional Assessment of the Patient with Chronic Kidney Disease）" | 一本有关营养评估的完整手册，本指南涵盖了 CKD 各期和不同肾脏替代治疗（包括移植）的饮食和营养建议。该指南还提供了该目标人群中常用的维生素和营养补充剂清单 |

| 来源 | 描述 |
| --- | --- |
| NKF 肾脏营养委员会和 AND 肾脏营养师 DPG 联合项目"肾病营养临床指南（A Clinical Guide to Nutrition Care in Kidney Disease）" | 一本涵盖 CKD 及肾脏替代治疗的儿童和成人肾脏疾病营养谱的指南。该指南是为新的肾脏营养师、在非透析机构和透析机构中工作的营养师编写的，可供教育工作者和学生使用 |
| ISRNM 和雅培营养项目"全营养治疗：肾脏——为医疗专业人员提供实践性肾脏营养课程（Total Nutrition Therapy：Renal，A Hands-on Renal Nutrition Course for Healthcare Professionals）" | 一个肾脏病学家和肾病专科医师的全球临床课程。该计划的重点是蛋白质-能量消耗和 CKD 阶段营养不良风险的识别，以及监测和管理营养治疗以改善结果的方法 |

AND，美国营养与饮食学会；CKD，慢性肾脏病；DPG，营养实践小组；ISRNM，国际肾脏营养与代谢学会；MNT，医疗营养治疗；NIDDK，美国国家糖尿病、消化和肾脏疾病研究所；NKDEP，美国国家肾脏疾病教育计划；NKF，美国国家肾脏基金会。

营养师在综合初级保健或肾脏病诊所环境中工作的所需的技能是什么？营养师需要做些什么？营养师必须熟悉他们所在州或地区的情况，尤其法律情况，并评估在此条件下如何开展工作并发挥自己的价值。所需的一些独特技能包括：①动机访谈，即鼓励患者参与自身保健工作；②能够衡量治疗效果的知识；③理解质量改进措施[计划-实施-学习-行动循环（plan-do-study-act cycles）]，尤其是那些对初级保健和肾脏临床实践感兴趣的人。

营养师可以使用的另一种工具是营养与饮食学会的健康信息学基础设施工具（ANDHII；https：//www.andhii.ORG）。营养师在允许健康保险流通与责任法案（Health Insurance Portability and Accountability Act，HIPAA）的地方可以利用 ANDHII 用 MNT 术语建立一个可兼容去除身份信息的营养结局数据库。一旦输入数据，ANDHII 还将创建营养师与患者会面的进度记录，可以打印或粘贴到诊所的电子健康记录中。该工具可用作营养结局登记或储存库以及营养研究数据库。

## CKD-MNT 需要医师转诊

如果营养师可以访问患者的电子健康记录，那么转诊表格上所需的信息量是最小的，医师只需提供：患者姓名，病历号，出生日期，MNT 的医疗诊断（最好是 CKD 阶段），转诊请求和肢体活动受限情况（如果有）。推荐请求可以写成特定的饮食处方或与指定的指南一致的饮食处方，或者在批准营养师开具饮食处方的一些州，医师可以简单地写"CKD-MNT"来表明转诊目的。然而，在不能访问患者的电子健康记录的情况下，除了上述内容之外，转诊医师还需要提供有效的实验室检验数据（例如，至少 3 个月的确认肾功能或结构的异常、药物、保险信息和病情进展记录）。同样，如果由于初始诊断的变化，医师确定患者在一年的过程中需要额外的 MNT，则需要另外转诊，并提供关于变化的文件和适当的修订饮食处方。

# 肾脏学家获得合格营养师的途径

## 为患者寻找合格的营养师以提供 CKD-MNT

美国有六百多名营养师参加了 CSR，这是由营养和饮食学会资格认证机构的营养注册委员会提供的认证。要获得董事会的认证资格，注册营养师必须在委员会注册至少两年，并在过去五年内有 2 000 小时的肾病治疗经验记录并通过委员会的严格考试。董事会认证证明了该营养师对与肾病各个阶段相关的各种状况和营养需求的了解，因此持有 CSR 的营养师可直接为肾病患者提供饮食治疗。持有 CSR 的营养师也可从事肾脏病的教育、研究或管理工作。每五年需要重新认证。

委员会提供的另一种可能有助于 CKD 患者管理的证书是临床营养学高级实践证书（Advanced Practice Certification in Clinical Nutrition，RDN-AP 或 RD-AP）。要获得此认证资格，营养师必须持有 RDN 或 RD 4 年，并且在过去的十五年中有 8 000 小时的临床营养实践经验，其中近两年实践时间不少于 800 小时。同时，也需要具有研究生学位、出色的领导能力和经同行评审的出版物或专业领域的董事会认证。最后，营养师必须通过委员会管理下的严格考试。获得 AP 的营养师可为患者提供直接的临床营养管理。高级从业者在他们的实践领域中可常规自主操作。

肾病学家和诊所管理人员或雇佣人员也可以选择 SOP 和 SOPP 作为面试时确认肾脏营养师实践水平的标准。在大多数情况下，患有肾病和多种合并症的患者可能需要"熟练"或"精通"级别的 MNT 从业者。通常拥有 CSR 或 AP 的营养师能够胜任该职位。如果没有这两个证书，面试官可以使用 SOP 和 SOPP 作为评估营养师技能水平的指导。

## 在肾脏病诊所中提供 CKD-MNT 治疗

如上所述，有几种向非透析 CKD 机构工作的营养师付费的方式。当患者不符合合并症条件时，将用于糖尿病或符合条件的 CKD[ GFR<50mL/( min · 1.73m$^2$)] 患者所用的服务付费系统与其他方法相结合，如"incident-to-MD"，这是向在肾病领域实践的营养师的服务进行付费的一种方式。然而，为确保"incident-to-MD"与服务付费系统费用之间没有交叉，保存良好的记录是非常必要的。

关于如何将营养师纳入肾脏病学治疗，另一个考虑因素是联合委员会(The Joint Commission)的慢性肾脏病认证项目(Accredited Chronic Kidney Disease,ACKD)。联合委员会 ACKD 计划(https://www. joint commission. org/certification/chronic _ kidney _ disease. aspx)是专门为 CKD 中心提供的证书。拥有此证书的中心可利用一个具有极佳文化且具凝聚力的临床团队为 CKD 的所有阶段提供管理，并且 ACKD 项目还可通过强化实践指南而不断改善患者的管理质量。ACKD 项目包含患者获得营养师和其他医疗保健专业人员帮助的途径。

# 结论

CKD 患者复杂的营养需求与其自身的营养素代谢变化和营养方案的良好实施有关。营养师的专业技能可帮助患者实现其营养目标，但要找到合适的医师-营养师合作伙伴有时并不容易。利用实践指南和 SOP 也许有助于选择合作伙伴。同时，在初级保健机构或专业机构实践的新项目中纳入跨学科管理可以帮助医师与营养师建立合作伙伴关系，这也可使患者及医师的临床工作受益。

（江杰　译　谭荣韶　审）

# 推荐阅读

Academy Quality Management Committee and Scope of Practice Subcommittee of the Quality Management Committee. Academy scope of practice decision tool: a self-assessment guide. *J Acad Nutr Diet* 2013;113(Suppl 6):S10.

Burwell SM. Setting value-based payment goals – HHS efforts to improve U.S. health care. *N Engl J Med* 2015;372:897–899.

Goldstein DJ, LaPierre AF. Nutrition and kidney disease. In: Gilbert SJ, Weiner DE, Gipson DS, et al, eds. *National Kidney Foundation's Primer on Kidney Diseases.* 6th ed. 2009;467–475.

Johns TS, Yee J, Smith-Jules T, et al. Interdisciplinary care clinics in chronic kidney disease. *BMC Nephrol* 2015;16:161.

Johnson R. The Lewin Group — what does it tell us, and why does it matter? *J Am Diet Assoc* 1999;99:426–427.

Kent PS, McCarthy MP, Burrowes JD, et al. Academy of Nutrition and Dietetics and National Kidney Foundation: revised 2014 standards of practice and standards of professional performance for registered dietitian nutritionists (competent, proficient, and expert) in nephrology nutrition. *J Acad Nutr Diet* 2014;114(9):1448–1457. e45.

Moore LW, Byham-Gray L, Parrott JS, et al. The mean dietary protein intake at different stages of chronic kidney disease is higher than current guidelines. *Kidney Int* 2012;83(4):724–732.

Mueller C, Rogers D, Brody RA, et al. Report from the Advanced-Level Clinical Practice Audit Task Force of the Commission on Dietetic Registration: results of the 2013 advanced-level clinical practice audit. *J Acad Nutr Diet* 2015;115(4):624–634.

Price JA, Kent S, Cox SA, et al. Using Academy standards of excellence in nutrition and dietetics for organization self-assessment and quality improvement. *J Acad Nutr Diet* 2014;114:1277–1292.

Soman SS, Yee J, Ho K. Quality improvement initiatives in kidney disease. In: Skorecki K, Chertow GM, Marsden PA, et al., eds. *Brenner & Rector's the Kidney.* 10th ed. Elsevier Saunders, Philadelphia. 2016:2620–2626. e4.

Wolf AM, Siadity M, Yaeger B, et al. Effects of lifestyle intervention on health care costs: The ICAN Project. *J Am Diet Assoc* 2007;107(8):1365–1373.

# 第 23 章

## 急性肾损伤的营养支持

Edward D. Siew and Kathleen D. Liu

急性肾损伤(acute kidney injury,AKI),以往被称为急性肾衰竭,可因潜在的沉积物、疾病的全身性反应、肾脏损伤以及对 AKI 的治疗而导致一系列复杂的代谢紊乱。这些紊乱包括全身性炎症反应和氧化应激、相应的电解质紊乱、酸碱失衡、容量改变等,可导致宏量营养素和微量元素发生显著的代谢改变(图 23.1)。毫不奇怪,这些异常的程度和驱动它们的过程是这一不断增长的患者群体预后的重要预测因子。

在 AKI 缺乏特异性治疗的情况下,提供营养和代谢支持是必需的,但具有挑战性。除 AKI 患者如何有效吸收宏量营养素和微量元素这一基本问题外,排泄功能受损的复杂性以及肾脏替代治疗(renal replacement therapy,RRT)的影响,也提出了营养支持的时机、途径、数量和安全性等关键问题。

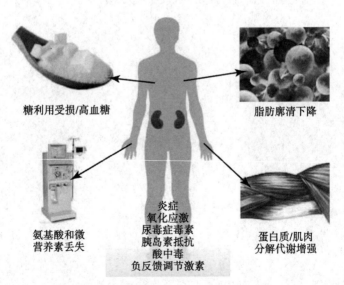

糖利用受损/高血糖

脂肪廓清下降

氨基酸和微营养素丢失

炎症
氧化应激
尿毒症毒素
胰岛素抵抗
酸中毒
负反馈调节激素

蛋白质/肌肉分解代谢增强

**图 23.1** AKI 相关的代谢和营养紊乱

## 定义与流行病学

对 AKI 和慢性肾脏病（CKD）患者营养受损状况的描述有多种术语，包括尿毒症性消耗（uremic wasting）、肾性恶病质（renal cachexia）、蛋白质-能量营养不良（protein-energy malnutrition）等。这些紊乱的复杂性远超过底物的缺乏，且常常涉及利用和分解代谢受损。2008 年，国际肾脏营养与代谢学会提出了"蛋白质-能量消耗"（protein-energy wasting，PEW）一词，以提供一个一致的定义，其特点是肾脏病患者体重和能量储备的普遍性下降（见第 2 章）。这些标准仍有待于在社区获得性和医院获得性 AKI 中获得验证。

大量文献中都已观察到 AKI 患者 PEW 综合征的组成部分。一些研究已经发现 PEW 的证据，如主观全面评定或生化标志物低白蛋白血症（<35g/L）或低胆固醇血症（<3.9mmol/L），在早期 AKI 中高达 42%。虽然并没有专门针对 AKI 患者进行的研究，但接受普通医疗服务的患者在住院期间通常也会发生 PEW。这些因素都是院内死亡率的有效预测因子。一项对 161 名需要肾科会诊的 AKI 患者进行的有关前白蛋白水平的纵向研究发现，在修正病情严重程度、AKI 分期及治疗的影响后，低血清前白蛋白（<0.11g/L）可独立预测住院死亡率。此外，前白蛋白水平每增加 0.05g/L，住院死亡率就会增加 29%[风险比（hazard ratio，HR）0.71；95% 置信区间（CI）0.52～0.96]。前白蛋白和其他血浆营养指标能否反映最近的营养状况，或者受内在炎症和疾病严重程度的影响，目前尚未阐明。此外，PEW 的治疗和/或预防是否会影响 AKI 的预后也没有得到很好的解决。

## 急性肾损伤中的代谢和营养紊乱

### 糖代谢

肾脏在糖代谢过程中发挥了重要的作用。核素稀释研究表明，肾皮质中的糖异生占全身的 15%～30%，而髓质对葡萄糖利用则占全身的 20%。随着肾功能的下降，胰岛素清除的减少以及骨骼肌葡萄糖利用率的降低可能导致尿毒症患者的胰岛素抵抗发生。这种胰岛素敏感性的改变似乎主要是 $PI_3$K-Akt 信号转导的后受体缺陷引起，它也受到炎症、氧化应激和尿毒症毒素积累的影响。肾脏也是胰岛素降解的重要部位。在人体中，只有不到 1% 的胰岛素通过过滤随尿液排泄，分解代谢主要通过肾小叶周围摄取发生。肾脏还分解胰岛素前体和 C 肽,占大部分的胰岛素原由肾脏分解。

高血糖以及胰岛素抵抗等其他方面在危重症中很常见,是死亡和发病率的重要危险因素。在重症监护病房(intensive care unit, ICU)患者中,多达 75% 的患者在入院时可检测到胰岛素抵抗,这是通过动态平衡模型评估得出的,大约有 2/3 的患者表现出明显的高血糖(血清血糖达 7mmol/L)。传统上,胰岛素抵抗和高血糖被认为是整体适应性反应的一部分,以增加底物和能量在生理应激中的利用。然而,这些被称为"糖尿病损伤"的反应是不受控制的、不适应的,可能导致器官功能障碍、感染、危重症的多神经病变和死亡。一些证据表明,细胞内葡萄糖的积累对细胞功能有毒性作用,通过增加氧化磷酸化解耦产生自由基(氧化应激)以及对线粒体超微结构和功能发生有害影响。众所周知,高血糖会损害免疫系统,主要是由于中性粒细胞和巨噬细胞功能受损。肝糖异生和糖原分解的增加以及外周利用胰岛素驱动的减少是这一现象的主要影响因素,尽管过量的反调节激素,包括胰高血糖素、肾上腺素和去甲肾上腺素、皮质醇以及生长激素也会有影响。急性疾病常常引起全身炎症反应,释放出强有力的炎症介质进入全身循环。这些已知的介质中有许多参与了 AKI 和胰岛素抵抗的发病机制。肿瘤坏死因子-α(Tumor necrosis factor-α, TNF-α)与肾功能损害和发生急性应激患者的胰岛素抵抗的形成有关。除了由巨噬细胞分泌,TNF-α 也发现在骨骼肌中的水平也发现葡萄糖处理能力成负相关。尽管这一机制仍有待充分阐明,但最近的一项研究表明,在人体内注射 Akt 底物 160 可直接抑制其磷酸化,导致葡萄糖运载体(GLUT4)转运和葡萄糖摄取功能障碍。白细胞介素-6(IL-6)是另一种促炎细胞因子,在动物模型中已被证明可以抑制肝细胞和骨骼肌中胰岛素受体酪氨酸磷酸化和下游信号的传导。IL-6 水平升高似乎可以预测急性应激(如心脏手术)患者的胰岛素抵抗,也与 AKI 的病程发展有关。

由于 AKI 在急性患者中的高发病率以及那些已知的由肾功能丧失而导致的血糖代谢障碍使 AKI 患者具有极高的胰岛素抵抗的发生风险。一项针对确诊为 AKI 的危重患者的大型多中心观察研究表明,高血糖和胰岛素抵抗是普遍存在的,且与不良预后独立相关。在这项研究中,胰岛素抵抗(定义为高胰岛素血症条件下的高血糖)的发生与增高的死亡率有关。此外,在 5 周的时间内,非幸存者的血糖水平明显高于幸存者,而在死亡的人群中胰岛素水平会更高，这与人口统计学和疾病的严重程度无关。

## 蛋白质代谢

蛋白质营养不良的正常适应性反应是减少蛋白质和必需氨基酸的降解。然而，在 AKI 和其他急性疾病患者中，蛋白质分解代谢通常有明显的增强，可以通过从骨骼肌释放过量的氨基酸和负氮平衡反映出来。据报道，在严重急性 AKI 尤其是在接受 RRT 的患者中，蛋白分解代谢率为 $1.4 \sim 1.8g/(kg \cdot d)$。氨基酸运输到骨骼肌进行蛋白质合成也可能受损，一定程度上是由于肝摄取氨基酸进行糖异生和急性相蛋白合成。

关于 AKI 中蛋白分解代谢加速的机制目前尚无清楚的解释，但可能与泛素-蛋白酶体通路（ubiquitin-proteasome pathway，UPP）系统激活增加有关。潜在的影响因素还包括炎症反应、氧化应激、激素分泌失衡和代谢性酸中毒。通过 TNF-α 注入实验研究表明其能明显加速肌蛋白的分解代谢作用以及降低蛋白质合成。在动物模型中，IL-1 水平的升高也能促进肌蛋白的分解，这种情况可以通过药物阻断而得到改善。IL-6 已被证实会加速肌肉萎缩，这可能是通过 UPP 系统的直接上调和 IL-6 受体抗体的减弱实现。在急性尿毒症模型和慢性透析患者中进行的 Elegant 研究表明，酸中毒与骨骼肌和全身蛋白的加速降解均有关，并且这种情况会随着酸中毒的纠正而改善。虽然人们更关注胰岛素对碳水化合物代谢的影响，但它对蛋白质合成代谢的影响也不容忽视。1 型糖尿病患者早期观察到的症状为负氮平衡、高氨基酸血症和肌肉组织萎缩。然而，这些影响似乎也延伸到胰岛素抵抗表型和胰岛素缺乏状态。对胰岛素抵抗动物模型的研究表明，通过增强活化半胱氨酸蛋白酶-3 和 UPP 系统，骨骼肌中的蛋白质降解加速。与非糖尿病患者相比，患有糖尿病或胰岛素抵抗（无糖尿病）的透析患者骨骼肌蛋白分解增加，而糖尿病预示着随着时间的推移体重会越来越轻。

最后，RRT 治疗本身就会影响蛋白质平衡。例如，慢性血液透析患者在透析过程中表现出明显的全身及骨骼肌蛋白分解代谢加快，这可能是由于炎症和氧化应激的刺激引起。RRT 本身也会造成大量的氨基酸和蛋白质流失。例如，一次普通的血液透析可导致高达 $8 \sim 10g$ 的氨基酸丢失到透析液中，而在进行连续性肾脏替代治疗（continuous renal replacement therapy，CRRT）时这种丢失会更多。受治疗方式和治疗前血浆蛋白质浓度的影响。据报道,行 CRRT 治疗时蛋白质丢失一般为 1~15g/d,也有报道损失可高达 20~30g/d。尽管受到流量和滤过率的严重影响,氨基酸的透析清除仍可能超过总和的 30%。这些发现对营养支持有重大影响,因为大量在补充过程中摄入的氨基酸可能在治疗过程中流失。

### 脂类代谢

一些研究表明脂类代谢在 AKI 患者体内发生了显著改变。特别是脂蛋白中甘油三酯含量增加,而胆固醇含量降低。无论是低密度脂蛋白(low-density lipoprotein,LDL)还是高密度脂蛋白(high-density lipoprotein,HDL)都真实存在这样的改变。脂质代谢障碍的主要原因似乎是脂质酶功能被抑制,包括外周脂蛋白脂肪酶和肝甘油三酯脂肪酶。酸中毒或作为透析抗凝剂肝素的使用均加重这些异常。由于脂肪代谢功能降低,导致脂肪分解受损。如果脂肪作为肠外营养(parenteral nutrition,PN)的一部分进行静脉注射,脂肪乳剂的清除量会减少 50%。这包括长链和中链甘油三酯的清除。

## 营养供应

尽管 AKI 患者已被证明特别容易发生 PEW 及其并发症,但向这类患者提供营养支持仍面临数个挑战。众所周知,例如,AKI 患者尤其容易因积极复苏、清除减少和第三间隙而出现液体和溶质超载。这不仅会对医师准确评估患者营养状况造成妨碍,还会加剧人们对过度喂养的潜在后果的担忧,例如氮质血症增加、高血糖、容量负荷改变、高碳酸血症、电解质紊乱、脂毒性以及感染风险增加等。然而,这些担忧必须与在 ICU 中补充量往往达不到目标值的现象和不良的临床预后有关的观察结果进行协调。此外,由于 AKI 的类型、时间和严重程度的差异性,以及这些患者不同的经济负担,使得针对所有 AKI 患者的统一建议难以实现。然而,来自多个营养学会的多项基于大量专家研究指南可用于 AKI 患者,包括 2009 年欧洲临床营养与代谢学会(European Society for Clinical Nutrition and Metabolism,ESPEN)指南和 2016 年美国肠外肠内营养学会(American Society for Parenteral and Enteral Nutrition,ASPEN)/重症医学会(Society of Critical Care Medicine,SCCM)指南等(表 23.1)。

表23.1 主要营养学组织关于AKI患者的宏量营养素指南

| 指南 | 能量 | 蛋白质 | 说明 |
|---|---|---|---|
| ESPEN指南 2005版 | 20~30kcal/(kg·d) 碳水化合物:3~5g/(kg·d),最多7g/(kg·d) 脂类:0.8~1.2g/(kg·d),最多1.5g/(kg·d) | 保守治疗:0.6~0.8g/(kg·d) 体外循环治疗:1.0~1.5g/(kg·d) CRRT:提供最大值1.7g/(kg·d) | 如果患者体重过低或肥胖,应根据个人需要调整 |
| SCCM/ASPEN指南 2016版 | 25~30kcal/(kg·d) | 1.2~2.0g/(kg·d) 在RRT患者提升到2.5g/(kg·d) | 不应为了避免或延迟透析治疗开始的时机而限制蛋白质 |

AKI,急性肾损伤;ASPEN,美国肠外肠内营养学会;CRRT,连续性肾脏替代治疗;ESPEN,欧洲临床营养与代谢学会;RRT,肾脏替代治疗;SCCM,(美国)重症医学会。

## 途径

传统教学提倡将肠内营养(enteral nutrition,EN)作为急性病患者的首选补充途径,宣称这可以保护肠黏膜以减少菌群失调、降低感染风险以及降低成本。虽然在对临床试验的系统回顾中,EN 相比 PN 在降低死亡率方面并没有明显优势。但早期的研究表明 EN 的感染相关并发症发生可能会较少,可能与 PN 会使高血糖发生率更高以及需要进行中心静脉置管有关。虽然对于 AKI 的相关益处还没有得到充分研究,但仍需要考虑 PN 可能带来的额外的液体量以及对中心置管的需求。在一项 182 例 AKI 患者的研究中,研究了采用 EN 的可行性和耐受性。与肾功能正常的患者相比,AKI 患者更容易出现不良反应,但对 EN 的总体耐受性良好。

ESPEN、ASPEN 和加拿大危重病学会(Critical Care Group of Canada)历来支持 EN 作为主要治疗手段,同时也不建议对胃肠道有功能的患者常规使用 PN。然而,最近的一项实用研究(CALORIES 研究)将 2 388 名预期在 ICU 住院超过 3 日的患者随机分为 EN 组和 PN 组进行营养治疗。在 ICU 入院后 48~72h 内,目标能量改为 25kcal/kg。两组患者的蛋白质摄入量、热量摄入和依从性比率都相似,然而,大多数患者没有达到目标值。主要研究结果中,30 天死亡率在两组之间并没其有明显差异(PN 组为 33.1%,EN 组为 34.2%,$P=0.57$)。两组中感染相关并发症的发生的均值也很接近(PN 组为 0.22,EN 组为 0.21,$P=0.72$)。两组患者的不良事件出现了差异,在接受 EN 治疗的患者中更多地出现呕吐反应和低血糖,而接受 PN 治疗的患者更容易出现肝酶升高。值得注意的是,根据身体质量指数和体重减轻判断,大多数患者并没有发生营养不良,疗程为 5 日。虽然研究提出了一些证据指出 PN 对临床预后的负面影响在当前的实践中可能被夸大了,但这些发现仍有待证实。

## 时机

关于 AKI 患者进行营养治疗的最佳时机尚不明确,但是最近一些关于危重患者的研究正在着力解决这个问题(表 23.2)。在成人重症患者中的早期肠外与晚期肠外营养的比较研究(Early versus Late Parenteral Nutrition in Critically Ill Adult,EPaNIC)中,随机将 4 640 名已接受 EN 的重症患者分为两组,一组在进入 ICU

表23.2 近年有关危重症患者营养的临床试验总结

| 机构/期刊/年份/作者 | 研究主题 | 样本量 | 患者背景 | 干预措施 | 结论 |
| --- | --- | --- | --- | --- | --- |
| CALORIES, NEJM 2014, Harvey | 营养支持的途径 | 2 400 | 英国的因意外住进ICU的重症成年患者 | 入院后36h内使用EN与PN治疗，使用不超过5日，48~72h内能量目标为25kcal/(kg·d) | 1. 30日死亡率没有差异 2. 90日内感染相关并发症及死亡率发生无差异。PN组低血糖反应和消化道反应减少。PN组肝酶升高趋势明显。两组的能量摄入相似，但均未达到目标值 |
| EPaNIC, NEJM 2011, Casaer | PN的时机 | 4 640 | 正在接受EN治疗的重症患者 | 早期PN组：第1日400kcal(20%葡萄糖)，第2日800kcal，第3日PN与EN联合应用以满足后期的能量需求 晚期PN组：肠内营养联合5%葡萄糖输注，葡萄糖输注量同早期组，如果目标热量不达标，在第8日加用肠外营养 | 1. ICU住院期同晚期PN组有更多早期存活的患者转出ICU(6.3%，$P=0.04$) 2. 晚期PN组机械通气相对较低，而接受RRT的中位时间为3日，并且费用会降低 |

续表

| 机构/期刊/年份/作者 | 研究主题 | 样本量 | 患者背景 | 干预措施 | 结论 |
|---|---|---|---|---|---|
| OMEGA, JAMA 2011, Rice | 肠内营养添加剂 | 272 | 美国患有急性肺损伤的重症成年患者 | 持续胃肠道补充 ω-3 脂肪酸、γ-亚麻酸和抗氧化剂,时间为最初的 21 日内,或者到自主呼吸或拔管后 48h | 研究的 28 日内自主呼吸日数无差异。实验提前终止 |
| NEJM 2013, Heyland | 肠外营养添加剂 | 1 223 | 加拿大重症成年患者 | 2×2 析因实验:谷氨酰胺 0.35g/(kg·d)(IBW),IV 抗氧化剂(500μg 硒,20mg 锌+10mg 胡萝卜素,500mg 维生素 E,1 500mg 维生素 C) | 1. 补充谷氨酰胺组 28 日病死率有增加的趋势(32.4%对比 27.2%,$P=0.05$) 2. 抗氧化剂则对 28 日病死率或其他次要终点指标无显著影响(30.8%对比 28.8%,$P=0.48$) |

EN,肠内营养;IBW,理想体重;ICU,重症监护室;IV,静脉注射;PN,肠外营养;RRT,肾脏替代治疗。

48h 内开始接受早期 PN 治疗,另一组则在 7 日后才开始接受 PN 治疗。通过测定 PN 的能量值并结合 EN 的能量值来调整并达到目标能量值。两组的主要终点即在 ICU 住院的时间不同,晚期组患者的住院中位时间比早期组短 1 日,而提前从 ICU 转出及存活的可能性增加了 6.3%。在晚期组还观察到感染相关并发症(26.2% 对比 22.8%,$P = 0.008$)降低、平均费用(1 600 美元)减少和 RRT 持续时间的中位时间(3 日)缩短($P = 0.008$)。然而,90日的死亡率没有差异。在 EDEN 随机试验中,将 1 000 名发病在48h 内并伴机械通气的急性肺损伤(acute lung injury,ALI)成年患者随机分为两组,在前 6 日内两组分别采取滋养型喂养(trophic feeds)[指刻意实施的低目标喂养(约 25%)策略]或足量的肠内喂养。需要排除存在肠内营养禁忌的患者,还包括使用大剂量升压药的患者。符合条件的患者被随机分为滋养型喂养(肠内营养提供 10mL/h 或 10~20kcal/h)组与足量喂养(full feeds)组进行比较,后者则是以 25mL/h 开始和快速滴定到 25 ~ 30kcal/(kg · d)的非蛋白热量目标值和 1.2 ~ 1.6g/(kg · d)的蛋白质目标值。虽然早期完全喂养组出现较高概率的呕吐反应、胃残余量增加和胰岛素需求增加,但在主要结果自主呼吸天数方面,以及其他重要的次要结果包括 60 日死亡率和感染相关并发症上,没有观察到明显差异。最近,在 895 名一般 ICU 患者进行了一项类似的研究(PermiT),这些患者在进入 ICU 后 48h 内随机分配为低于标准喂养组(从第 14 日或口服开始,提供能量为需要能量的 40% ~ 60%)或标准喂养组,其目标是肠内营养所需热量的 70%~100%。在实验过程中,供能不足组的平均热量摄入是每日需求量的46%,而充足组为 71%。两组之间的蛋白质摄入量没有显著差异。两组间 90 日死亡率无显著差异(供能不足组为 27.2%,充足组为 28.9%,$P = 0.58$),机械通气维持时间和低血糖发生率均无显著差异。事后分析表明,在供能不足中患者需要采取 RRT 的概率较低(7.1% 对比 11.4%,$P = 0.04$)。这就产生了一个有趣的假设,即热量限制是否能像在动物研究中所证明的那样对肾脏有保护作用,当然这还需要进一步研究。

综上所述,近年来的研究表明早期肠内营养支持在那些没有禁忌证(如解剖原因、正在接受主动复苏等)的患者中通常是可以耐受的。

　　然而,在危重病患者中,早期全量的足量喂养与滋养型喂养在临床预后(如死亡或呼吸机使用时间)方面的差异性很小。此外,在 ICU 患者中短期使用 PN 治疗与 EN 治疗相比安全性是相似的。然而,PN 治疗的感染相关并发症风险会随着时间的推移而增加,而且在诊断为脓毒症的患者中卒中风险会更高。如果肠内营养治疗目标没有达到,PN 可以作为辅助手段使用,尽管它的成本会更高,同时也缺乏对肠道的机械刺激。

## 用量

### 能量需求

　　使用间接能量代谢测定进行观察的研究表明,AKI 患者在静息状态下能量消耗似乎主要由与 AKI 相关的急性疾病决定,而不是由肾功能损害本身决定。一项研究发现,与健康对照组相比,败血症相关的 AKI 患者在静息状态下能量消耗大约增加了 30%。然而,对单纯由肾脏损害(药物引起的间质性肾炎、肾小球肾炎等)引起的 AKI 患者进行检查时,与同一组对照组相比,能量消耗并没有类似的增加。另一项研究利用间接能量代谢测定和估计方程的方法,比较了在持续机械通气的患者中伴有或不伴有肾损伤的患者的能量消耗,发现均没有明显增加。基于这些研究结果,ESPEN 最新建议患者依据预计需求量摄入 20~30kcal/(kg·d)(不包含蛋白质)的能量。2016 年最新版 ASPEN/SCCM 指南推荐采用标准肠内营养制剂的剂量已经达到 25~30kcal/(kg·d)。然而,如果电解质平衡出现异常,可以使用特定电解质含量较低的专门制剂。

### 蛋白质需要量

　　如前所述,AKI 以及需要进行 RRT 的患者蛋白分解代谢速率相对于正常分解速率明显加快,增加了 1.4~1.8g/(kg·d)。AKI 患者蛋白补充的理想剂量以及氮平衡的最佳靶点仍有待明确。通过对 40 例持续静脉-静脉血液滤过(continuous venovenous hemofiltration,CVVH)治疗患者的早期观察,预计需要补充 1.5~1.8g/(kg·d)的蛋白质才能使患者体内实现氮平衡。在后来的一项针对接受 CRRT 治疗的 AKI 患者的非随机研究中,在所有患者摄入的总能量是相同的前提下,将高剂量的膳食蛋白[2.5g/

(kg·d)]组与标准护理[1.2g/(kg·d)]组进行比较。在随访过程中发现,接受高剂量膳食蛋白的患者更多的时候都会保持正氮平衡(53.6%对比36.7%,$P<0.05$),并且总体负氮平衡得倾向较低,但由于氮质血症需要接受更多的 CRRT 治疗。Scheinkestel 等进行了一项研究,随机选择蛋白补充方案为 2.0g/(kg·d)的患者或逐步增加到 1.5、2.0 和 2.5g/(kg·d)的患者,他们的能量需求均通过 Schonfield 方程或间接能量代谢测定来估算。当补充剂量大于 2g/(kg·d)后,机体倾向于正氮平衡,这与校正了年龄、性别及疾病严重程度等因素影响之后的预后改善有关。之后的一项对于急性肾衰竭患者的小样本研究,采用交叉设计的方法研究了不同的能量摄入对实现正氮平衡的影响。与使用固定蛋白剂量[约 1.5g/(kg·d)]提供 30 或 40kcal/(kg·d)的营养方案相比,高能量方案没有改善氮平衡,却与液体管理、血清甘油三酯和葡萄糖水平以及胰岛素需求量增加有关。综合以上数据,ESPEN 建议通过评估分解代谢程度来补充蛋白质,保守治疗为 0.6~0.8g/(kg·d),体外治疗为 1~1.5g/(kg·d),在"高分解代谢"情况下最高为 1.7g/(kg·d)。最新的 ASPEN/SCCM 指南推荐采用标准的肠内营养制剂,目的是保证患者实际摄入蛋白质达到 1.2~2g/(kg·d),而在接受 RRT 的患者中摄入量最高可以达 2.5g/(kg·d)。显然,需要进一步提供更加权威和设计精密的临床终点试验和安全监测,才能提出更具体的建议。

**脂类**

脂类分解作用受损是 AKI 引起脂类代谢异常的主要特征,从而导致高甘油三酯血症,以及 VLDL 和 LDL 水平的升高和 HDL 水平的降低。因此,建议脂肪的补充量保持在 0.8~1.2g/(kg·d),同时总摄入量不超过总能量25%~35%。这一目标通常通过使用脂质占比为 10%~30%的配方来实现。同时脂类药物(如异丙酚)的影响也应该考虑在内。静脉输注脂类的优点包括:高效能、低渗透压、提供必需脂肪酸以预防缺乏症、低肝脂积累率、低诱发高血糖的风险,以及减少 $CO_2$ 的产生(尤其与呼吸衰竭相关的患者)。

注射用脂质乳剂通常含有长链甘油三酯,其主要来源于大豆油,但脂肪乳剂中含有丰富长链和中链甘油三酯混合物的椰子油和/或橄榄油和/或鱼油也可使用。低含量的多不饱和脂肪酸有无值得推荐的优势以及能否减少促炎性因子的副作用均不明确。在 PN 配方制剂中,使用中链甘油三酯的优点与使用长链甘油三酯相比仍然不清楚,也没有广泛应用。需要长期监测甘油三酯水平和肝功能,特别是当 PN 作为必要手段来避免高甘油三酯血症相关问题而加以调整时。

## 微量元素和其他添加剂

近年来,关于肠内营养中用于调节炎症或免疫反应的重点添加剂(包括谷氨酰胺、精氨酸,和 ω-3 脂肪酸)的应用受到了关注。谷氨酰胺是一种在骨骼肌中大量合成的非必需氨基酸,通常在代谢疾病中被认为是条件必需氨基酸。观察到免疫细胞活性增加以及不良结果的低水平发生引出关于补充可能获益的假说。同样,氧化应激与 AKI 的发病机制有关,也在 AKI 患者中被普遍发现。关于所谓的“免疫营养”或最近的“药物营养”在危重病患者中的适用性已经在几项小型研究中得到验证,这些研究大多未能证明最重要的关于降低死亡率的益处。除了效率低下之外,许多早期研究在患者人群选取上的差异性,以及制剂的应用都可能导致缺乏明显效果。更不用说了解他们在 AKI 中产生的作用,然而,在接受 CRRT 的患者体液中谷氨酰胺的流失(3.5~3.6g/d)是确认的,这表明即使在剂量和安全性仍未确定的情况下,还是需要进行补充。

在最近的一个试验中随机将 1 223 名需要机械通气并伴有两个或两个以上的器官衰竭的患者,按照 2×2 析因设计,即分为给予和不给予谷氨酰胺治疗以及同时使用和不使用抗氧化剂然后测量硒、锌、β-胡萝卜素、维生素 E 和维生素 C 含量。在 ICU 入院后 24h 内开始通过肠内和静脉注射补充。开始营养支持的中位时间是在第一个器官衰竭发生后的 24h 内。总的来说,80%的患者只接受了 EN 治疗,不到 10%的患者进行了 PN 治疗。在每个研究治疗组中,接受的能量或蛋白质的类型及数量没有明显差异。研究的主要结果是关于 28 日内死亡率的,显示接受谷氨酰胺治疗的人与没有接受的人相比有更高的死亡率(32.4%对比 28.2%,$P=0.05$),而接受补充抗氧化剂与没有接受的人相比死亡率没有显著差异。在同时接受这两种处理方式的患者中,没有观察到两者之间的相互作用。在次要结果中,显示接受谷氨酰胺治疗的患者住院死亡率和 6 个月内死亡率高于没有接受这种治疗的患者,且在 ICU 住院时间会更长。谷氨酰胺(肠内或肠外)的补充治疗,目前不推荐常规应用于危重病人。然而,在特定病理特征的亚群如颅脑创伤和精神创伤患者中仍有部分使用。

其他抗氧化剂已经在 ICU 中进行了评估,虽然不是专门针对 AKI 进行的。N-乙酰半胱氨酸(N-acetyl-cysteine,NAC)是一种毒性很小含巯基的抗氧化剂,通常用于治疗由对乙酰氨基酚引起的急性肝功能衰竭,近年来还用于其他类型的急性肝功能衰竭。一些评估 NAC 在危重病患者中治疗效果的小型试验其获得的结果有些混乱。尽管富含抗炎鱼油和抗氧化剂的肠外营养在一项针对急性呼吸窘迫综合征的小型试验中证明可以改善患者的临床预后,然而在更大的 OMEGA 临床试验中却没有显示任何益处,该试验因无效而被停止。在一项单中心随机临床试验中,患者在接受亚甲蓝(一氧化氮途径的抑制剂)治疗后的供氧有所改善,并降低了体温和压力支持的需求。在缺血性 AKI 动物模型中,依达拉奉(edaravone,自由基清除剂)和美司钠(mesna,含硫抗氧化剂)被证明具有肾脏保护作用,因此可能适用于 AKI 患者的临床试验。然而,关于"免疫调节"营养支持,因为缺乏令人信服的证据,使得他们很难被推荐常规使用于危重病患者或 AKI 患者。

AKI 患者体内维生素和微量元素代谢的变化尚未得到充分研究。在接受 CRRT 治疗的患者中,有报道过水溶性维生素在透析废液中的流失,尽管支持替换的具体建议的数据有限。例如,对于在接受 CRRT 期间维生素 C 的流失的报道,由于考虑到继发性草酸中毒的可能,ESPEN 指南在 2009 年建议补充量不超过 $30\sim50mg/d$,并指出一些接受 CRRT 的患者可能需要更高的剂量。同样,已知维生素 A 在肾损害中积累是由于视黄醇结合蛋白和视黄醇的清除减少引起,并且它们也不易被透析。因此,应该仔细权衡在 AKI 患者中大量补充维生素的风险/潜在益处。如果认为有必要置换,那么采取保守的措施严密监测维生素 A 毒性的症状体征是合理的,后者也在最新的 ESPEN 指南中被推荐使用。在一项研究中还报道称叶酸流失约为 $265\mu g/d$。在接受 CRRT 的患者中,还报道了维生素 $B_1$(硫胺素)、维生素 $B_6$、硒、锌和铜的流失,因此建议在剂量大于推荐膳食剂量的情况下进行置换。最后,由于不同类型的急性肾损伤患者对于电解质的要求存在差异,并且在接受肾脏替代治疗(RRT)患者的血液中电解质随时在发生变化,因此目前仍没有一项关于电解质"标准"的推荐。即使采取专门降低血钾和血磷浓度的处理会使部分患者获益,但仍要评估患者个体情况和日常情况进行替换和决定。与之相反,在进行连续性肾脏替代治疗(CRRT)的 3~5 日后,患者甚至需要补充血磷。

**胰岛素**

鉴于高血糖和胰岛素抵抗对临床结果的不利影响,重症患者的最佳血糖控制水平一直是一项备受关注的课题。一项早期研究表明,利用胰岛素强化治疗使血糖控制在不高于 6.1mmol/L 时,可以减少外科 ICU 中的发病率和死亡率。尽管来自同一机构的内科 ICU 的后续研究中关于死亡率的数据有待商榷,但亚组分析显示在 ICU 中住院超过 3 日的患者会受益。胰岛素强化治疗对已确诊 AKI 患者的疗效尚待确定。然而,胰岛素强化治疗被认为对于 AKI 的预防有一定作用。这种获益的内在机制尚不清楚,可能与细胞葡萄糖毒性的降低或者胰岛素的其他代谢效应有关,如减少蛋白质分解代谢或改善血脂异常。然而,胰岛素强化治疗存在危及生命的风险即低血糖的发生,有两项在综合 ICU 的后续研究在未观测到临床获益情况下因低血糖的发生而提前终止。这个领域最大的研究,即多中心的有关危重症患者中强化与常规血糖控制的比较的随机对照研究( the multinational prospective randomized Normoglycemia in Intensive Care Evaluation-Survival Using Glucose Algorithm Regulation Study, NICE-SUGAR 研究),NICE-SUGER 研究随机将共纳入了 6 104 名预计将在 ICU 中住院超过 3 日的危重症患者分为强化降糖组(血糖目标 4.50~6mmol/L)或常规血糖控制组(血糖目标 8~10mmol/L),并采取统一标准的静脉注射胰岛素方式控制血糖,证实强化血糖控制存在早期潜在风险。强化降糖组在 90 日内死亡率更高[强化组(27.5%)<传统组(24.9%),$P = 0.02$],同时严重低血糖(血糖≤2.2mmol/L)发生率也会更高[强化组(6.8%)>传统组(0.5%),$P < 0.001$]。值得注意的是,尽管研究开始时两组中肾功能相似的患者,但 RRT 的需求和日数上没有显著差异。

根据这些研究的结果,建议在综合 ICU 的患者的血糖水平控制在 7.8mmol/L 或 8.3~10mmol/L。因为 AKI 患者体内胰岛素经肾脏代谢的功能受损,随之而来的低血糖风险可能会更严重,需要注意肾病治疗对低血糖和高血糖两者的潜在影响。例如,了解 RRT 的实施/剂量是如何影响接受胰岛素治疗的患者的血糖水平,以及透析液/替代液、肠外营养(PN)和药物中的葡萄糖含量,对降低风险发生至关重要。

## 结论

总之,AKI 是一种与广泛的代谢紊乱有关的复杂疾病,这些代谢紊乱是由肾平衡调节功能丧失、肾脏受损以及 RRT 的影响造成的。炎症反应、氧化应激和胰岛素抵抗会对关键底物的利用和分解代谢产生深远的影响,最终阻碍患者机体促进细胞恢复的功能。虽然缺乏规范且权威的研究来检测 AKI 患者代谢和营养支持的最佳途径,但可以明确的是,这类患者人群中营养风险较高且分别影响发病率和死亡率。因此,要反复评估患者的营养和代谢需求,这需要根据目前已有的针对相同的严重程度的疾病患者的最佳证据和最好的指南,来制订个体化治疗方案。同时要密切观察并发症。

(覃丹平　谢雯霓 译　刘岩 审)

## 推荐阅读

Arabi YM, Aldawood AS, Haddad SH, et al. Permissive underfeeding or standard enteral feeding in critically ill adults. *N Engl J Med* 2015;372:2398–2408.

Basi S, Pupim LB, Simmons EM, et al. Insulin resistance in critically ill patients with acute renal failure. *Am J Physiol Renal Physiol* 2005;289:F259–F264.

Berger MM, Shenkin A, Revelly JP, et al. Copper, selenium, zinc, and thiamine balances during continuous venovenous hemodiafiltration in critically ill patients. *Am J Clin Nutr* 2004;80:410–416.

Cano NJ, Aparicio M, Brunori G, et al. ESPEN guidelines on parenteral nutrition: adult renal failure. *Clin Nutr* 2009;28:401–414.

Casaer MP, Mesotten D, Hermans G, et al. Early versus late parenteral nutrition in critically ill adults. *N Engl J Med* 2011;365:506–517.

Fiaccadori E, Lombardi M, Leonardi S, et al. Prevalence and clinical outcome associated with preexisting malnutrition in acute renal failure: a prospective cohort study. *J Am Soc Nephrol* 1999;10:581–593.

Fiaccadori E, Maggiore U, Giacosa R, et al. Enteral nutrition in patients with acute renal failure. *Kidney Int* 2004;65:999–1008.

Fiaccadori E, Maggiore U, Rotelli C, et al. Effects of different energy intakes on nitrogen balance in patients with acute renal failure: a pilot study. *Nephrol Dial Transplant* 2005;20:1976–1980.

Finfer S, Chittock DR, Su SY, et al. Intensive versus conventional glucose control in critically ill patients. *N Engl J Med* 2009;360:1283–1297.

Harvey SE, Parrott F, Harrison DA, et al. Trial of the route of early nutritional support in critically ill adults. *N Engl J Med* 2014;371:1673–1684.

Heyland D, Muscedere J, Wischmeyer PE, et al. A randomized trial of glutamine and antioxidants in critically ill patients. *N Engl J Med* 2013;368:1489–1497.

Himmelfarb J, McMonagle E, Freedman S, et al. Oxidative stress is increased in critically ill patients with acute renal failure. *J Am Soc Nephrol* 2004;15:2449–2456.

Klein CJ, Moser-Veillon PB, Schweitzer A, et al. Magnesium, calcium, zinc, and nitrogen loss in trauma patients during continuous renal replacement therapy. *JPEN J Parenter Enteral Nutr* 2002;26:77–92; discussion 92–73.

Macias WL, Alaka KJ, Murphy MH, et al. Impact of the nutritional regimen on protein catabolism and nitrogen balance in patients with acute renal failure. *JPEN J Parenter Enteral Nutr* 1996;20:56–62.

National Heart, Lung, and Blood Institute Acute Respiratory Distress Syndrome (ARDS) Clinical Trials Network, Rice TW, Wheeler AP, Thompson BT, et al. Initial trophic vs full enteral feeding in patients with acute lung injury: the EDEN randomized trial. *JAMA* 2012;307:795–803.

Scheinkestel CD, Adams F, Mahony L, et al. Impact of increasing parenteral protein loads on amino acid levels and balance in critically ill anuric patients on continuous renal replacement therapy. *Nutrition* 2003;19:733–740.

Schetz M, Vanhorebeek I, Wouters PJ, et al. Tight blood glucose control is renoprotective in critically ill patients. *J Am Soc Nephrol* 2008;19:571–578.

Simmons EM, Himmelfarb J, Sezer MT, et al. Plasma cytokine levels predict mortality in patients with acute renal failure. *Kidney Int* 2004;65:1357–1365.

Taylor BE, McClave SA, Martindale RG, et al. Guidelines for the provision and assessment of nutrition support therapy in the adult critically ill patient: Society of Critical Care Medicine (SCCM) and American Society for Parenteral and Enteral Nutrition (A.S.P.E.N.). *Crit Care Med* 2016;44:390–438.

# 第 24 章

## 儿科肾脏病的营养

Vimal Chadha, Rosanne J. Woloschuk, Bradley A. Warady

　　慢性肾脏病(CKD)儿童的营养管理面临着一些独特的挑战,诸如实现儿童的正常成长和骨骼健康等。对于那些从婴儿早期就诊为 CKD 的儿童来说,上述目标尤为重要,适宜的营养在这一阶段的生长发育中起着非常重要的作用。临床经验还表明,营养不良可能会导致这些最年轻的 CKD 患者神经发育受损。最重要的是,体格发育不良,例如身材矮小、低身体质量指数(BMI)等均会增加 CKD 患儿的死亡风险。因此,儿童应尽可能地减少饮食限制以增加营养素的摄入量,同时考虑 CKD 的严重程度以及饮食管理的作用。

## 营养状况评价

　　CKD 儿童营养状况需进行综合评估,这是因为没有一个指标能单独准确地反映患者的营养状况。全面评估患者营养状况需要进行系列体格检查,将人体测量数据绘制在合适的生长曲线图上,并评估饮食摄入量。根据美国肾脏病预后质量倡议(Kidney Disease Outcomes Quality Initiative, KDOQI)中儿科营养指南(表 24.1)的建议,营养评估的频率取决于儿童年龄和 CKD 的严重程度。

### 营养摄入评估

　　膳食回顾和饮食日记是两种最常用的营养素摄入评估方法。膳食回顾(通常是回顾调查的前 24h)是粗略评估膳食摄入量的简单、快速的方法。该方法依赖于患者(有时候是他们的父母)的记忆,因此有时并不能获得有价值的信息。然而,膳食回顾的优点是受试者一般不会因为预感到会接受饮食评估而改变饮食行为。24h 膳食回顾调查法最主要的局限性在于它不能反映日常饮食摄入的变化情况。在儿童的膳食调查中,由于儿童的日常饮食往往变动更大,这种局限性可能比成人更为明显。因此,进

表 24.1　CKD 2~5 期患儿营养评估指标及频率推荐表

| 测量指标 | 最小间隔（月） | | | | | | | | | |
| --- | --- | --- | --- | --- | --- | --- | --- | --- | --- | --- |
| | 年龄 0 岁至<1 岁 | | | 年龄 1~3 岁 | | | 年龄>3 岁 | | | |
| | CKD 2~3 期 | CKD 4~5 期 | CKD 5D 期 | CKD 2~3 期 | CKD 4~5 期 | CKD 5D 期 | CKD 2 期 | CKD 3 期 | CKD 4~5 期 | CKD 5D 期 |
| 膳食摄入 | 0.5~3 | 0.5~3 | 0.5-2 | 1~3 | 1~3 | 1~3 | 6~12 | 6 | 3~4 | 3~4 |
| 身高或身长的年龄百分位数或标准差系数 | 0.5~1.5 | 0.5~1.5 | 0.5~1 | 1~3 | 1~2 | 1 | 3~6 | 3~6 | 1~3 | 1~3 |
| 身高或身长增长速率的年龄百分位数或标准差系数 | 0.5~2 | 0.5~2 | 0.5~1 | 1~6 | 1~3 | 1~2 | 6 | 6 | 6 | 6 |
| 干体重或体重的年龄百分位数或标准差系数 | 0.5~1.5 | 0.5~1.5 | 0.25~1 | 1~3 | 1~2 | 0.5~1 | 3~6 | 3~6 | 1~3 | 1~3 |
| BMI 的年龄百分位、身高百分位数或标准差系数 | 0.5~1.5 | 0.5~1.5 | 0.5~1 | 1~3 | 1~2 | 1 | 3~6 | 3~6 | 1~3 | 1~3 |

续表

| 测量指标 | 最小间隔（月） | | | | | | | | | |
| --- | --- | --- | --- | --- | --- | --- | --- | --- | --- | --- |
| | 年龄 0 岁至<1 岁 | | | 年龄 1~3 岁 | | | 年龄>3 岁 | | | |
| | CKD 2~3 期 | CKD 4~5 期 | CKD 5D 期 | CKD 2~3 期 | CKD 4~5 期 | CKD 5D 期 | CKD 2 期 | CKD 3 期 | CKD 4~5 期 | CKD 5D 期 |
| 头围的年龄百分位数或标准差系数 | 0.5~1.5 | 0.5~1.5 | 0.5~1 | 1~3 | 1~2 | 1~2 | N/A | N/A | N/A | N/A |
| nPCR | N/A | N/A | N/A | N/A | N/A | N/A | N/A | N/A | N/A | 1* |

BMI，身体质量指数；CKD，慢性肾脏病；N/A，不适用；nPCR，标准化蛋白质分解率。

* 仅对接受血液透析的青少年适用。

行 3 日 24h 膳食回顾往往能够更全面地评估膳食模式。

饮食日记是对一段未来特定长度时间(包括一个休息日)内饮食摄入的书面报告。相比单日饮食记录,饮食日记可以更可靠地估计个人的营养摄入量。研究显示,对于 10 岁以下正常体重的儿童,饮食日记可以无偏倚地估算能量摄入,然而青少年少报摄入量却是普遍现象。因此,24h 膳食回顾可能更适用于青少年人群。

## 体格检查(人体测量)

人体测量是儿科营养评估的基本组成部分,必须使用校准过的标准设备进行精确测量。身长、身高、体重和头围可直接测量,而 BMI 的计算方法为体重(kg)除以身高(m)的平方;目前已有适用于 2 岁以上儿童的参考值。值得注意的是,需要进行连续记录以评估生长状况。

测量体重、身长/身高、头围和 BMI 后,应根据患者年龄和性别将其绘制在适用的生长曲线图表上。早产儿在 2 岁之前应在校正胎龄后绘制生长参数曲线。2000 年,美国疾病预防控制中心(the Center for Disease Control,CDC)发布了修订版的北美 20 岁以下儿童的生长参考图表;2006 年,世界卫生组织(WHO)发布了从出生到 5 岁儿童新的生长标准。WHO 的生长标准不同于 CDC,这是因为 WHO 的参考值是基于理想条件下生长(母亲不吸烟、生活在社会经济发展较好的地区并接受常规儿科保健)且母乳喂养至少 4 个月的儿童得出的结果,而不是一般人群。

因为 WHO 儿童生长标准代表了理想生长状况,而理想的生长状况也应当是 CKD 儿童的目标,所以 WHO 儿童生长标准应当用作出生至 2 岁儿童的参考。2 岁以后,CDC 生长曲线与 WHO 儿童生长标准之间的差异很小。正基于此,加上 2 岁时从测量身长转变为测量身高,从 WHO 儿童生长标准到 CDC 参考曲线的转换应在这一年龄段进行。

## 标准化蛋白质分解代谢率

正在接受维持性血液透析(HD)的青少年患者,应当测定标准化蛋白氮呈现率(normalized protein nitrogen appearance,nPNA),也称为标准化蛋白质分解率(normalized protein catabolic rate,nPCR)。nPCR 是稳定个体的蛋白质净分解率,可反映膳食蛋白摄入量(dietary protein intake,DPI)。它取决于透析间期尿素生成速率(G),并且可以通过尿素动力学模型 Kt/V 同步进行计算。近期的儿科学研究资料表明,接受 HD 的青少年和年轻患者如 nPCR<1g/(kg·d)则可预测连续 3 个月每月减重至少 2%。但在年龄更小的患者中,nPCR 在预测体重减轻方面无效。

### 血清白蛋白

多项研究表明,在透析开始时以及在慢性透析过程中的低白蛋白血症是患者发病率和死亡率的显著的独立预测因子。然而,尽管具有临床应用价值,血清白蛋白水平可能对营养状况的短期变化不敏感,与其他营养参数的变化相关性不佳,并且可能受到非营养因素如感染/炎症、水肿状态、腹膜或尿白蛋白损失和酸血症等的影响。因此,尽管低白蛋白血症是 CKD 患者总体评估的重要组成部分,但其作为营养状况的唯一标志物的价值却值得商榷。

## 营养需求

### 能量需求

众多研究表明,大多数 CKD 儿童表现出膳食能量摄入不足,且能量摄取随着肾功能恶化而逐渐减少。然而,并无证据显示 CKD 儿童的能量需求应该与健康儿童有所不同。因此,CKD 儿童的能量需求应 100%按照按年龄估计的能量需求(EER)计算(表 24.2),并根据体育活动水平和性别进行个体化调整。必须注意,这样计算出的能量需求只是估计值,一些儿童要达到正常生长需在上述数值基础上进行增减。因此,所有的饮食处方应个性化。事实上,预防和治疗 CKD 儿童肥胖也十分重要,应当认识到超重肥胖儿童的能量需求较低,并且可以使用超重/肥胖儿童专用的方程来进行估计。

接受维持性血液透析或腹膜透析(PD)的儿科患者的能量需求与非透析的 CKD 儿童相似。接受 PD 的儿童,从透析液中吸收的葡萄糖因 PD 模式、透析液葡萄糖浓度和腹膜溶质转运能力而有所不同。一项研究发现,通过腹膜吸收葡萄糖获取的能量平均为 9kcal/(kg·d)。许多接受慢性 PD 的儿童均存在体重不足,计算膳食能量摄入时不应考虑从透析液中获得的能量,否则可能会降低饮食的营养质量。然而,还有一些儿童体重增加的速度快于正常儿童,尤其是接受 PD 治疗的婴儿,在估计能量需求时应考虑透析液的热量贡献。

表 24.2　正常体重儿童能量需求估算公式

| 年龄 | EER(kcal/d) = 总能量消耗+能量积累 |
|---|---|
| 0~3 个月 | EER = [89×体重(kg)−100]+175 |
| 4~6 个月 | EER = [89×体重(kg)−100]+56 |
| 7~12 个月 | EER = [89×体重(kg)−100]+22 |
| 13~35 个月 | EER = [89×体重(kg)−100]+20 |
| 3~8 岁男童 | EER = 88.5−61.9×年龄+PA×[26.7×体重(kg)+903×身高(m)]+20 |
| 3~8 岁女童 | EER = 135.3−30.8×年龄+PA*[10×体重(kg)+934×身高(m)]+20 |
| 9~18 岁男童 | EER = 88.5−61.9×年龄+PA×[26.7×体重(kg)+903×身高(m)]+25 |
| 9~18 岁女童 | EER = 135.3−30.8×年龄+PA×[10×体重(kg)+934×身高(m)]+25 |

EER,估计能量需求;PA,体力活动。

## 蛋白质需要量

据推测,高蛋白饮食会导致肾小球超滤过并可能引起肾损伤。此外,蛋白质和磷的摄入量之间存在近似线性的关系,因此高蛋白饮食和高磷血症与心血管疾病(CVD)风险之间关系密切。另一方面,低蛋白饮食减少了含氮废物和无机离子的产生,这两种物质都可能导致尿毒症的许多临床症状和代谢障碍。对于儿童患者,人们担心严格限制蛋白质摄入量会有潜在的不良影响,尤其对于那些患有 CKD 的婴儿或年幼的患儿,蛋白质摄入可能与其生长发育有关。一项目前最大规模的随机临床试验旨在研究饮食蛋白质限制的影响,研究纳入近 200 名 CKD 3、4 期的儿童,结果发现没有证据表明适度的膳食蛋白质限制对肾脏有保护作用,对 CKD 儿童,蛋白质摄入量可以限制在 0.8~1.1g/(kg·d)且不影响生长。

虽然进展期 CKD 患者会出现自发性 DPI 减少,模式与能量摄入量减少相似,但 DPI 通常仍然远远超出平均需求量,为推荐量的 150%~200%。目前 KDOQI 儿童营养指南建议 CKD 3 期的儿童将白质摄入量应维持在理想体重推荐量的 100%~140%,而 CKD 4 期和 CKD 5 期的儿童 DPI 应维持在 100%~120%(表 24.3)。这些膳食蛋白质建议适用于状况稳定的儿童,并假设能量摄入充足(即满足 100% 的 EER)。发生蛋白尿和疾病康复期的患儿蛋白质需求可能增加,若存在蛋白质缺乏的证据,蛋白质摄入量可以根据身高对应的年龄而不是实际年龄来进行调整。

透析过程会导致蛋白质/氮的损失,因此接受维持性透析治疗的儿童的蛋白质需求高于非透析儿童。对腹膜透析患者来说,腹膜蛋白丢失量随着儿童年龄的增长而减少,从婴儿期平均每千克体重损失 0.28g 减少至青少年期不到 0.1g(表 24.3)。具有高腹膜转运特性的患者往往血清白蛋白水平较低,这可能是由于通过腹膜损失的蛋白质增加,因此其蛋白质需求可能略有增加。

HD 期间氨基酸和蛋白质丢失随透析膜的特性和重复使用而有所不同。成年人每次 HD 平均约丢失 8~10g 氨基酸和 1~3g 蛋白质,但儿童上述数值尚未被量化。对于 70kg 的成年人,如果每周接受 3 次 HD,则意味着丢失 0.08g/(kg·d)氨基酸。假定透析的氨基酸丢失量与尿素动力学成线性相关,那么预计儿童具有与成人相似或略高的氨基酸丢失量,因此增加 0.1g/(kg·d)的膳食蛋白质以补偿儿科 HD 的损失可能比较适当。

表 24.3　CKD 3~5 期及透析儿童推荐膳食蛋白质摄入量

| 年龄 | DRI[g/(kg·d)] | CKD 3 期推荐量[g/(kg·d)](100%~140%DRI) | CKD 4,5 期推荐量[g/(kg·d)](100%~120%DRI) | 血液透析期推荐量[g/(kg·d)]* | 腹膜透析期推荐量[g/(kg·d)]† |
|---|---|---|---|---|---|
| 0~6 个月 | 1.5 | 1.5~2.1 | 1.5~1.8 | 1.6 | 1.8 |
| 7~12 个月 | 1.2 | 1.2~1.7 | 1.2~1.5 | 1.3 | 1.5 |
| 1~3 岁 | 1.05 | 1.05~1.5 | 1.05~1.25 | 1.15 | 1.3 |
| 4~13 岁 | 0.95 | 0.95~1.35 | 0.95~1.15 | 1.05 | 1.1 |
| 14~18 岁 | 0.85 | 0.85~1.2 | 0.85~1.05 | 0.95 | 1.0 |

CKD,慢性肾脏病;DRI,膳食营养素参考摄入量。

* DRI+0.1(g/(kg·d))以补偿透析损失。

† DRI 根据患者年龄+0.15~0.3(g/(kg·d))以补偿腹膜透析损失。

关于限制透析儿童蛋白质摄入的争论,最有说服力的证据来源于饮食磷负荷在继发性甲状旁腺功能亢进和透析相关动脉钙化病变中的确凿作用。因此,将透析儿童的蛋白质和磷的摄入量限制在可满足健康儿童合理生长和营养的安全水平似乎是最合适的。除了蛋白质摄取量之外,蛋白质的来源也很重要。建议总蛋白质摄取量的至少 50%应由高生物价值的蛋白质提供,例如来自牛奶、鸡蛋、肉、鱼和家禽的蛋白质。此外,还应注意磷与食品蛋白质含量的比率,优先考虑磷与蛋白质含量比率低的食品。

## 血脂管理

血脂异常是儿童 CKD 的常见并发症,发生较早(如 CKD 3期),并且随着肾功能的降低患病率增加。CKD 患儿的血脂异常具有复杂的基础代谢改变,其特点是血清甘油三酯(triglyceride, TG)水平升高,极低密度脂蛋白(VLDL)和中间密度脂蛋白(IDL)水平增加,高密度脂蛋白(HDL)水平降低,而总胆固醇和低密度脂蛋白(LDL)胆固醇水平正常或中度增加。这种血脂异常的模式被标记为"致动脉粥样硬化性"。

CKD 患儿血脂异常尚无确切的最佳管理方法。对于肾功能受损相关营养不良的治疗是必不可少的,并且应该避免由此可能导致的任何潜在的脂质水平的升高。患有高胆固醇血症的儿童,膳食脂肪供能比应小于 25%~30%,其中饱和脂肪酸供能应≤7%,每日的胆固醇摄入量应小于 200mg。对于血清甘油三酯>1.7mmol/L 的患者,建议改变治疗生活方式,同时采用低脂饮食,减少摄入简单碳水化合物。应该鼓励儿童摄取复合碳水化合物来代替单纯的糖和浓缩的糖果,并使用不饱和油脂如玉米油、红花油、大豆油和人造黄油等。作为膳食补充剂的植物甾醇可以减少肠道胆固醇的吸收,可能是安全有效地降低血清胆固醇的手段。

大量摄入 n-3 多不饱和脂肪酸(ω-3 脂肪酸、二十二碳六烯酸和二十碳五烯酸)与降低 TG 水平和降低心脏病风险相关,而膳食纤维,尤其是天然存在的黏性纤维或不含矿物质和电解质的粉末状膳食纤维(例如纤维素粉、瓜尔豆胶)可能有助于降低总胆固醇和低密度脂蛋白胆固醇水平;膳食纤维的高摄入量与降低CVD 发生率有关。

# 骨矿物质代谢

## 钙

为了促进骨骼发育并获得最佳峰值骨量,儿童时期充足的膳食钙摄入量是十分必要的。目前的建议是 CKD 患者摄入量应达到膳食营养素参考摄入量(DRI)的 100%(表 24.4)。婴儿和儿童如能摄入足够的母乳,通常能够满足钙的 DRI。遗憾的是,对大多数人来说,膳食钙的最大来源是乳制品,但它们也富含磷,因此,对于磷的限制也减少了钙的摄取量。在这些情况下,钙的补充可能是必需的。钙的目标摄入量可以通过使用含钙的磷结合剂或补充钙盐来实现,如碳酸盐(含 40% 钙元素)、乙酸盐(含 25% 钙元素)和葡萄糖酸盐(含 9% 钙元素)。当这些制剂单独用于补充钙时,两餐之间服用能最大限度地吸收钙。应避免使用氯化钙和柠檬酸盐钙,因为前者可能导致 CKD 患者酸中毒,后者可能会增强铝的吸收。

另一方面,过量的钙与活化的维生素 D 类似物同时摄入可导致引起高钙血症、动力缺失性骨病和系统性钙化。因此,KDOQI 指南建议,从食物和磷结合剂中共同摄取的元素钙不应该超过年龄 DRI 的两倍;9~18 岁(男女相同)年龄段儿童除外,这一年龄段 DRI 的两倍(2 600mg)超过了最大允许摄入量(2 500mg)。

**表 24.4** CKD 2~5 期及透析儿童膳食钙推荐摄入量

| 年龄 | DRI | 上限(对于健康儿童) | 上限(对于 CKD2 ~ 5 期及 5 期后儿童)(膳食 + 磷结合剂*) |
|---|---|---|---|
| 0~6 个月 | 210 | ND | ≤420 |
| 7~12 个月 | 270 | ND | ≤540 |
| 1~3 岁 | 500 | 2 500 | ≤1 000 |
| 4~8 岁 | 800 | 2 500 | ≤1 600 |
| 9~18 岁 | 1 300 | 2 500 | ≤2 500 |

CKD,慢性肾脏病;DRI,膳食营养素参考摄入量;ND,未确定。

* 基于 200% 的 DRI,最多为 2 500mg 钙。

## 磷

为了预防/控制 CKD 相关的骨骼疾病和 CVD,晚期 CKD/终末期肾病(end stage renal disease ,ESRD)患者应避免血清磷浓度高于其年龄的正常参考范围。限制膳食的磷可降低甲状旁腺激素(parathyroid hormone ,PTH)水平并提高 1,25(OH)$_2$D 水平;当膳食磷摄入量大约是年龄 DRI 两倍时,尽管血清磷水平变化很小或没有变化(可能是 FGF-23 水平升高和磷排泄增加的结果),却会加重甲状旁腺功能亢进。应当注意,健康婴幼儿生理性血清钙和磷浓度较高可能反映了其快速生长的骨骼对这些矿物质的需求增加。这种由于缺磷引起的佝偻病可能发生在饮食磷不足的早产儿中,因此,避免血清磷水平过低同样很重要。最近发布的推荐建议,血清 PTH 浓度超过目标范围,但对于血清磷浓度正常的 CKD 儿童,膳食磷的摄入量应限制在 DRI 的 100%;相反,当血清磷浓度超过其年龄正常参考范围时,摄入量应限制在 DRI 的 80%(表 24.5)。

值得注意的是,过于严格的限制膳食磷摄入不仅常常不切实际,而且磷含量极低的膳食通常口味欠佳。虽然小婴儿通常使用低磷的牛乳配方,例如 Similac PM 60/40(Abbott Nutrition)或 Renastart(Vitaflo Nutrition),或用磷结合剂对母乳/婴儿配方奶进行预处理,但是如前所述,一些婴儿由于更高的生理需要往往可能需要通过摄入磷酸钠(中性磷)来补充。大多数其他的 CKD/ESRD 患者需要口服肠道磷结合剂来控制高磷血症。虽然食品标签很少说明磷含量,但应避免富含磷的食物,如巧克力、坚果、干豆,以及许多含磷添加剂的食品和饮料(例如,可乐、软饮料);非乳制品奶油和某些冷冻的非乳制品甜点可以用来代替牛奶和冰激凌。

## 维生素 D

最近的临床证据显示,CKD 患儿和成年人中营养性维生素 D 缺乏症的发病率都很高(通常为 80%~90%)。Ali 等报道,CKD 1~5 期的儿童中维生素 D 缺乏[25(OH)D<15μg/L]的发病率为 20%~75%,其中西班牙裔美国人和非裔美国人可能是因为皮肤中黑色素含量较高因此发生率更高。因为 25(OH)$_2$D 的有效利用是合成 1,25(OH)$_2$D 的限速步骤,所以维生素 D 不足可能加重

CKD 患者的继发性甲状旁腺功能亢进。如果血清 25(OH)$_2$D 水平<30μg/L,建议补充维生素 D$_2$(麦角钙化醇)或维生素 D$_3$(胆钙化醇),具体剂量方案取决于缺乏的严重程度(表 24.6)。

**表 24.5　CKD 儿童膳食和/或肠内磷的推荐摄入量(mg/d)**

| 年龄 | DRI(mg/d) | 高 PTH,血磷水平正常* | 高 PTH,高血磷† |
|---|---|---|---|
| 0~6 个月 | 100 | ≤100 | ≤80 |
| 7~12 个月 | 275 | ≤275 | ≤220 |
| 1~3 岁 | 460 | ≤460 | ≤370 |
| 4~8 岁 | 500 | ≤500 | ≤400 |
| 9~18 岁 | 1,250 | ≤1 250 | ≤5 000 |

　CKD,慢性肾脏病;DRI,膳食营养素参考摄入量;PTH,甲状旁腺激素。

　*≤DRI 的 100%。

　†≤DRI 的 80%。

**表 24.6　维生素 D 缺乏/不足的 CKD 儿童的推荐补充量**

| 血清 25(OH)D(μg/L) | 定义 | 麦角钙化醇(维生素 D$_2$)或抗佝偻素(维生素 D$_3$)服用量 | 持续时间(月) |
|---|---|---|---|
| <5 | 重度维生素 D 缺乏症 | 8 000IU/d 口服或肠内给予×4 周(或 50 000IU/周×4 周),然后 4 000IU/d×2 个月(或 50 000IU 每月两次,持续两个月) | 3 |
| 5~15 | 轻度维生素 D 缺乏症 | 4 000IU/d 口服或肠内给予×12 周(或每隔一周服用 50 000IU,持续 12 周) | 3 |
| 16~30 | 维生素 D 缺乏症 | 2 000IU/d(或每 4 周 50 000IU) | 3 |

　CKD,慢性肾脏病。

# 电解质

## 钠

CKD 儿童的钠需求取决于肾脏疾病和肾功能不全的程度。因梗阻性尿路疾病（如后尿道瓣膜）或肾发育不良而导致 CKD 的儿童通常为表现为多尿，这会导致大量的尿钠损失，即便在 CKD 晚期也是如此。钠的耗竭不利于儿童生长和氮的潴留，钠的摄取有利于支持肌肉发育和骨矿化所需的细胞外液量的正常增加。然而，患有多尿盐消耗型 CKD 的婴儿和儿童，如果钠和水的损失没有得到纠正，则可能会出现呕吐、便秘，以及与慢性血容量耗竭和钠的负平衡相关的显著生长迟缓。应该强调的是，血清钠浓度正常时也不排除缺钠和补充钠的需要。应根据患者的酸碱平衡状态，通过补充氯化物或碳酸氢盐补充钠。

相反，由原发性肾小球疾病引起 CKD 或少尿/无尿的儿童通常需要限制钠和液体量以尽量减少液体增加、水肿和高血压。这些患者应避免食用快餐店的加工食品和零食，因为饮食中大部分（75%）的钠来自食品加工过程中添加的盐。

接受 PD 的婴儿很容易发生钠的大量损失，即使在无尿的状态下。每千克体重的高超滤需求导致患者在透析期间丢失大量氯化钠。通过低钠含量的母乳或标准商用婴儿配方奶粉往往无法补充这些丢失量，因此接受 PD 的婴儿有发生低钠血症和低血压的危险，甚至可能进一步发展为脑水肿和失明。钠的补充[2~10mmol/（kg·d）或 46~230mg/（kg·d）]应根据临床症状，包括低血压、低钠血症和/或血清氯化物水平异常等进行个体化调整。

## 钾

在肾小球滤过率（GFR）未降至正常值的 10% 以下时，CKD 患儿的钾稳态通常不受影响。然而，肾发育不良、梗阻性肾损害、严重的反流性肾病和继发于间质性肾炎的肾功能不全的儿童常常表现出肾小管对醛固酮的耐药性，即使当 GFR 相对较好时也可能表现出高钾血症。这些儿童的高钾血症由于容量降低（在盐丢失者中尤其常见）而加重，而大多数患者在水钠补充后反应良好。中度至重度高钾血症可能需要使用钾结合剂如聚苯乙烯磺酸钠（Kayexalalt）治疗。食用配方奶的婴幼儿，可以通过降钾树脂预处理来降低配方奶的钾含量，或者可以使用钾浓度较低的替代配方（表 24.7）。发生便秘的患儿应积极治疗，这是因为 CKD

表 24.7 每 100kcal 营养素含量

| 婴儿食品 | | 体积 | 蛋白质 | 钠 | 钾 | 钙 | 磷 |
| --- | --- | --- | --- | --- | --- | --- | --- |
| 配方<br>（kcal/盎司） | kcal/<br>mL* | （mL） | （g） | （mg） | （mg） | （mg） | （mg） |
| 母乳（20） | 0.7 | 150 | 1.3 | 25 | 83 | 53 | 21 |
| Similac PM 60/<br>40(20) | 0.7 | 150 | 2.2 | 24 | 80 | 56 | 28 |
| Renastart（30） | 1.1 | 100 | 1.6 | 50 | 23 | 22 | 19 |
| Suplena（54） | 1.9 | 56 | 2.5 | 44 | 63 | 59 | 40 |
| Nepro（54） | 1.9 | 56 | 3.5 | 59 | 59 | 59 | 40 |
| Renalcal（60） | 2.1 | 50 | 1.7 | 3 | 4 | 3 | 5 |
| 牛乳（19） | 0.7 | 158 | 5.2 | 92 | 216 | 205 | 190 |

* 换算为中国常用单位后的近似值。

单位换算：钠 23mg = 1mmol，钾 39mg = 1mmol，1 盎司 ≈ 30mL。

患者的钾主要通过胃肠道途径清除。对于持续性高钾血症的患者，应当限制饮食中钾摄入量，并且尽量减少/避免富含钾的食物，包括巧克力、土豆（所有形式）、香蕉、鳄梨、绿叶蔬菜、干果、浓缩番茄制品和橙汁。改变食物制备方法，如在烹调之前浸泡蔬菜，有助于降低钾含量。

正在接受 HD 的儿童，应注意膳食钾的均匀摄入，这是因为无论每日膳食钾总含量如何，短时间摄取大量钾都会导致血钾浓度升高。另一方面，一些接受 PD 的患者可能由于透析液中钾的损失而引起低钾血症，因而需要补充钾。

## 维生素和微量营养素

CKD 患儿的维生素和矿物质需求尚不清楚（除了维生素 D），可用的有限数据来自接受维持透析的患者。CKD 患儿由于厌食和饮食限制很容易发生维生素缺乏症，但当肾脏清除能力显著受损时，也有发展至维生素毒性水平的危险。除吡哆醇外的所有水溶性维生素均通过肾脏清除，但 CKD 患者的清除率尚不清楚。然而，大多数水溶性维生素在维持性透析期间丢失，相应地，透析患者往往常规补充不含维生素 A 和维生素 D 的特殊维生素

制剂,如 Nephoronex(LLorens Pharmaceuticals)和 Nephro-Vite
(R&D Laboratories,Inc.,Marina Del Rey,CA)。

基于有限的数据,目前的 KDOQI 儿科营养指南建议,对于
CKD 2~5 期以及接受维持性透析的儿童,硫胺素($B_1$)、核黄素
($B_2$)、烟酸($B_3$)、泛酸($B_5$)、吡哆醇($B_6$)、生物素($B_8$)、钴胺素
($B_{12}$)、抗坏血酸(C)、视黄醇(A)、α-生育酚(E)、维生素 K、叶
酸、铜和锌等的摄入量至少为 DRI 的 100%。该指南建议,如果仅
膳食摄入量未达到 DRI 的 100%,或者存在其缺乏的临床证据,如
血液中维生素或微量元素水平较低,则应补充维生素和微量元
素。由于大多数婴儿配方奶,例如 Similac PM 60/40(Abbott Nu-
trition),都强化了水溶性和脂溶性维生素,大多数患有 CKD(且尚
未透析)的婴儿,仅通过饮食摄入即可达到所有维生素(包括维
生素 A)的推荐量,并且可能无需额外补充。对于没有使用配方
奶粉的儿童,考虑到维生素 A 中毒的风险,除非饮食摄入量非常
小,否则不建议补充。

## 实现营养目标的策略

一旦确定了个体化饮食各种成分的需要量,下一步就是制订
能满足这些需要的营养计划。这在儿科患者中尤其具有挑战性,
需要家庭的投入。因为 CKD 患者需要的许多食物并不是儿童普
遍喜欢吃的,当他们本身食欲不佳时尤为如此。文化相关的食物
偏好往往在家庭对饮食变化的坚持中发挥着重要的作用,因此在
制订饮食计划时应当因地制宜而不是消除文化相关的食物偏好。
营养计划还应根据儿童的营养状况、肾功能、透析方案、药物治疗
方案和心理社会状况的变化进行必要的调整。

理想的情况下,营养师将与儿童和其主要照顾者建立密切的
联系,以提高营养方案的依从性。对于婴儿患者,负责喂养孩子
的父母或主要看护人与营养师互动最为密切;相比之下,青少年
通常独立进食,因此应该直接从营养师处获得大部分信息。值得
注意的是,婴儿和青少年是两个最易发生营养不良风险的群体,
这是因为婴儿经常发生厌食和呕吐而处于特殊的危险之中,而许
多青少年的饮食习惯不佳。

### 能量与蛋白质

患有 CKD 的婴儿可以母乳喂养。在美国,患有中度至重度
CKD 的婴儿最常用的配方奶是 Similac PM 60/40(Abbott Nutri-

tion)，其蛋白质、钠、钾、钙和磷含量与母乳非常相似（表 24.7）。如果存在高钾血症和/或高磷血症，可将 Similac PM 60/40 与肾病专用配方如 Renastart（Vitaflo）或 Renalcal（Nestle Nutrition）混合，以降低钾和磷的浓度。还可以通过聚苯乙烯磺酸钠（Kayexalate）或碳酸司维拉姆（sevelamer carbonate，Renvela）进行处理以分别降低该配方的钾和磷浓度。近期有报道聚苯乙烯磺酸钠的液体制剂与铝污染有关，因此应避免使用。

患有 CKD 或接受透析的婴儿如果有液体量限制，可能需要比 0.7kcal/mL 更高能量密度的配方奶。但必须认识到，浓缩配方也会增加蛋白质和电解质/矿物质含量，因此应谨慎使用。另一种替代方案是在配方奶中添加碳水化合物和/或脂肪成分来提供额外的能量，如含有葡萄糖聚合物的 SOLCARB（Solace Nutrition）或玉米油。然而，玉米油或其他油脂不能很好地与配方奶混合，并且会堵塞喂养管，因此并不常用。Microlipid（Nestle Nutrition）是一种 50% 的脂肪乳剂，由红花油制成，供能为 4.5kcal/mL；Duocal（Nutricia North America）是一种脂肪和碳水化合物的组合体粉末，供能为 5kcal/g（碳水化合物供能 59%，脂肪供能 41%），这是两种可用的供能产品，但后者不适用于小于一岁的婴儿。碳水化合物和脂肪间的量可以逐渐增加，直至将能量密度提高到 2.1kcal/mL。建议配方奶能量密度每增加 0.07~0.14kcal/mL 后至少维持 24h 不变，以提高患者的耐受性。

目前，已有满足较大儿童的能量需求的肾病专用制剂，如 Nepro 和 Suplena（Abbott Nutrition）之类的高卡路里（1.8kcal/mL）制剂。SupLena 具有比 Nepro 低的蛋白质含量（2.5g 对比 4.5g 每 100kcal），因此对于透析前患者来说优选前者。将这些制剂稀释到 1/2~2/3 的浓度可以提高儿童的接受度和耐受性。对于一岁以上的儿童，能量密度高但矿物质和蛋白质含量相对较低的普通食物通常比高热量的碳水化合物补充剂更容易被接受。粉状水果饮料、冷冻水果风味甜点、糖果、果冻、蜂蜜和其他高糖甜食可用于此。然而，尿毒症可使味觉改变，可能会限制这些食物的接受度。此外，发生高甘油三酯血症时，患儿可能需要避免高碳水化合物食物。在这种情况下，不饱和脂肪可能是高热量食物来源的较好选择。还应鼓励儿童和青少年在爆米花、面包、蔬菜、米饭和面条上添加人造黄油以增加热量摄入。

对于患 CKD 的年龄较大的儿童和青少年，与能量摄入相反，蛋白质需求往往通过自愿的、非补充剂的形式得以满足。重度

CKD/ESRD 患者,如果由于磷限制而导致蛋白质摄入不足时,可以补充蛋白质组件,如 Beneprotein(Nestle Nutrition)这样的乳清蛋白浓缩物。1g Beneprotein 相当于 0.86g 蛋白质。乳清蛋白粉也可以添加到较大儿童的食品中。

营养治疗,不管给药途径或配方的能量密度如何,碳水化合物和不饱和脂肪的能量平衡都应符合 DRI 中可接受的营养素分布范围(AMDR)推荐量。四岁以上儿童推荐的 AMDR 为碳水化合物供能 45%~65%,脂肪供能 25%~35%(多不饱和/饱和脂肪酸比例为 1:1),蛋白质供能 10%~30%;三岁以下儿童需要稍低的蛋白质比例(5%~20%)和更高的脂肪比例(30%~40%)以满足能量需求。应提供足够量的非蛋白质能量起到节约蛋白质的效果。然而,应当指出的是,在尿毒症的晚期阶段,添加脂肪的节氮效果可能低于添加浓缩碳水化合物。

## 肠内营养支持

如果口服营养摄入效果不理想,则应考虑肠内喂养。对于接受维持性透析的中重度 CKD 婴幼儿,肠内支持有助于维持或改善其体重和/或身高的评分。事实上,许多临床医师主张在婴儿期第一次出现生长发育迟缓的迹象时就开始早期肠内喂养。

鼻胃(NG)管、胃造口管/纽扣式胃造口(gastrostomy buttons)和胃空肠造口管已用于肠内营养,可通过间歇性推注的方式给予,或者更常见的方式是夜间连续输注。通常情况下,优先选择夜间连续输注,以允许患儿在白天有规律的口服摄入。从历史上,婴幼儿最常用的是 NG 管,因为它易于放置且通常耐受良好。然而,这种治疗方式常常因反复呕吐和需要频繁更换变得复杂化,此外鼻胃管还有引起肺部吸入、鼻中隔糜烂和看护者因其外观而存在心理负担等风险。持续性呕吐可以通过减慢配方奶的输注速度和应用甲氧氯普胺或多潘立酮等止吐剂来解决。此外,以乳清蛋白为主的配方被证明可以刺激胃排空,可能是有益的。

胃造口管或纽扣式胃造瘘已被许多临床医师作为肠内营养路径,并具有可隐藏在衣服下面的外观优势。一旦成功放置,可以使用很多天。许多但并非全部的临床医师建议在进行胃造口术之前对患者进行胃食管返流排查,必要时可以同时进行 Nissen 胃底折叠术。PD 患者胃造口管/纽扣式胃造口的潜在并发症包括出口部位感染、渗漏、梗阻、胃皮瘘和腹膜炎。为了降低腹膜炎的风险,胃造口术应该在 PD 导管放置之前或同时进行,而在后一种情况下,应同时使用抗生素和抗真菌药物预防腹膜炎。此外,严重营养不良的患者最好避免同时行胃造口术和 PD 导管放置,可以通过其他方式如 NG 管喂养等改善其营养和一般免疫状况。

不管使用何种管饲方式都可能出现常见且严重的并发症,从管饲到经口饮食之间是一个长期、困难的过渡过程。建议所有的管饲婴儿均常规进行非营养性吸吮和重复口腔刺激。由营养师、职业治疗师和行为心理学家组成的多学科喂养小组可以帮助促进从管饲过渡到口服喂养。

## 营养支持的替代途径

用氨基酸替代腹膜透析液中的葡萄糖和在血液透析期提供肠外营养(透析间肠外营养)是营养补充的两种额外的有效方法,但是它们在儿科的应用存在限制。

**(许凯婕　吴江 译　刘岩 审)**

## 推荐阅读

Ali FN, Arquelles LM, Langman CB, et al. Vitamin D deficiency in children with chronic kidney disease: uncovering an epidemic. *Pediatrics* 2009; 123:791–796.

Brewer ED. Growth of small children managed with chronic peritoneal dialysis and nasogastric tube feedings: 203-month experience in 14 patients. *Adv Perit Dial* 1990;6:269–272.

Chadha V, Warady BA. Nutritional management of the child with kidney disease. In: Kopple JD, Massry SG, Kalantar-Zadeh K, eds. *Nutritional Management of Renal Disease*. 3rd ed. Amsterdam: Elsevier Inc; 2013:581–603.

Dibas B, Warady B. Vitamin D status of children receiving chronic dialysis. *Pediatr Nephrol* 2012;27:1967–1973.

Expert Panel on Integrated Guidelines for Cardiovascular Health and Risk Reduction in Children and Adolescents: Summary Report. *Pediatrics* 2011;128(suppl 5): S213–S256.

Food and Nutrition Board: Dietary reference intakes for energy, carbohydrate, fiber, fat, fatty acids, cholesterol, protein, and amino acids (macronutrients). *Food and Nutrition Board*. Washington, DC: National Academies; 2002.

Kari JA, Gonzalez C, Ledermann SE, et al. Outcome and growth of infants with severe chronic renal failure. *Kidney Int* 2000;57:1681–1687.

National Kidney Foundation. KDOQI clinical practice guideline for nutrition in children with CKD: 2008 update. *Am J Kidney Dis* 2009;53(suppl 2):S1–S124.

Parekh RS, Flynn JT, Smoyer WE, et al. Improved growth in young children with severe chronic renal insufficiency who use specified nutritional therapy. *J Am Soc Nephrol* 2001;12:2418–2426.

Rees L, Azocar M, Borzych D, et al. Growth in very young children undergoing chronic peritoneal dialysis. *J Am Soc Nephrol* 2011;22:2303–2312.

Rees L, Brandt ML. Tube feeding in children with chronic kidney disease: technical and practical issues. *Pediatr Nephrol* 2010;25:699–704.

Rees L, Jones H. Nutritional management and growth in children with chronic kidney disease. *Pediatr Nephrol* 2013;28:527–536.

Saland JM, Ginsberg H, Fisher EA. Dyslipidemia in pediatric renal disease: epidemiology, pathophysiology, and management. *Curr Opin Pediatr* 2002;14:197–204.

Srivaths PR, Wong C, Goldstein SL. Nutrition aspects in children receiving maintenance hemodialysis: impact on outcome. *Pediatr Nephrol* 2009; 24:951–957.

Strologo LD, Principato F, Sinibaldi D, et al. Feeding dysfunction in infants with severe chronic renal failure after long-term nasogastric tube feeding. *Pediatr Nephrol* 1997;11:84–86.

Taylor JM, Oladitan L, Carlson S, et al. Renal formulas pretreated with medications alters the nutrient profile. *Pediatr Nephrol* 2015;30:1815–1823.

Warady BA, Kriley M, Alon U, et al. Vitamin status of infants receiving long-term peritoneal dialysis. *Pediatr Nephrol* 1994;8:354–356.

Warady BA, Weis L, Johnson L. Nasogastric tube feeding in infants on peritoneal dialysis. *Perit Dial Int* 1996;16:S521–S525.

Watson AR, Coleman JE, Warady BA. When and how to use nasogastric and gastrostomy feeding for nutritional support in infants and children on CAPD/CCPD. In: Fine RN, Alexander SR, Warady BA, eds. *CAPD/CCPD in Children*. Boston, MA: Kluwer Academic; 1998:281–300.

Wong CS, Gipson DS, Gillen DL, et al. Anthropometric measures and risk of death in children with end-stage renal disease. *Am J Kidney Dis* 2000;36:811–819.

World Health Organization. *WHO Child Growth Standards: Length/Height-for-Age, Weight-for-Age, Weight-for-Length, Weight-for-Height and Body Mass Index-for-Age. Methods and Development*. Geneva Switzerland: World Health Organization; 2006:332.

# 第 25 章

## 慢性肾脏病患者的参考食谱

Jane H. Greene

## 膳食计划

对于任何一位慢性病患者来说,不管其肾脏病处于哪一阶段,制订膳食计划以满足其机体营养需求,预防营养不良,并维持可接受的血液化学指标、血压和液体状态,都是一项艰巨的任务。

为慢性肾脏病(CKD)患者制订膳食计划时,大多数肾脏病营养师会使用由美国营养学会肾脏病营养师饮食实践小组推荐的包含食物平均热量以及蛋白质、钠、钾和磷含量的食物列表来制定。患者膳食计划计算步骤如下:

- 确定营养处方。
- 确定高生物价(high biological value,HBV)蛋白质的需要量。
- 确定肉和奶的数量以满足 HBV 蛋白质的需要。
- 从淀粉、乳制品替代品、水果和蔬菜等来源获取剩余蛋白质的量。
- 通过脂肪和高热量食物(富含碳水化合物,但蛋白质和电解质含量极少的食物)提供剩余的热量。
- 将每一种营养成分汇总统计并调整膳食以满足先前制订的营养处方。

对协助患者和其提供照顾的健康管理团队来说,下面的参考菜谱和膳食计划建议只是一个开端。以下每个参考食谱均都是基于一个 70kg 的患者的营养需求,并根据美国肾脏病预后质量倡议(K/DOQI)来制订的营养处方。

### 慢性肾脏病 3 期和 4 期

**营养处方:**蛋白质 0.6g/kg(42g),热量 30kcal/kg(2 100kcal),钠<2 400mg,磷 800mg,钾<2 400mg。

**目标/结果:**预防营养不良,延缓肾脏病进展,减少含氮废物产生,预防尿毒症症状。

## 美式食谱

**早餐:**1/2 杯杏仁奶,1 杯水果麦片,1 个中等大小的糖霜甜甜圈,1 杯苹果汁,1 杯加奶、加糖的咖啡。

**午餐:**鸡肉沙拉羊角面包(2 盎司煮熟的鸡肉,1 小勺蛋黄酱,1/4 小勺干龙蒿,2 小勺芹菜碎),1 小块卷心菜配 1 小勺卡特琳娜沙拉酱,1 小勺红糖、1/4 小勺肉豆蔻煮梨,12 盎司柠檬苏打水。

**晚餐:**1/4 杯橄榄油煎的 2 盎司鱼和 2 颗炸玉米面丸子,1/2 杯加洋葱的四季豆,1/2 杯凉拌蔬菜沙拉加 1 小勺蛋黄酱,12 盎司柠檬汁。

**零食:**果味冰棍以及 8 盎司蔓越莓汁鸡尾酒。

**营养分析:**总热量 2 140kcal,蛋白质 42.5g,钠 1 979mg,磷 803mg,钾 1 535mg。

**计量单位换算:**1 小勺≈5mL,1 杯=8 盎司≈236mL。

### 膳食营养素参考摄入量

由于对高蛋白、高钾食物的限制,慢性肾脏病患者的饮食中几种水溶性维生素的摄入量小于居民膳食营养素参考摄入量(DRI)推荐的标准。一些患者可能需要补充特定的维生素和/或矿物质。

### 慢性肾脏病 5 期——透析

**营养处方:**蛋白质 1.2g/kg(84g 蛋白质),热量 35kcal/kg(2 450kcal),钠<2 400mg,磷<1 200mg,钾<2 400mg,水分摄入限制在 1 000mL。

**目标/结果:**足够的蛋白质和热量的摄入以保持营养状况、透析间期液体增重、实验室指标值变化在可接受的范围内,血压控制在合适的范围,身体功能维持在一定水平。

## 美式菜谱

**早餐:**1/2 杯新鲜蓝莓,1 杯糖霜玉米片,4 盎司 2%(低脂)牛奶,1 份(个)炒鸡蛋,1 个烤玛芬蛋糕,6 盎司咖啡加半奶油半奶和糖。

**午餐:**2 片白面包(小麦面包),1/2 杯低钠水浸金枪鱼罐头,1 小勺蛋黄酱,2 小勺甜味酸黄瓜,1/4 小勺西芹籽和莴笋叶,1/2

杯胡萝卜条,1/2 杯加糖的苹果酱,10 块香草小饼干,8 盎司的加糖柠檬味饮料。

晚餐:4 盎司炖肉,1/2 杯欧芹黄油面条,1/2 杯冷冻法式烹调四季豆,1.5～2 杯蔬菜沙拉(生菜,菜椒切丝,黄瓜切片,2 小勺卡特琳娜沙拉酱,2 小勺无盐人造黄油面包,1/2 杯水果冰糕,8 盎司加糖冰茶。

零食:2 个水果卷[*]。

---

营养分析:液体 900mL,热量 2 327kcal,蛋白质 81.5g,钠 2 519mg,磷 1 120mg,钾 2 267mg。

透析患者在透析当日可能比较累,往往对烹饪兴趣不大。提供一些快速简易食谱和营养补充剂,可以防止患者在回家的路上买含钠高的快餐外卖。

计量单位换算:1 小勺 ≈ 5mL,1 杯 = 8 盎司 ≈ 236mL。

[*] 水果加糖打成泥后做成的类似果丹皮的零食。

**膳食营养素参考摄入量**

由于富含钾、磷食物的限制,透析液营养素丢失,以及肠道吸收减少,血液透析患者的饮食中某些水溶性维生素的摄入量少于每日推荐摄入量。再次强调,有些患者可能需要补充特定的维生素和/或矿物质。

## 肾移植——维持期营养需要

**营养处方:**蛋白 1g/kg(70g),热量 25～30kcal/kg(1 750～2 100kcal 或足量以维持理想体重的热量),脂肪<30% 总热量(总共 70g 脂肪提供 2 160kcal 热量),且胆固醇<300mg/d。限制或补充维生素和矿物质,以达到推荐的每日摄入量。

**目标/结果:**达到或维持理想体重,维持可接受的血糖水平,保持血清胆固醇水平<200mg/dL(5.2mmol/L),维持正常血压,保持最佳的骨密度,减少药物的不良反应,保持健康的生活方式。

## 美式食谱

---

早餐:3/4 杯燕麦粥,1/2 杯蓝莓,8 盎司脱脂牛奶,1 片全麦面包,2 小勺人造黄油,2 小勺果冻,4 盎司橙汁或咖啡或茶。

午餐:3 盎司火鸡胸肉,2 片全麦面包,生菜,西红柿,芥菜,1 杯胡萝卜条,1/2 杯苹果,2 小勺西芹和 2 小勺核桃碎加 1～2 小勺低脂蛋黄酱,冰茶。

晚餐:3 盎司后腹肉排,蒸西兰花配柠檬和小块烤土豆,2 小勺人造黄油,1 片意大利面包,1/2 杯草莓粒,1 块天使蛋糕,冰茶。

---

营养分析:热量 1 776kcal,蛋白质 74g。

计量单位换算:1 小勺≈5mL,1 杯=8 盎司≈236mL。

## 亚洲裔和印度裔美国人

印度西部和北部的主食是小麦,而东部和印度南部水稻更为常见。鸡肉、鱼和羊肉都是印度主要食用的肉类。印度人通常不吃牛肉(主要宗教)和穆斯林通常不吃猪肉。不同宗教遵从自己的饮食规则,这个规则影响饮食模式,尤其是与禁食和宴饮有关。

### 慢性肾脏病 3 期和 4 期

---

早餐　1 个印度抛饼(paratha)(含 2 小勺人造奶油/酥油),1/2 杯麦片粥,1/2 杯牛奶,1/3 个小木瓜,咖啡/印度奶茶(马萨拉茶)。

午餐　1 个印度薄饼(chapati)(含人造奶油/酥油),1/2 杯咖喱鸡,1/2 杯米饭,1/2 杯胡萝卜,1 个苹果,咖啡/茶。

晚餐　1 个印度薄饼(chapati)(含人造奶油/酥油),1/2 杯咖喱羊肉,1/2 杯卷心菜、1/2 杯黄瓜酸奶酱,咖啡/茶。

---

计量单位换算:1 小勺≈5mL,1 杯≈236mL。

### 慢性肾脏病 3 期和 4 期:素食

---

早餐　1 个印度抛饼(paratha)(含 2 小勺人造奶油/酥油),1/2 杯麦片粥,1/2 杯牛奶,1/3 个小木瓜,咖啡/印度奶茶(马萨拉茶)。

午餐　1 个印度薄饼(chapati)(含人造奶油/酥油),1/2 杯黄扁豆汤,1/2 杯胡萝卜,1 个苹果,咖啡/茶。

晚餐　1 个印度薄饼(chapati)(含人造奶油/酥油),3/4 杯蔬菜黄扁豆汤,1/2 杯黄瓜酸奶酱,咖啡/茶。

---

营养分析:热量 2 170kcal,蛋白质 46g,钠 1 692mg,钾 1 722mg,磷766mg。

计量单位换算:1 小勺≈5mL,1 杯≈236mL。

## 慢性肾脏病 5 期:透析

早餐　2 个印度抛饼(paratha)(含 2 小勺人造奶油/酥油),1 个鸡蛋,1 杯麦片,1/2 杯牛奶,1/2 杯芒果,6 盎司咖啡/印度奶茶(马萨拉茶)。

午餐　2 个印度薄饼(chapati)(含人造奶油/酥油),1 杯咖喱鸡,1 杯米饭,1/2 杯胡萝卜,1/2 杯豌豆,1 个苹果,8 盎司咖啡/茶。

晚餐　2 个印度薄饼(chapati)(含人造奶油/酥油),1 杯羊肉咖喱,1 杯米饭,1/2 杯甘蓝,1/2 杯黄瓜酸奶酱和 8 盎司咖啡/茶。

计量单位换算:1 小勺≈5mL,1 杯=8 盎司≈236mL。

## 慢性肾脏病 5 期:素食/透析

早餐　2 个印度抛饼(paratha)(含 2 小勺人造奶油/酥油),1 个鸡蛋,1 杯牛奶,1 杯芒果,6 盎司咖啡/印度奶茶(马萨拉茶)。

午餐　2 个印度薄饼(chapati)(含人造奶油/酥油),1/2 杯黄扁豆汤,1/2 杯胡萝卜,1/2 杯豌豆,1 个苹果,8 盎司咖啡/茶。

晚餐　2 个印度薄饼(chapati)(含人造奶油/酥油),1 杯蔬菜黄扁豆汤,1/2 杯米饭,1 个橘子,1/2 杯黄瓜酸奶酱和 8 盎司咖啡/茶。

营养分析:热量 3 000kcal,蛋白质 88g,钠 2 800mg,钾 2 550mg,磷 1 340mg。

计量单位换算:1 小勺≈5mL,1 杯=8 盎司≈236mL。

## 肾移植

早餐　1 个印度抛饼(paratha)(含人造奶油/酥油),1/2 杯麦片,2 个鸡蛋,1 个香蕉,1 杯牛奶,咖啡/印度奶茶(马萨拉茶)。

午餐　1 个印度薄饼(chapati)(含人造奶油/酥油),1 杯咖喱鱼,1/2 杯米饭,1/2 杯圆白菜,1/2 杯胡萝卜,1/2 杯葡萄,咖啡/茶。

晚餐　1个印度薄饼(chapati)(含人造奶油/酥油),1杯咖喱鸡,1/2杯米饭,1/2杯什锦蔬菜,咖啡/茶。

营养分析:热量2 400kcal,蛋白质92g。
计量单位换算:1杯≈236mL。

## 肾移植:素食

早餐　1个印度抛饼(paratha)(含人造奶油/酥油),一杯麦片,2个鸡蛋,1个香蕉,1杯牛奶和咖啡/印度奶茶(马萨拉茶)。

午餐　1个印度薄饼(chapati)(含人造奶油/酥油),1杯黄扁豆汤,1/2杯米饭,1/2杯胡萝卜,1个苹果,咖啡/茶。

晚餐　1个印度薄饼(chapati)(含人造奶油/酥油),1杯蔬菜黄扁豆汤,1/2杯米饭,1/2杯混合蔬菜,2小勺印度酸辣酱,1/2杯黄瓜酸奶酱,咖啡/茶。

营养分析:热量2 400kcal,蛋白质85g。
计量单位换算:1小勺≈5mL,1杯≈236mL。

## 墨西哥人

墨西哥传统的饮食中碳水化合物含量高,几乎每顿饭中都有各种方式烹饪的玉米、豆类和米饭。饮食通常由三餐构成,以午餐作为最大的一顿饭,下午可能还吃一点小吃。在墨西哥饮食中,肾脏疾病所需的饮食限制可能需要做重大改变,因为这种文化下经常吃一些高钠、钾和磷的食物。

## 慢性肾脏病3、4期

早餐　1个墨西哥甜面包卷,1杯咖啡(加牛奶),1个煎鸡蛋

午餐　2盘司烤鸡肉,1/2杯西班牙米饭(配辣椒),1/2杯玉米,2个小玉米饼,1个小苹果,12盎司柠檬苏打水

晚餐　6盎司扁豆汤,1/2杯黄油米饭,1/2杯芥菜,2个小玉米饼,1/2杯芒果,12盎司冰茶

营养分析:热量1 800kcal,蛋白质47g,钠1 050mg,钾2 000mg,磷810mg。
计量单位换算:1杯=8盎司≈236mL。

## 慢性肾脏病 5 期:透析

　　**早餐**　1 墨西哥甜面包卷,1 杯咖啡(加牛奶),2 个煎蛋,1/2 杯燕麦粥。

　　**午餐**　4 盎司烤鸡肉,1/2 杯西班牙米饭,1/2 杯玉米,2 个小玉米饼和 12 盎司柠檬-青柠汽水

　　**晚餐**　1 杯辣牛肉酱,2 个小玉米饼,1 个小苹果和 12 盎司柠檬苏打水

　　营养分析:热量 1 960kcal,蛋白质 82g,钠 2 007mg,钾 2 138mg 和磷 1 365mg。

　　计量单位换算:1 杯＝8 盎司≈236mL。

## 肾移植

　　**早餐**　1 杯燕麦粥,1 杯牛奶,1 杯咖啡(加牛奶),1 杯木瓜。

　　**午餐**　4 盎司烤鸡肉,1/2 杯西红柿,1/2 杯玉米,2 个玉米饼和 12 盎司汽水(可乐)。

　　**晚餐**　1 杯辣牛肉酱,2 个小玉米饼,1 个小苹果和 12 盎司汽水(可乐)。

　　营养分析:热量 1 810kcal,蛋白质 72g。

　　计量单位换算:1 杯＝8 盎司≈236mL。

**(胡建广 译　谭荣韶 审)**

## 推荐阅读

Fox M. Global food practices, cultural competency, and dietetics. *J Acad Nutr Diet* 2015;115:342-348.

Fox M. Global food practices, cultural competency, and dietetics: Part 2. *J Acad Nutr Diet* 2015;115:499-504.

Fox M. Global food practices, cultural competency, and dietetics: Part 3. *J Acad Nutr Diet* 2015;115:701-705.